아나토미
여성
피트니스

아나토미
여성
피트니스

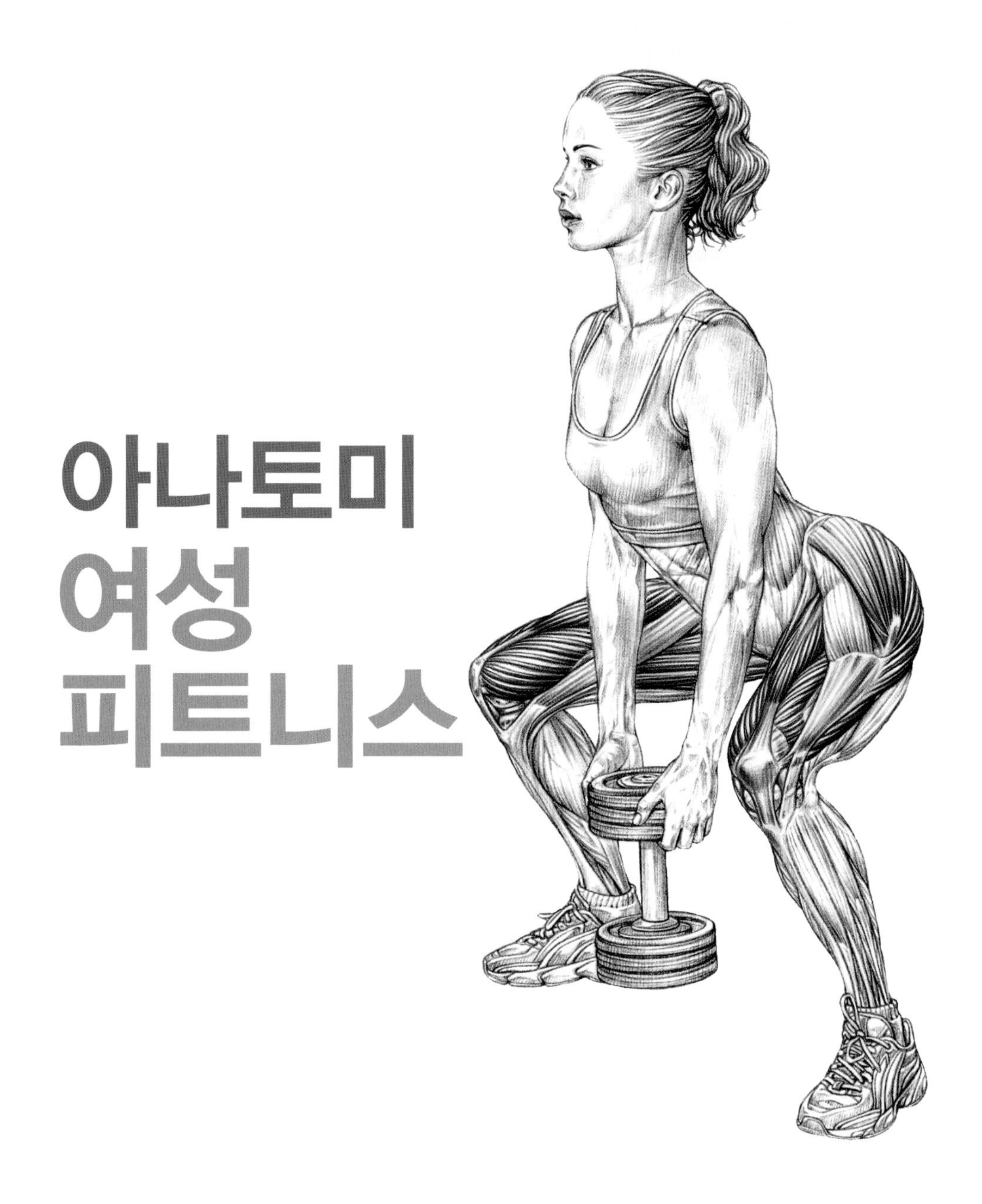

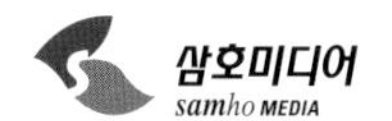

PROLOGUE

탄력 있는 몸매, 실루엣이 살아 있는 아름다운 보디 라인을 위한 피트니스

《아나토미 여성 피트니스》는 세계적인 스타들의 유명 코치인 장 피에르 클레망소와 운동 해부학의 세계적인 베스트셀러 《근육운동가이드》 시리즈의 저자 프레데릭 데라비에가 생체역학과 인간 해부학에 대한 전문적 지식을 바탕으로 제안하는 특별한 피트니스 가이드이다.

이 책은 탄력 있고 조화롭게 윤곽이 잘 잡힌(단단하지만 유연하기도 한) 형태로 몸매를 개선하고 이를 유지하고자 하는 여성들, 그중에서도 전문적인 운동선수들보다는 운동 초급자들을 대상으로 한다.

자세와 호흡 전문가인 장 피에르 클레망소는 《아나토미 여성 피트니스》를 통해 운동하려는 이들의 개별 수준에 따라 만들고자 하는 신체 부위 근육의 목표에 적합한 운동법을 소개할 것이다. 또한 운동의 효율성을 높이고 근육의 탄력성을 더하기 위해 매우 중요한 호흡법에 대해 구체적인 조언을 담았다.

프레데릭 데라비에는 독창적인 해부학적 접근과 과학적인 정확성에 근거한 일러스트로 각자 만들고자 하는 근육 부위를 외과적인 방식으로 시각화하여 몸매를 리빌딩하기 위한 방법을 제안하고 있다.

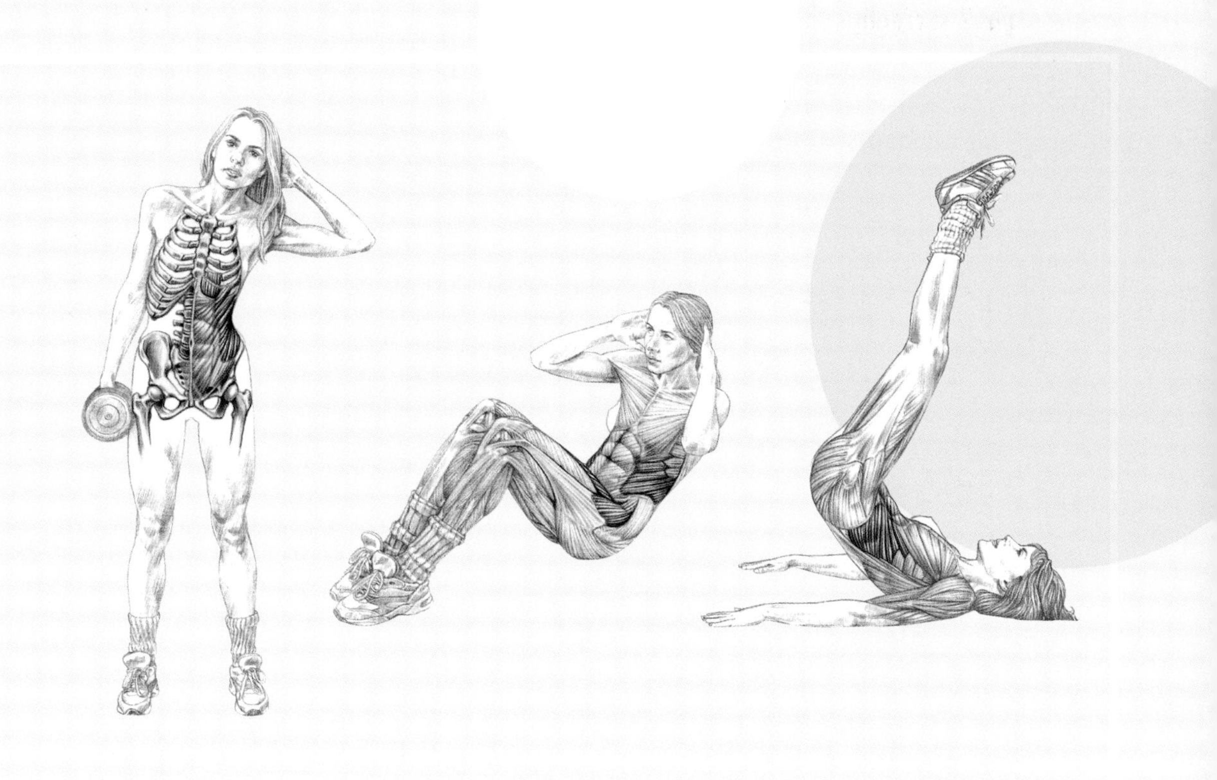

이 책은 신체 활동 각각의 기능에 적합한 영양 섭취에 대한 명확하고 자세한 지침을 제공하며, 목표에 부합하는 균형 잡힌 식단을 소개한다. 또한 신진대사 기능이 어떻게 최적화 되는지를 알려 주고, 심장을 보다 튼튼하게 만들기 위해 심장의 기능과 사용에 대한 정보를 제공할 것이다.

마지막으로, 신체의 각 부위별 특화된 운동법과 스트레칭에 대한 주제별 자료를 중심으로 운동 능력과 유연성을 개선시키고, 매일 근력 트레이닝을 하면서도 편안함을 얻을 수 있는 운동법을 제안할 것이다. 근육의 과도한 수축을 없애고 신체가 점점 더 견고해지는 것을 눈으로 직접 확인하면서 근육 회복이 촉진되는 추가적인 운동을 실시해 보자.

운동 초보자, 중급자 또는 숙련자 등 각각의 수준에 맞춰 특별한 방식으로 고안된 피트니스 프로그램을 규칙적으로 수행한다면 날마다 자신의 몸이 조금씩 변화하는 것을 느끼게 될 것이다. 그리고 결국에는 보다 안정적인 움직임과 이전과는 확연히 다른, 내가 꿈꿔왔던 당당한 몸매와 아름다운 실루엣을 갖게 될 것이다.

CONTENTS

PART 01 피트니스를 시작하기 전에

PART 02 신체 부위별 운동법

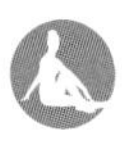

팔

가슴

어깨

복부

허리

등

엉덩이

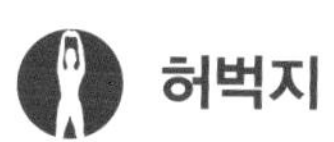

허벅지

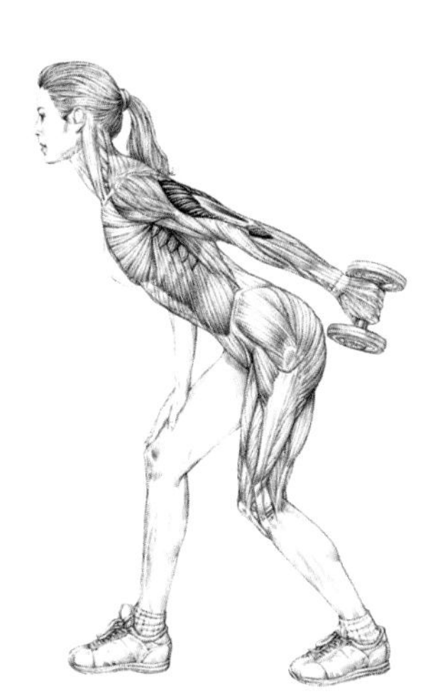

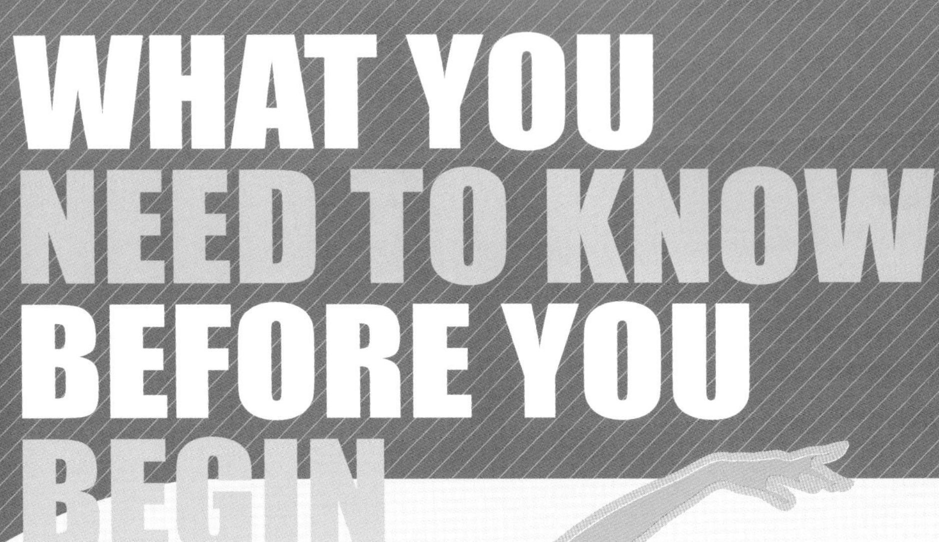

WHAT YOU NEED TO KNOW BEFORE YOU BEGIN

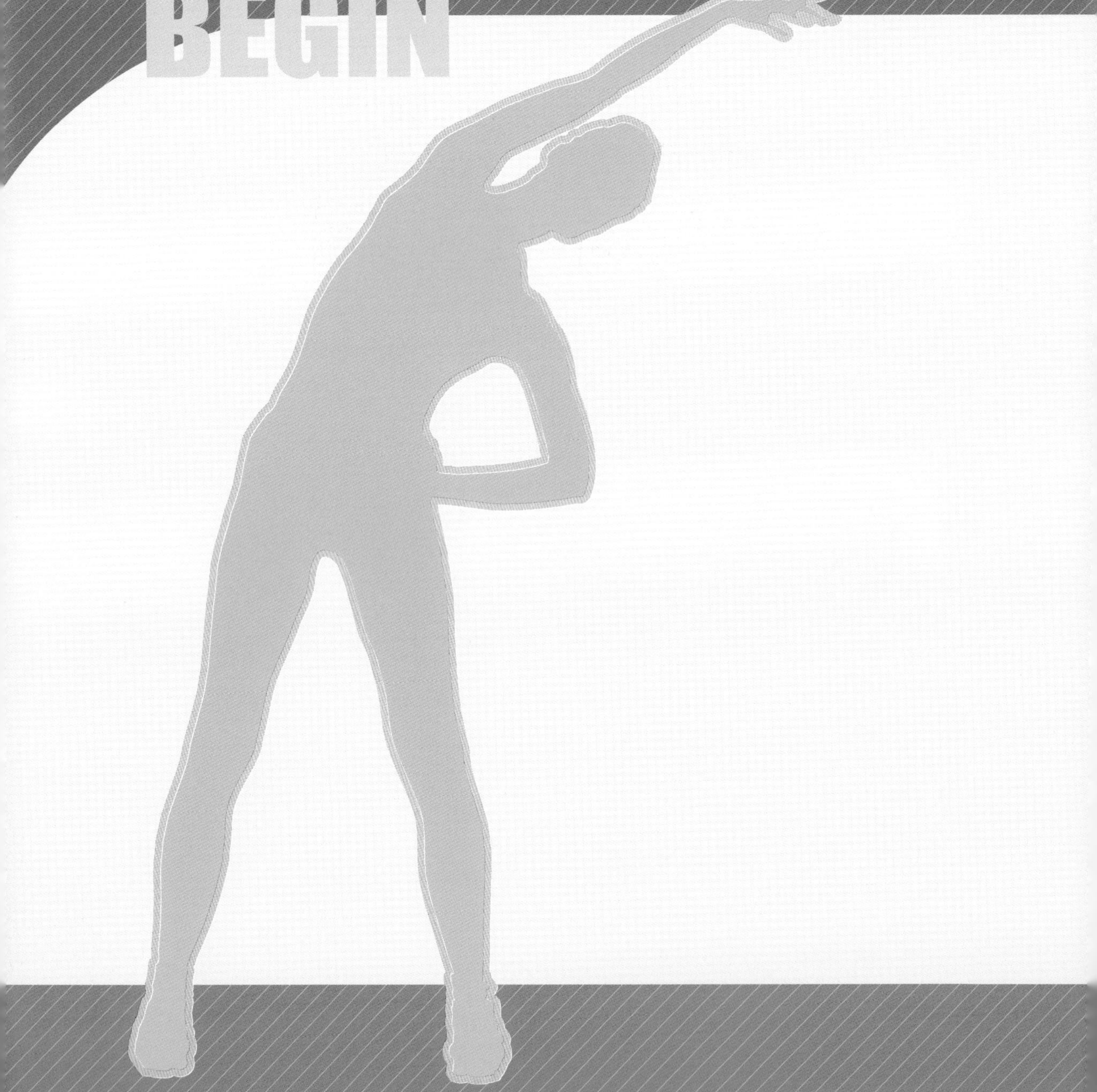

PART 01

피트니스를 시작하기 전에

재생 :
내 몸이 회복되는 과정

준비 운동 없이 근력 운동을 시작하면 안 된다. 운동을 시작하기 전에 가장 먼저 몸의 유기적인 조직체를 적응시키자. 본격적으로 트레이닝을 시작하기에 앞서 반드시 알아야 할 몇 가지 신체에 관한 개념들이 있다.

몸을 원래 상태로 되돌리는 회복의 시간은 운동의 각 단계를 향상시키고 운동을 다시 시작할 때 필요한 신체 능력을 높일 수 있게 해준다.

내 몸이 얼마나 원래 상태로 회복되었는지 현재 상태를 알고 싶다면 근육의 탄력성, 회복력, 악력, 복근의 탄력성, 유연성의 다섯 가지 테스트를 실시하면 된다. 이러한 결과를 바탕으로 자신의 이상적인 몸무게를 계산하고 그에 따라 식단을 구성하며, 적합한 실내 운동 프로그램을 만들어야 한다. 짧은 시간에 급작스럽게 복근이나 팔의 삼두근을 발달시키는 것은 몸에 부담을 줄 수 있어 좋지 않다.

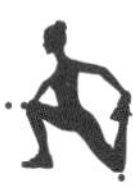

등 통증을 없애려면

특별하게 무리한 운동을 하지 않더라도 척추의 디스크는 시간이 지남에 따라 자연적으로 약해지기 때문에 등 근육이 더 이상 등과 배의 근육을 지지하지 못하고 내려앉게 된다.

무거운 것을 들어 올릴 때 주의할 점

- 등이 곧은지 살펴보고 시작부터 좋은 자세를 유지한다.
- 배와 가슴의 근육을 수축시킨다.
- 다리 굴근을 최대한 사용한다.
- 물건을 들 때에는 몸에 밀착시킨 후 들어 올린다.
- 가능하면 짐의 중량을 두세 군데로 분산시킨다.

배를 '들이밀기'와 '수축하기'의 차이점

배를 수축시키는 것은 섬유 조직의 수축을 말한다

운동을 시작하기 전에 먼저 알아야 할 것이 있다. 많은 이들이 흔히 혼동하는 것인데, 바로 배를 '들이미는' 것과 '수축하는' 것에는 어떤 차이가 있는가이다.

먼저 통이 아주 좁은 바지를 입어야 할 때를 생각해보자. 두 다리를 집어넣고 바지를 끌어올린 후 허리 단추를 채우기 위해서 배에 특별한 자극을 주지 않고 위쪽 배 근육의 섬유들을 끌어당기면서 바지 안으로 배를 넣는다. 이와 반대로 배를 수축하는 것은 배에 힘을 줘 근육을 죄게 하고 이 부분의 근섬유들을 수축시키는 것이다.

우리 몸의 근본적인 힘은 배에서부터 나온다. 이러한 수축은 몸의 유기체를 안정시키고 몸을 떠받치는 힘이 된다는 것을 잊지 말자. 배를 들이밀어서는 절대로 복근을 만들 수 없다.

손을 배 위에 올리면서 기침을 하거나 여러 번 웃어보자

이러한 동작으로 배의 수축을 느껴보자. 숨을 멈추지 않고 자세를 유지해 본다. 이 테스트로 두 동작 사이의 차이를 알게 될 것이다. 이것이 앞으로 트레이닝해야 할 근육들이다.

근육에 산소를 원활하게 공급하기 위해 먼저 숨을 들이쉰 후 공기를 몸 밖으로 밀어내듯 내쉰다. 숨을 들이쉴 때는 배를 내밀고, 내쉴 때는 배를 당긴다. 복부를 압박하는 복대를 착용하면 스스로 배의 수축을 조절할 수 있게 되기 전까지 도움이 될 수 있다.

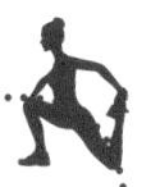

추간판 탈출증을 예방하자

허리 부상을 방지하기 위해서는 등을 곧게 펴서 척추의 바른 자세를 가능한 오래도록 유지하자. 무엇인가를 들어 올리려는 동작을 할 때, 그리고 무거운 것을 옮길 때 척추와 추골간의 디스크, 특히 요부 디스크에 가해진 압력이 골고루 분산되어야 한다.

운동 자세와 관련된 부상에 주의하자

신체 활동 중에 생기는 부하는 자세와 밀접한 관계가 있다. 자세에는 정적 자세와 동적 자세가 있다.

동적 자세

운동 등 신체 활동 중에 취해야 하는 상태의 자세를 말한다. 운동 중일 때 인체는 관성의 영향을 받게 되는데, 관성에 반대되는 자세는 근력을 발휘해야 하므로 이때 근육에 과부하 작용이 일어나게 되고 이것이 운동 동작이 되는 것이다.

무거운 것을 들어 올리는 동작을 예로 들어 보자. 무거운 것을 들어 올리기 위해 척추를 펼 때 척추는 휘어지지 않는 지렛대와 같이 작용하며, 척추에서 몸을 지탱하는 버팀목이 되는 지점은 자연스럽게 추골간 디스크에 의해 허리 부분의 다섯 번째 척추 뼈와 선골 사이에 위치하게 된다. 여기에 가해지는 압력은 들어 올리는 무게에 따라 달라지므로, 무거운 것을 들어 올릴 때에는 가급적 척추 디스크에 최소한의 힘이 가해지도록 해야 한다.

따라서 물건을 들어 올릴 때에는 무릎을 구부리면서 자세를 낮추어 척추 뼈의 유연성을 제한하는 게 좋다. 특히 등의 자세가 중요한데, 만약 등이 구부러지면 요부 디스크 부근에 강한 압력이 가해지고 이 부분이 약해질 위험이 있다. 등이 곧고 바르면 힘의 압력은 디스크의 모든 면으로 분산되어 허리에 무리가 덜 가게 된다.

정적 자세

정적 자세는 일상생활 중에 장시간 앉아서 일하는 상태의 자세를 말한다. 이것은 수축된 근육과 근섬유들이 많이 움직이지 않더라도 감당할 수 있는 무게와 일치한다. 정적 자세는 대체적으로 외부에서 큰 부하는 받지 않지만, 부하가 장시간 지속적으로 작용하는 것이 손상의 원인이 될 수 있다. 특정 자세가 장시간 지속되면 신체 구조상 가장 취약한 부분에 부하가 집중되어 그 부위에 부상을 입을 수 있다.

따라서 스포츠 등 특별한 목적을 위한 동작을 제외하고는 운동 중일 때, 매 순간마다 균형 잡힌 자세를 유지하는 것은 운동 효과를 높이고 부상을 예방하는 방법 중 하나다.

원하는 몸을 만들기 위해 필요한 시간

이 책에서는 한 달에서 한 달 반 정도의 기간 동안 실시할 수 있는 트레이닝 프로그램을 소개하려 한다. 개인의 능력에 따라 조금씩 세트 수를 늘려가면서 동작을 자연스럽게 실시하고, 근육의 밀도를 높이기 위해 탄력밴드나 모래주머니(1.5kg 정도의 무게) 같은 몇몇 도구를 추가해 사용해도 된다. 그리고 동작을 반복하는 것으로 운동을 시작해보자. 이러한 프로그램은 앞으로 실시하게 운동들을 효과적으로 준비할 수 있게 도와줄 것이다.

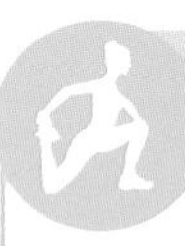

한 '세트'란 무엇인가

세트

실시하게 될 운동은 매번 지정된 동작의 횟수만큼 한 번 혹은 연이어 여러 번 실시된다. 이러한 운동의 반복을 '세트'라고 부른다. 예를 들어 5회 3세트는 지정된 동작을 연이어 다섯 번 반복하는 것을 의미하며 이렇게 1세트가 끝나면 다시 2세트를 실시한다.

휴식시간

세트 사이에 쉬는 시간은 매우 중요하다. 몇 초 동안 휴식하면서 호흡을 가다듬는다.

규칙성

규칙성은 피트니스 프로그램을 성공시키기 위해 가장 중요한 조건이다. 운동이 습관화되도록 항상 같은 날 같은 시간에 주 3회, 최소 2시간은 연습해야 한다. 지루하지 않도록 운동 종목을 바꿔주는 것을 잊지 말자.

기본 소도구

- 1~3kg의 덤벨 한 쌍 (수준에 따라)
- 1~2kg의 모래주머니 한 쌍
- 바 1개
- 탄력밴드 1개
- 근력 운동을 할 수 있는 긴 벤치 1개
- 스트레칭을 할 수 있는 긴 바 1개

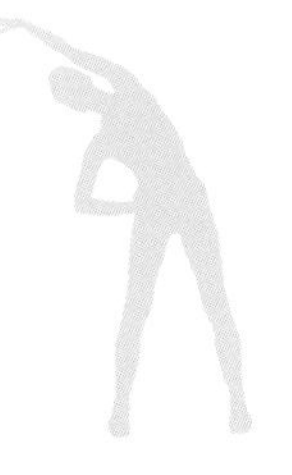

수준별 트레이닝의 단계

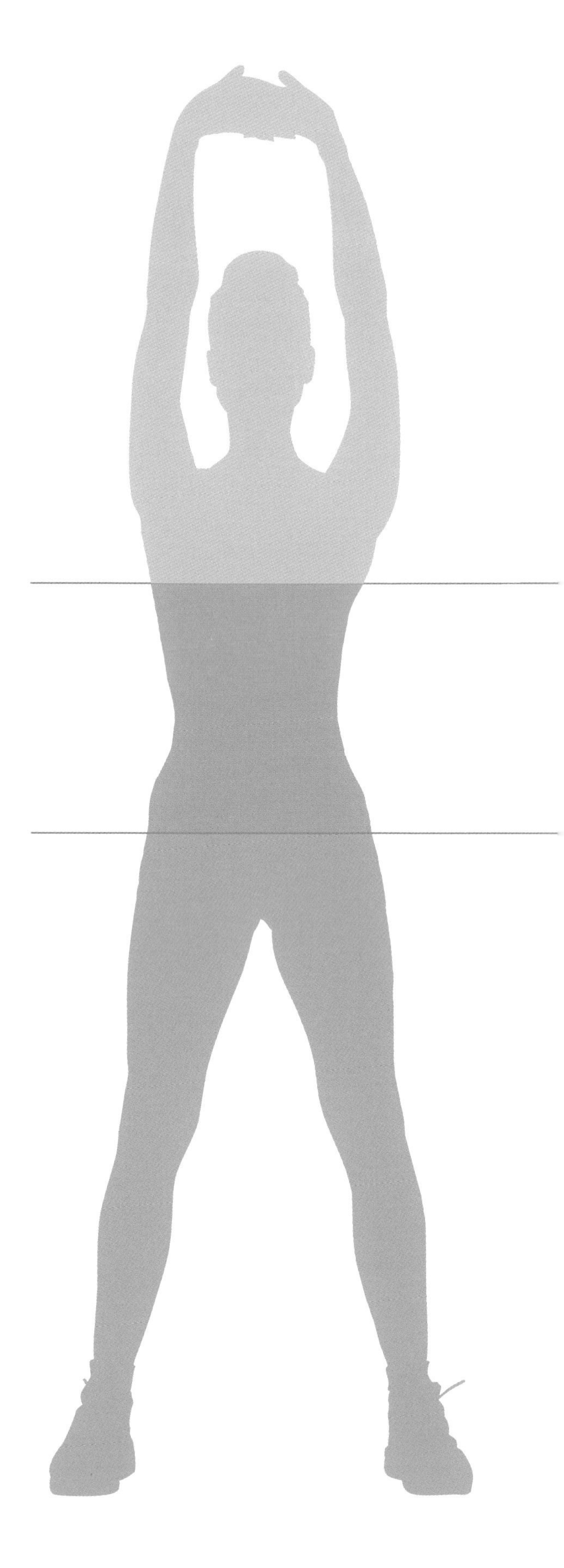

초보자

이 운동 프로그램은 한 번도 운동을 해보지 않았거나 몇 년간 거의 운동을 하지 않은 사람들을 대상으로 한다. 트레이닝을 시작하기 전에 먼저 몸의 관절, 근육, 호흡계에 어떤 잠재된 문제점이 있는지 전문가를 찾아 확인해보자. 또한 운동 코치나 트레이너 등에게 자신이 어느 정도의 실력을 가지고 있는지, 근육 상태는 어떠한지, 그리고 얻고 싶은 결과는 무엇인지에 따라 단계적인 프로그램을 만들 수 있도록 평가와 조언을 구하는 것이 좋다.

초보자를 위한 운동 프로그램

팔

덤벨 풀오버	12회 1세트	64p
삼각근 스트레칭 1	20초 2회	80p

복부

트위스트 크런치	10회 2세트	90p
시티드 니업	10회 2세트	96p

허리

사이드 벤드	10회 2세트	100p

엉덩이

벤치 브릿지	12회 2세트	126p
엉덩이 스트레칭	20초 1회	138p

초보자는 어려운 동작으로 시작하면 안 된다. 또한 10세트 이상은 실시하지 않는다. 몸에 무리가 가지 않는 범위 내에서 유연성을 기르고 근육이 너무 피로하지 않도록 하는 데 목표를 둔다.

중급자

이 운동 프로그램은 일주일에 한두 번씩 불규칙적으로 운동하는 사람들을 대상으로 한다. 그렇다고 해서 운동 전문가의 조언을 소홀히 해서는 안 된다. 근육의 긴장도를 체크하고 몸매를 향상시킬 수 있는 운동을 프로그램화하여 대상화하는 데 도움을 줄 수 있다. 또한 좋은 음식을 통한 건강 관리법, 신체 운동과 관련해 습득해야 할 규칙들을 알려줄 것이다.

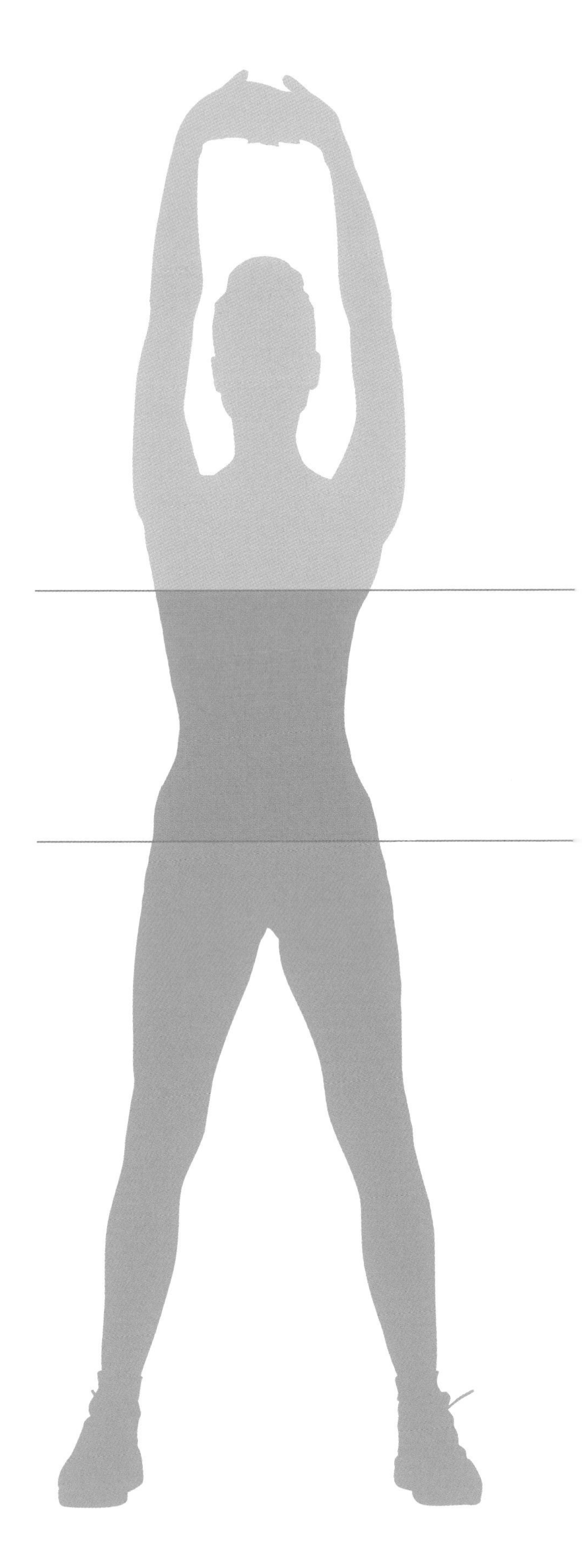

중급자를 위한 운동 프로그램

팔

덤벨 킥백	15회 3세트	50p
푸시업	12회 3세트	60p

가슴

덤벨 풀오버	15회 3세트	64p

복부

시티드 니업	20회 3세트	96p

엉덩이

사이드 힙 킥	15회 3세트	128p
엉덩이 스트레칭	20초 3회	138p

허벅지

스쿼트	12회 2세트	144p
허벅지 스트레칭	20초 3회	158p

운동이 익숙한 이들을 위한 프로그램으로, 운동 강도를 보다 높이기 위해 세트 수를 좀 더 늘릴 수 있다. 프로그램의 세부 종목은 자주 바꿔 가며 실시한다.

상급자

이 운동 프로그램은 일주일에 2~3회 규칙적으로 운동하고 있는 이들을 위한 것으로, 그렇더라도 전문가의 도움은 필요하다. 특히 심혈관 질환과 관련된 사항이나 특별히 더 신경 써서 운동해야 할 신체 부위에 대한 상담에 유용하다.

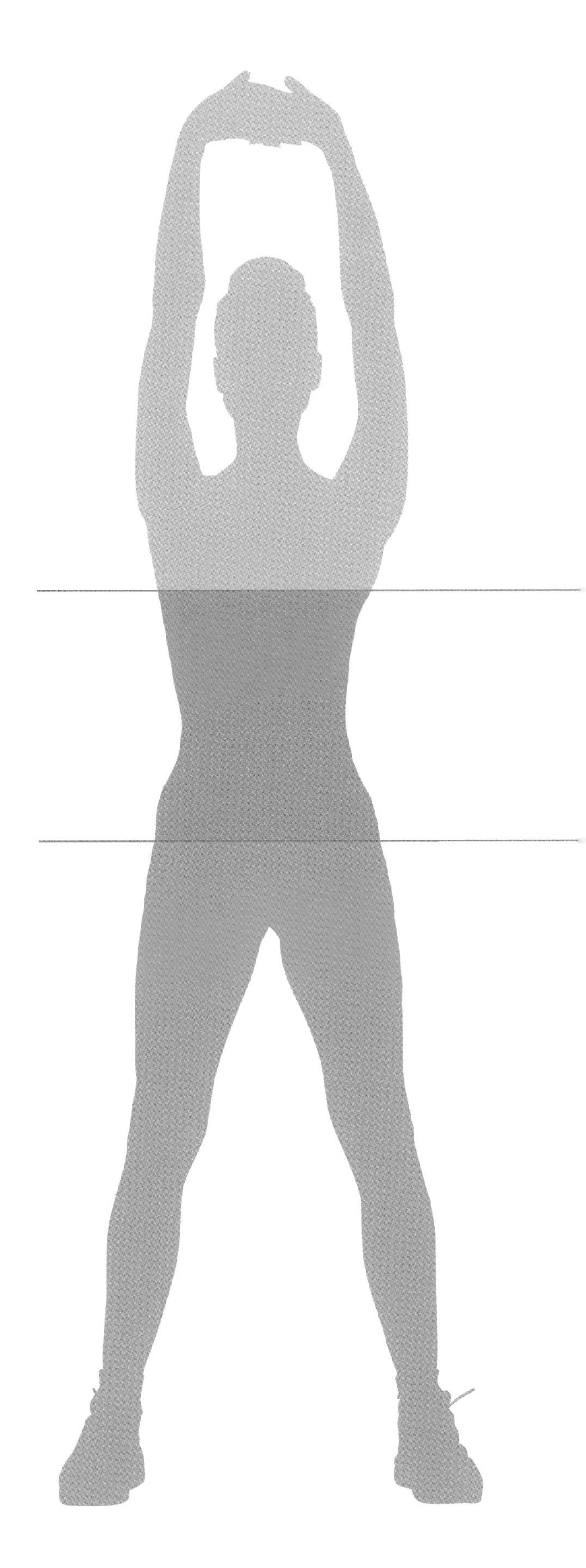

상급자를 위한 운동 프로그램

팔

덤벨 컬	15회 3세트	57p
푸시업	20회 4세트	60p

가슴

덤벨 풀오버	15회 4세트	64p
벤치 프레스	15회 4세트	66p

어깨

시티드 프레스	10회 4세트	74p
삼각근 스트레칭 2	30초 2회	82p

복부

칼브스 오버 벤치 싯업	30회 3세트	88p
라잉 레그 레이즈	30회 4세트	94p
시티드 니업	30회 4세트	96p

허벅지

스쿼트	12회 4세트	144p
스티프 레그드 데드리프트	15회 4세트	154p
허벅지 스트레칭	30초 2회	158p

평소에 정기적으로 스포츠 활동을 하고 있는 이들을 위한 프로그램이다. 좀 더 난이도 있는 근육 운동으로 몸을 조각하고 다듬어 가면 유연성이 더해지고 몸이 편안해진다.

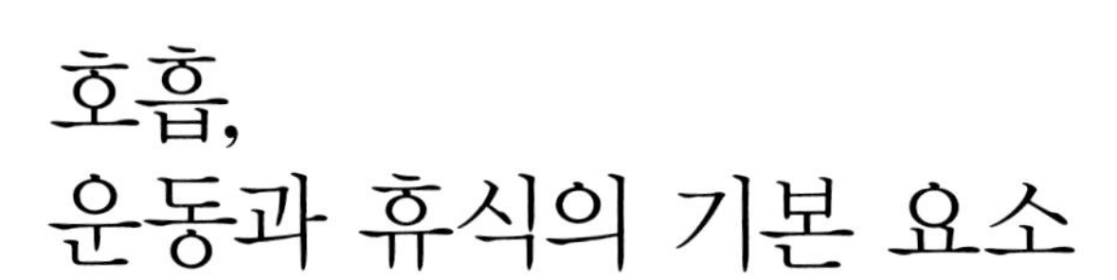

호흡,
운동과 휴식의 기본 요소

우리는 숨을 쉬기 위해 별도의 에너지를 투자하지는 않는다. 거의 무의식적으로 호흡하고 있을 뿐이다. 들숨과 날숨을 몇 차례 반복하다 보면 우리는 자신이 하고 있는 호흡이 얼마나 잘못되었는지 깨달을 수 있다. 호흡은 근육에 산소를 공급하고 근 이완을 통해 자신의 몸을 인지할 수 있게 해준다.

바르게 호흡하면서 맑은 공기를 적절하게 들이마시는 방법을 익히게 되면, 우리의 정신을 용이하게 컨트롤하여 감정을 다스리는 것뿐만 아니라 신체 운동을 보다 효율적으로 할 수 있다.

숨을 어떻게 들이쉬고 내쉬어야 할까?

효과적인 호흡이란

먼저 자신의 호흡에 집중해보자. 호흡의 속도가 빠른가, 느린가? 깊은 호흡인가 얕은 호흡인가? 입으로 숨 쉬는가, 코로 숨 쉬는가? 이렇게 자신의 호흡을 파악하고, 훈련을 통해 조금씩 바로잡아 가면서 효율적인 호흡을 익혀야 한다. 좋은 호흡이란 배에서 나오는, 차분하고 깊은 숨쉬기다.

들숨과 날숨

운동을 처음 시작하는 이들은 운동을 완성하는 동작을 수행할 때 무리하게 숨을 참으면 안 된다. 근육에 산소를 잘 녹여 넣기 위해 노력하기 전에 먼저 숨을 들이마셔야 한다. 그러고 나서 밀거나, 들어 올리거나 혹은 당기면서 숨을 내쉬어야 한다.

같은 방법으로 무거운 것을 들어 올려야 한다면 시작하기 전에 숨을 들이마시고, 내쉬는 것을 참아야 한다. 그리고 들어 올리면서 숨을 내쉬어야 한다. 포환이나 원반던지기 선수들의 동작을 자세히 살펴보면 자신의 몸 쪽으로 무거운 것을 당기면서 공기를 들이마신 후, 내던지면서 집중된 산소와 근육의 수축의 도움으로 숨을 내쉰다는 것을 알 수 있다.

깊게 숨을 쉬되 자연스러운 리듬을 찾자

어떤 동작을 연습하더라도 불규칙하지 않게 숨을 들이마시고 내쉬는 것은 매우 중요하다. 운동의 모든 움직임을 최적화하기 위해 숨을 쉬는 방법과 어떤 동작과 함께 숨을 쉬어야 하는지 알아야 한다. 만약 호흡이 불규칙하고 안정되지 않으면 운동 동작 시 받는 충격이 최소화되지 않을 것이다.

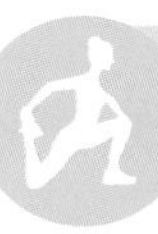

어떻게 숨을 참는가

- 숨을 깊이 들이마셔서 가슴을 부풀리고 숨을 참으면서 공을 부풀리듯이 폐에 공기를 채운다. 이렇게 하면 흉곽이 단단해지면서 가슴이 아래쪽으로 쳐지지 않게 한다.
- 복부 근육을 모두 수축시키면서 배를 단단하게 만들고, 복근 안의 압력을 높인다. 이것은 가슴이 앞으로 무너지지 않게 한다.
- 등 아랫부분은 허리 근육을 수축해 몸이 바르게 세워지도록 척추 기둥을 확장시킨다. 이렇게 하면 무거운 것을 들어 올리는 동작을 할 때 등이 굽어지지 않도록 하여 추간판 탈출증을 예방할 수 있다.

호흡의 생리학적 과정

폐, 내 호흡의 주된 장기

폐는 호흡을 관장하는 핵심 기관으로 혈액에 산소를 공급한다. 폐에서는 혈액과 공기 사이에 교환작용이 이루어진다. 폐는 생명 유지에 필수적인 산소를 체내에 공급하고, 이산화탄소처럼 신진대사 과정에서 발생하는 부산물을 제거하는 기능을 한다. 필요에 따라 작용하면서 산소 유입량을 조절할 수 있다. 활동이 많으면 산소의 수송량을 증가시키고 호흡이 점진적으로 올라가면서 안정이 된다. 강도 높은 운동을 하게 되면 호흡은 더욱 빠르게 상승하게 되고 보다 높은 강도로 최대한으로 작용하여 심장의 리듬을 안정화시킨다.

환기량

환기율이란 단위시간, 즉 분당 유입되거나 배출되는 공기의 양을 나타낸다. 대개 성인은 안정 시에 1분간 8리터 정도의 공기가 폐를 드나든다. 에어로빅과 같은 고강도 유산소 운동을 할 때, 환기율은 분당 80~100리터까지 이르게 한다. 그리고 마라톤 같이 더 높은 강도의 운동을 할 때 환기율은 분당 150리터까지 도달한다.

폐환기

호흡 운동에 의해 폐에 공기가 드나드는 것을 폐환기라고 하며, 뇌의 호흡 중추가 관할한다. 운동을 하게 되면 근세포에 필요한 에너지를 공급하기 위하여 호흡이 증가하며, 각기 다른 두 호흡인 능동 호흡(코를 통한 들숨)과 수동 호흡(입을 통한 날숨)이 원활하게 작동하도록 한다.

장기 안의 공기는 호흡근과 폐의 활동에 의해 움직인다. 들숨은 능동적인 호흡으로 복부와 흉부를 분리시키는 근육인 횡격막에 의해 이루어지는 현상이다. 늑골의 거근과 늑골간근이 수축하고 횡격막은 하강하는데, 이때 흉곽의 부피가 커진다.

일반적으로 한 번 숨을 들이쉴 때 폐로 유입되는 공기의 양은 약 0.5리터이지만, 깊은 숨을 들이쉴 때는 이것의 약 3배에 달하는 공기가 유입된다. 날숨은 수동적인 호흡으로 거간과 늑골간근을 이완시킨다. 이때 횡격막은 상승하고 폐는 원래의 부피로 되돌아간다.

고요하고 깊은 호흡

호흡을 고요하면서 깊게 하면 모든 장기를 환기시킬 뿐만 아니라 장기 내의 유해 가스를 없애주며 장기를 마사지하는 것과 같은 역할을 한다. 숨을 들이마시고 횡격막이 수축할 때에는 간, 배 그리고 창자에 섬세한 압력을 발생시킨다. 같은 방법으로 날숨을 쉴 때에는 몸이 움츠러들면서 심장을 부드럽게 마사지하는 효과가 있다.

물론 이러한 현상은 아주 깊은 호흡을 하는 경우에만 가능하다. 대부분의 사

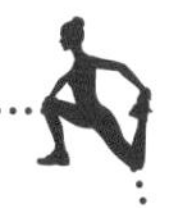

호흡

장기들의 호흡은 공기와 접촉하는 기관(코, 입, 들이마신 공기를 정화하는 역할을 하는 인두)과 폐를 통해 이루어진다. 운동을 하는 도중 장기에 필요한 추가적인 산소를 가져도록 하기 위해서, 그리고 이미 생성된 탄산가스를 배출하기 위해 호흡이 10~20배 정도 상승할 수 있다.

람들은 폐의 일부분만 움직이는 표면적인 얕은 호흡을 하며, 횡격막은 아주 조금만 자극이 되며 거의 움직이지 않은 채 머물곤 한다.

코 호흡과 구강 호흡

건강한 성인 남성이 가만히 서 있는 자세로 자연스럽게 코를 통해 호흡한다고 해보자. 코 안 공기는 뜨거워지고, 습기가 차면서 새로운 공기로 바뀐다. 고강도의 운동을 할 때, 섬유와 근육 부분에 더 깊이 산소를 녹여 넣기 위해서는 입으로 하는 구강 호흡이 필수적이다.

들이마신 공기는 곧바로 점액을 분비하는 구강과 접촉하게 되고, 이것은 마찬가지로 활동 중인 장기의 온도를 낮추는 데 관여한다. 고강도 운동을 시작한 후 처음 몇 분간은 근육 활동에 산소가 결합하면서 약간 호흡이 어려워지지만, 호흡의 불균형은 운동을 하면서 점진적으로 사라진다. 이러한 호흡은 다른 호흡을 연습할 때처럼 조용하고 통풍이 잘 되는 방 안에서 몇 분 간 해야 한다. 규칙적인 이완을 연습해보자. 그러면 신체적이나 정신적으로 활력을 얻을 수 있음을 확인할 수 있을 것이다. 숨을 천천히 쉬어보자. 숨을 쉼으로써 숨의 깊이를 알게 되고 자신 안의 소리를 들을 수 있게 된다. 이로써 활력을 얻을 수 있고 몸을 맑게 하여 정신을 평안하게 하는 법을 배울 수 있다.

이완하기 위해 혹은 스트레스를 없애는 데 도움을 준다

다음에 소개하는 호흡 연습은 활기찬 하루를 시작하는 데 필요한 기운을 북돋아 주는 방법 중 하나이다. 이 호흡을 할 때는 소파나 푹신한 의자보다는 딱딱한 의자 위에 앉아서 연습하는 것이 더욱 효과적이다. 이때 흉곽과 횡격막은 방해받지 않고 자유로운 상태여야 한다.

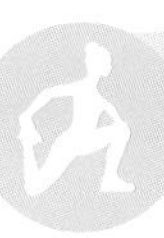

연습: 교대 호흡법

- 눈을 감고, 연습하는 동안 호흡의 움직임을 잘 알아 볼 수 있도록 한 손을 배 위에 얹고 다른 한 손은 가슴에 올려놓는다.
- 처음에는 배를 채우듯이 코로 천천히 숨을 들이마시고, 공기를 마시면서 숨이 배로 돌아오지 않고 가슴을 통해 숨을 내쉬도록 계속한다.
- 1~2초간 숨을 참고, 어깨를 이완하면서 천천히 숨을 내쉰다.

아침에 호흡법을 연습할 시간이 충분하지 않다면, 조용한 시간에 사무실에서 연습해보자. 대중교통 안은 너무 시끄럽고 충분한 환기가 되지 않아 특히 깊은 호흡을 하기에는 적합하지 않다.

완전한 휴식

집에서 조용히, 필요하다면 누워서 가족들과 함께 할 수 있는 호흡법을 소개한다. 방해 받지 않는 공간에서 걱정은 날려버리고 정신을 비운 채 자세를 취한다. 만약 호흡하는 데 집중하지 못한다면 공기 흐름을 위에서 아래로, 아래에서 위로 시각화하면서 배에 정신을 집중시키자. 이 방법이 익숙해지면 적절한 간격으로 숨을 들이마시고 내쉬는 균형을 맞추면서 호흡한다.

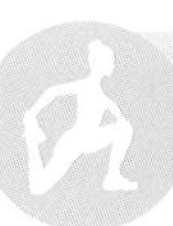

깊은 호흡

- 등을 바닥에 댄 채 누워 다리를 구부리고 발을 곧게 하면서, 몸을 누르지 말고 배 위와 폐에 손을 가져다 놓는다.
- 눈을 감고 평소대로 호흡한다. 연습에 들어가기에 앞서 폐에 있는 공기를 빠져나가게 하기 위해 깊이 숨을 쉰다.
- **들이마시기:** 자신의 배가 풍선이라 상상해 보자. 안쪽으로 공기가 들어오게 하기 위해 배를 부풀리면서 흉곽 아래에서부터 숨을 들이마신다.
- 3~5초간 자연스럽게 숨을 참는다.
- **내쉬기**: 아래에서 위의 움직임 안에서 복막을 수축시키고, 코를 통해 부드럽게 숨이 나가도록 한다. 그러면 배는 평평해진다.

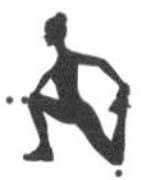

스포츠와 심장 혈관 질환의 예방

나이가 들수록 심혈관 질환의 위험성이 점차 높아진다는 것은 잘 알려져 있다. 이러한 질환은 주로 여성보다는 남성에게 더 많이 나타나게 되며, 운동을 규칙적으로 하면 심혈관 질환의 위험을 낮출 수 있다. 바로 이 때문에 심장전문의들은 운동을 적극 추천한다.

몸의 원동력은 심장이며, 심장이 약하거나 상태가 좋지 않다면 장시간 동안 육체적 운동을 하는 것이 불가능할 것이다. 반대로, 잘 훈련된 몸은 심장 질환을 더 잘 견디며 잘 회복될 수 있다. 이러한 이유 때문에 만약 오랫동안 운동을 거의 하지 않았다면, 전문가의 지도에 따라 점진적으로 운동을 시작하는 것이 좋다. 결국 자신의 심장 혈관 능력을 잘 조절하는 방법, 다시 말해 자신만의 고유의 심장 리듬을 잘 알고 있다면 현재 하고 있는 운동에 상응하는 에너지 소모가 이상적이 될 것이다.

움직이지 않는 상태에서 맥박의 분당 횟수를 측정하기 위해서는 자신의 맥박을 짚어 분당 심장박동을 세어 보는 것으로 충분하다. 운동을 많이 하지 않는 사람들의 평균 맥박수는 분당 70회이다. 운동 후 회복 능력을 확인하기 위해서 45초간 다리를 굽혔다 일어나기를 한 후 바로 맥박 수를 다시 측정하고 나서 1분간 앉지 않고 휴식을 취한다. 맥박이 빠르게 다시 정상으로 돌아올수록 회복력은 좋다고 할 수 있다. 오랫동안 운동을 거의 하지 않았다면, 운동을 다시 시작하기 전에 이러한 테스트를 해보는 것이 좋다.

이러한 종합 평가를 통해 운동하는 동안의 맥박을 가능한 범위에서 확인할 수 있다. 또한 시중에서 파는 맥박 측정기를 구입해 직접 측정해 볼 수도 있다. 운동이 어쨌든 운동하는 사람에게 도움이 되고 칼로리를 소모하게 할 수 있다면, 이 같은 방법으로 실시하면 심장에 무리가 가지 않는 상태에서 지방을 태울 수 있을 것이다.

운동 지속 횟수나 적절한 운동 강도를 측정하기 위해 자신의 최대 심박수를 계산해보자. 이것은 매우 간단한데, 여성은 226에서 자신의 나이를 빼면 된다. 만약 운동할 때 심박수가 80~100%에 이른다면 근육들은 더 이상 산소 없이도 운동을 지속할 수 있다(하지만 지방을 태우기 위해서는 산소가 필요하다.). 즉, 최대 심박수의 70~80%에 이르도록 운동을 하는 것이 적당하다. 예를 들어, 35세의 나이에 심박수가 70%라고 한다면, 226-35=191, 1분당 심박수는 134이다.

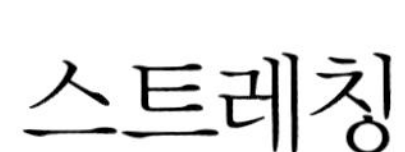

스트레칭

스트레칭이란 몸을 유연하게 하기 위해 체조 동작처럼 몸을 늘이는 것을 말한다. 스트레칭은 외면에 집중하기보다는 내면의 소리에 집중하게 한다. 이러한 내면의 조화와 균형은 서서히 몸 밖으로 드러나므로 스트레칭을 하면 유연성이나 탄력뿐만 아니라 외면까지 긍정적으로 변화한다. 아름다운 실루엣은 단순한 다이어트를 통해 만들어지는 것이 아니라, 유연하고 균형 잡힌 근육에서 비롯된다는 사실을 기억하자.

스트레칭 동작은 단순하고 분명하지만, 상대적으로 복잡하기도 하다. 통증과 부상, 특히 힘줄의 손상을 피하기 위해서는 정확한 동작으로 실시해야 한다.

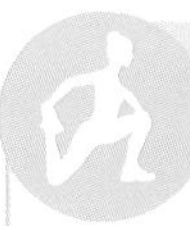

몸을 더욱 유연하게 만드는 이완과 호흡

모든 동작은 부드럽게 진행한다

선 채로 상반신을 앞으로 기울여 손가락을 바닥에 닿게 하는 동작을 하기 위해서는 힘을 줄 필요가 없다. 자세에 집중하고 숨을 내뱉으면서 점차적으로, 그리고 조금 더 멀리 가려는 시도를 하면서 매 날숨마다 몸을 앞으로 숙인 채 움직이지 않고 유지하는 게 좋다.

동작을 지배하는 것은 호흡이다. 따라서 전체적으로 부드럽고 점진적으로 해야 한다. 자신의 호흡에 집중하게 되면, 목, 어깨, 등, 팔과 다리의 근육이 매우 빠른 속도로 이완되는 것을 느낄 수 있다. 또한 시간이 지남에 따라 놀랄 만한 단계까지 이를 수 있다는 것을 인식하게 될 것이다.

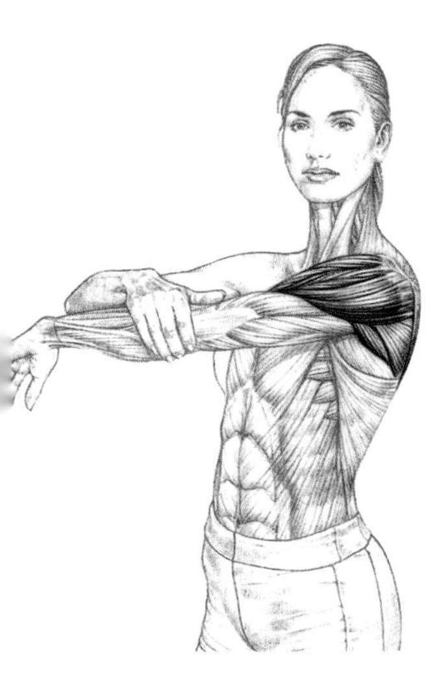

스트레칭, 최고의 운동 효과를 보려면?

스트레칭 운동은 종종 사고를 일으키기도 하는 감정의 기복을 줄이고, 몸에 열을 발생시켜 부상을 예방한다. 또한 근육에 유연성을 더해 강도 높은 운동을 할 수 있게 하며, 이를 통해 스트레칭에 관여하는 근육의 원래 길이와 수축의 속도를 되찾을 수 있다. 최고의 운동 효과를 얻으려면 스트레칭을 할 때 다음과 같은 6가지를 반드시 고려해야 한다.

❶ 휴식

모든 운동에서 가장 중요한 선결 조건이다. 휴식은 근육의 긴장을 줄여준다. 정신과 육체는 서로 영향을 주고받는 존재이며 정신적 긴장(모든 종류의 스트레스)은 몸의 근육과 관련되어 있다. 휴식의 목적은 근육이 잘 늘어날 수 있도록 몸을 이완시키는 것이다. 자리에 앉거나 눕는 것도 상관없다. 자신에게 편한 자세를 취한 후 눈을 감고 호흡에 주의를 기울여 보자.

❷ 강도

근육 스트레칭은 적절한 강도로 이루어져야 한다. 스트레칭을 할 때에는 늘어나는 느낌이 강하게 들 때 멈추어야 한다. 어떤 경우라도 아프거나 고통스러울 때까지 계속하면 안 된다.

❸ 점진성

근육을 신장시킬 때에는 서서히 점진적으로 해야 하며 연속적으로 이루어져야 한다. 동작을 시작한 후 자극(경련)이 느껴질 때까지 지속한다. 부드럽게 들숨과 날숨을 쉬면서 동작을 안정시키면 근육 경련의 느낌은 점진적으로 사라질 것이다. 이러한 느낌이 사라지면 좀 더 난이도 높은 새로운 동작을 시도한다. 근육을 더 이상 길어지지 않고 신장되는 느낌이 감소하는 단계에 이르렀을 때 대략 15초간 자세를 유지한 후 천천히 처음의 동작으로 돌아가자.

❹ 지속시간

정해져 있는 절대적인 시간은 없지만 최소한의 효과를 얻기 위해 한 동작은 2~3가지 필수적인 단계로 구성된다. 주어진 시간은 사람에 따라 각기 다른 요소로 작용한다.

❺ 집중

운동 시 근육에 전달되는 느낌에 주의를 기울이지 않으면 스트레칭을 완전히 숙달할 수 없으며 스트레칭의 효과를 느낄 수 없다.

❻ 호흡

운동을 하는 동안 가능한 한 자연스럽게 호흡이 이루어져야 한다. 그중에서도 특히 날숨을 쉴 때 더 주의를 기울여야 한다. 다시 말해, 근육의 긴장을 좀 더 줄일 수 있는 날숨을 쉬도록 노력한다.

두 가지 스트레칭 방법

스트레칭에는 여러 가지 방법이 있으나 효율성에 따라 정적 스트레칭과 동적 스트레칭으로 구분된다. 먼저 정적 스트레칭은 가장 많이 활용되는 방식으로 처음 스트레칭을 시작하거나 신체 활동량이 적은 사람들에게 적합하다.

정적 스트레칭은 근육을 이완하고 긴장시키는 동작을 기본으로 한다. 점진적이고 느린 동작으로 이루어져 있기 때문에 우리 몸의 심부 근육까지 자극한다. 유연성을 길러줄 뿐만 아니라 구부리고 뻗고 뒤트는 자세를 통해 근육을 늘리면서 우리 몸 전체를 운동시킨다. 이 스트레칭은 느리게 진행하는 것이 포인트인데, 자세를 잡고 해당 동작을 15~20초간 유지한다. 그러는 동안 근섬유가 스트레칭되면서 산소를 공급받는다.

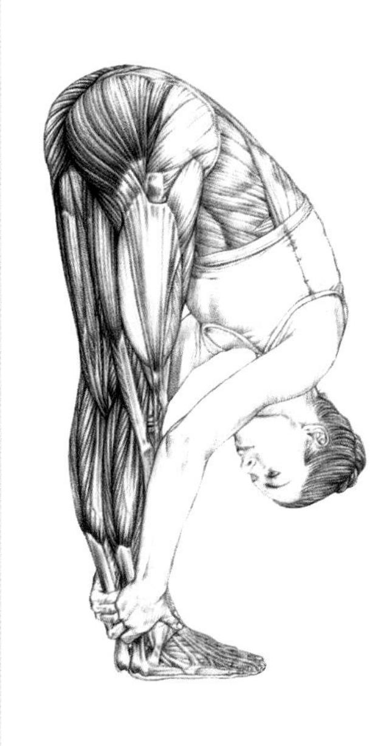

동적 스트레칭은 주로 운동할 때 적용된다. 근육과 힘줄의 유연성에 의존하기 때문에 힘과 역동성이 요구되며, 반동 작용을 이용하므로 민첩함이 필요하다. 힘을 주지 않으면서 규정된 동작과 방향에 따라 팔이나 다리 등을 움직이고 중심을 잡아준다. 근육을 빠르게 수축시키면서 늘여주는 과정을 통해 근육이 스트레칭 된다.

어디에서, 어떻게 스트레칭을 연습할까?

최상의 컨디션으로 스트레칭하기 위해서는 가능하면 조용하면서 부드러운 음악이 있는 장소에서 하는 것이 좋다. 동작을 할 때에는 긴장을 풀면서 자신의 호흡에 집중하는 것이 중요하므로 TV를 보거나 라디오를 듣는 것은 가급적 피한다.

여기에 근육을 따뜻하게 유지할 수 있는 천연 소재의 넉넉한 옷을 입거나, 늘어나는 재질로 되어 있어 움직이는 데 불편함이 없는 몸에 딱 맞는 옷을 입는다. 운동 동작이나 발목 관절을 보다 잘 컨트롤 할 수 있도록 맨발을 유지한다.

운동하는 바닥의 재질은 별로 상관이 없다. 마루, 양탄자 위나 마당 등에서도 스트레칭을 연습할 수 있다. 스트레칭을 할 때에는 호흡이 가장 중요하기 때문에 신선한 공기는 필수적이다. 따라서 밀폐된 곳보다는 창문이 열린 방에서 하는 것이 좋다.

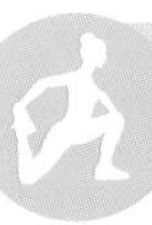

이완: 호흡의 기본

- 눈을 감고, 한 손을 배 위에 얹고 운동할 동안 호흡의 움직임을 더 잘 느낄 수 있도록 다른 한 손은 가슴 위에 얹는다.
- 처음에는 배를 채우면서 코를 통해 천천히 호흡하고, 배로 공기가 들어가지 않도록 가슴으로 다시 한 번 숨을 들이마시는 것을 지속한다.
- 1~2초간 숨을 참고 어깨를 이완하면서 천천히 숨을 내뱉는다.

호흡의 리듬

들숨	➡	유지	➡	날숨	➡	이완
2~3초간		1초간		4~6초간		1~2초간

침착하고 규칙적인 리듬으로 호흡을 유지하면서 여러 번 연습한다.
이러한 이완의 느낌을 완전히 내면화한 후 아주 부드럽게 천천히 눈을 뜬다.

건강하고 균형 잡힌 식단

영양 관리는 원하는 몸을 만들기 위한 가장 기본 조건이다. 다시 말해 "골고루, 조금씩 먹는다."라고 요약할 수 있다. 하지만 이게 말처럼 간단하지가 않다. 장기를 상하게 하고 신진대사를 교란시키는 가혹한 다이어트를 피하기 위해서는 내 몸의 변화에 귀를 기울이고 자신의 나이와 활동량에 맞게 음식을 섭취하는 방법을 알아야 한다.

평소 식습관부터 잘 살펴보자

나이가 들어갈수록 몸의 유기체는 예전과 같은 방법으로 작동하지 않는다. 30세 이후부터 특히 여성의 경우에는 더 그렇다. 신체의 신진대사는 소화기관의 변화를 따라간다. 소화를 담당하는 세포들이 소화액을 덜 분비하게 되면서 음식의 소화는 느려지고 불편해진다.
나이 들수록 기초대사량이 적어지고 근육량이 줄어들면서 날씬했던 사람도 30대 이후에는 복부 비만이 되기 쉽다. 기초대사량은 근육 에너지 대사와 관련이 높다. 근육은 안정된 상태에서 많은 에너지를 소비하는데, 30대부터는 근육의 노화가 시작된다. 근육이 많을수록 더 많은 지방을 태우지만 나이 들면 근섬유가 가늘어져 지방연소율도 떨어진다.

따라서 자신이 현재 섭취하고 있는 음식들, 그리고 식사를 할 때 제한해서 먹어야 할 것에 대해 더욱 신경 써야 한다. 그 중에서도 특히 저녁에는 특정 음식을 과하게 섭취하거나 소화가 덜 되는 음식은 피해야 한다. 적절한 운동과 필요한 영양관리, 즉 짧은 기간이 아니라 보다 장기적인 관점에서 날씬하고 탄탄한 몸을 유지하기 위해서 꼭 필요한 조건이 무엇인지 생각해 보자.

아침 식사의 80%의 열량은 그날 소비된다

규칙적으로 운동을 하면 아침식사가 중요해진다. 아침은 에너지를 축적하는 데 있어 하루 중 가장 중요하다. 하지만 살이 찔까 염려되어 아침식사로 밥과 같은 탄수화물, 잼이나 버터 바른 빵을 먹는 것을 주저하지 않아도 된다. 아침에 먹은 빵은 그리 살찌지 않는다. 게다가 녹말을 포함한 당류는 몸의 조직에 중요하다.

식사 시에는 요거트나 흰 치즈 등을 함께 먹는 것을 추천한다. 우리 몸은 특별한 신체 활동 없이도 시간이 지나면 몸에서 칼슘이 빠져나가기 때문이다. 칼슘이 부족하지 않기 위해서는 아침부터 점심, 그리고 때때로 저녁에도 유제품을 섭취하는 게 좋다. 저지방 우유로 만든 요거트와 100% 우유로 만든 요거트는 칼로리에 차이가 있지만(저지방 요거트: 125g에 50칼로리, 100% 우유로 만든 요거트: 125g에 80칼로리), 칼슘은 동일한 양이 들어 있다.

오전 중에 간단한 간식을 섭취한다

충분한 아침식사 후에도 점심 이전에 가끔씩은 갑자기 심한 배고픔이 몰려오곤 한다. 이럴 때에는 인, 칼슘, 칼륨이 들어 있는 에너지바 1~2개를 먹는다. 간식을 먹을 때에는 적은 양을 여러 번 먹는 것이 좋다. 그래야 당이 갑작스레 오르는 것을 방지하고, 공복감을 주지 않아 과식하지 않게 된다.

가공식품은 인공감미료가 들어 있어 우리 몸이 열량을 더 흡수하게 만들기 때문에 식사 메뉴에서 제외해야 한다. 또한 아침 식사를 거르고 오전 중 간식을 먹는다면 우유보다 당분이 많은 과일주스가 좋다. 아침을 굶으면 혈당이 낮아져 두뇌 회전이 잘 안 되는데, 당분은 두뇌 활동에 도움을 준다.

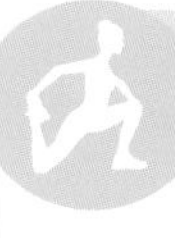

생 채소, 최고의 맛과 영양의 보고

이제는 더 이상 균형 잡히고 지방이 적은 영양 섭취는 맛이 없다고만 할 수 없다. 맛은 요리 과정에서 얼마든지 끌어올릴 수 있다. 밥이나 토마토 혹은 생선이나 녹색 채소에 가벼운 샐러드드레싱, 올리브유, 후추 등을 뿌려주는 것만으로도 충분하다. 만약에 달거나 짜거나 크림이 들어있는 음식을 정 먹고 싶다면 사과, 건포도, 아몬드, 요거트 등을 곁들이는 것이 좋다.

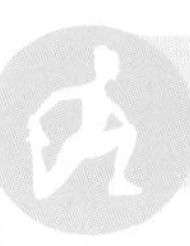

매일 신선한 과일을 섭취하자

오후에는 시지 않은 과일을 1~2개 정도 먹는다. 다시 말해 지방산이 없는, 너무 단 포도나 칼로리가 높은 바나나는 피한다. 이러한 과일들은 갑자기 배고픔이 밀려오는 경우에는 최상의 에너지원이 된다. 비타민 C, 베타카로틴이 풍부하고 섬유질이 많은 잘 익은 과일은 장운동을 돕고 체중을 줄이는 데 방해가 되는 독소를 제거하는 데 도움을 준다.

점심과 저녁식사

고기보다는 생선을 선택하자

낮에는 주로 생선, 채소 그리고 유제품을 섭취하는 게 좋다. 우리에게 잘 알려진 지중해식 식단을 살펴보면 육류를 매우 적게 먹고 신선한 채소와 야채, 굽거나 올리브유를 뿌린 생선, 그리고 와인을 조금 섭취한다. 이렇게 섬유질, 미량원소, 비타민 등이 풍부하게 함유된 음식은 심장 질환을 막아주는 동시에 암과 비만을 예방한다.

신선한 과일을 우선시한다

점심식사의 경우 신맛이 나지 않는 약간의 드레싱을 넣은 샐러드를 추천한다(일반적인 프렌치드레싱: 100g에 600칼로리, 저지방 프렌치드레싱: 100g에 300칼로리). 여기에 당근, 오이, 토마토 등을 푸른색 채소들과 강낭콩, 브로콜리(100g에 26칼로리) 등을 번갈아 가면서 샐러드 안에 넣는다. 그리고 생선과 쌀, 감자, 렌틸콩, 파스타 등의 전분질 채소를 먹는다.

그밖에도 버터에 구운 음식이나 기름에 튀긴 감자튀김, 크림소스는 가급적 피한다. 음식에 풍미를 주기 위해서는 가장 간단하게 약간의 올리브유, 레몬, 그리고 갖가지 향신료로 간을 해준다.

빠르게 흡수되는 당류를 먹지 않는다

점심은 빵과 같은 탄수화물 섭취 없이 한 조각의 치즈와 요거트로 마무리한다. 특히 달달한 빵은 먹지 않고, 케이크는 균형 잡힌 식습관을 해치지 않는 선에서만 먹는다(사과 타르트: 한 조각에 200칼로리, 치즈케이크: 한 조각에 330칼로리). 달지 않은 요거트에 익숙해지면 조금씩 치즈나 커피, 차의 진정한 맛을 즐기게 되어 더 이상 단맛을 찾지 않게 될 것이다. 이것이야말로 많은 절제력을 요구하지 않는 좋은 식습관이다.

흡수가 느린 당류를 섭취하자

운동을 할 때나 피곤함 없이 일하고 싶을 때에는 느리게 흡수되는 당류나 전분질 채소를 섭취한다. 그러면 저녁때까지 흡수시키거나 소화시킬 시간이 필요하게 된다. 느리게 흡수되는 당류 같은 전분질 채소는 에너지 소모의 관점에서 보자면 근육에 글리코산을 유지하면서 축적시키고 재생산한다. 자연 상태 그대로 섭취하는 것들은 대개 몸을 살찌게 하지 않는다.

매일 필요로 하는 칼로리는?

질소질 유기물 : 한 사람의 1인분 칼로리 할당량의 12~15% = ◑ *

◔ 100/125g	우유, 치즈, 요거트, 유제품, 붉은색과 흰색의 고기 돼지고기 제품, 가금류, 생선, 달걀, 갑각류

지질 : 한 사람의 1인분 칼로리 할당량의 30~35% = ◔ *

◔ 50/62g	동물성 지방(버터, 생선 기름) 식물성 지방(해바라기유, 콩기름, 올리브유)

당염 : 한 사람의 1인분 칼로리 할당량의 50~60% = ● *

◔ 100/125g	잘 익은 과일과 생 채소 밀가루(곡물, 콩류, 빵, 파스타, 쌀, 감자, 강낭콩) 당류(사탕, 초콜릿, 꿀, 잼, 단 음료, 탄산음료)

◔ * 식사 사이에 균형 잡힌, 한 사람의 1일분 할당량

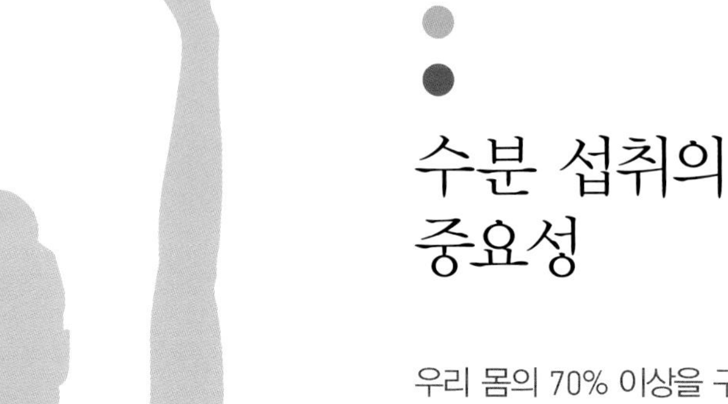

수분 섭취의 중요성

우리 몸의 70% 이상을 구성하고 있는 물은 신체의 균형에 필수적이며, 물이 주는 혜택은 여러 가지다. 물은 장기 안에서 완전 흡수된 영양물의 이동을 원활하게 하고, 독소를 없애며 혈액 속의 과다한 알칼리를 낮추는 데 기여한다. 또한 과체중이 되는 것을 방지하고 스트레스를 없애주어 피로를 해소하는 데에도 도움이 된다.

물 마실 때 이것만은 알아두자

매일 적당한 양의 물을 마시자

전날에 물을 충분이 많이 마셨다고 하더라도 다음 날에 수분을 섭취하지 못한다면 몸은 수분 부족 현상을 겪게 된다. 이처럼 이전 날 마신 물은 다음 날 마신 물로 보충되지 못한다.

우리 몸의 신진대사를 활발하게 하고 몸에 쌓인 노폐물을 걸러내기 위해서 신장은 충분한 양의 수분을 필요로 하게 된다. 수분이 결핍된 경우 지방의 처리가 늦어지게 되어 몸에 살이 찌는 것으로 이어질 수 있다.

매일 2~3리터의 물을 마실 필요는 없다

우리 몸은 물을 마시는 것을 신경 써가며 노력해야 할 만큼 많은 수분을 요구하지 않는다. 몸에서 필요로 하는 양 이상으로 섭취된 물은 곧바로 소변을 통해 빠져나간다. 세계보건기구가 권장하는 하루 평균 물 섭취량은 1.5~2리터로 200밀리리터 컵으로 약 8~10잔 정도이다.

물을 마실 때 기억해야 할 몇 가지가 있다. 우선 가능한 한 컵을 이용하고 좁은 주둥이를 통해 마시지 않는다. 병째로 물을 마시게 되면 흡수되는 물의 양이 얼마인지 정확하게 알지 못하기 때문이다. 병뚜껑을 열고 크지 않은 컵에 물을 부어 두 세 모금 마시고 멈춘다. 이렇게 물을 천천히 음미하면서 마시되, 한꺼번에 많은 양을 마시는 것보다는 자주 마시는 것이 좋다.

얼음물은 피하자

너무 차가운 물은 위장 점막과 근육 섬유층에 경련을 일으킬 수 있다. 또한 혈관이 수축되어 소화기관을 망가뜨리고 소화 작용을 방해할 수 있다. 적당한 온도의 물이 더 소화가 잘 되므로 차가운 물보다는 상온의 약간 미지근한 물을 마시는 것이 좋다. 또한 식사를 하면서 물을 마시는 것은 좋지 않다는 사실을 기억하자. 물론 물을 마신다고 해서 지방이 만들어지지는 않지만 음식의 소화를 방해하고 복부팽만감을 야기할 수 있다.

활발한 신체 활동 이후에는 물을 더 마신다

운동 중에 빠진 몸무게는 수분 손실을 야기한다. 그러므로 운동을 마무리할 때 미네랄이 들어 있는 물을 여러 잔 마시자. 우리 몸속에 수분이 2% 부족할 때 갈증을 느끼고, 8%가 부족하면 탈수 현상이 나타나며, 13%가 부족하면 생명이 위험하게 된다고 알려져 있다. 그러므로 조금이라도 목마름을 느낀다면 이미 탈수가 시작되었음을 나타낸다.

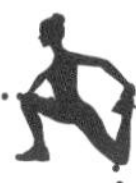

나이 들수록 탈수가 심해진다

체내 수분이 부족하면 근육에 탄력이 없어지고 신체 활동 능력을 떨어뜨릴 뿐만 아니라, 몸에서 독소를 배출하지 못하게 되면서 몸속이 오염되어 몸이 공격을 받듯 피로감을 느끼게 한다.

탈수는 피부에도 영향을 미치는데, 수분이 부족할 경우 피부가 건조해진다. 이것이 바로 주름 형성의 첫 번째 단계이다. 그러므로 목이 마를 때까지 기다리지 말고 규칙적으로 물을 마시면서 수분을 보충해야 한다.

잠을 자는 동안에도 우리 몸은 계속해서 대사과정을 통해 수분을 소비하게 된다. 그렇기 때문에 잠들기 전 적당한 수분 섭취는 수면 중 발생하는 갈증을 방지할 수 있다.

우리 몸을 구성하는 미네랄과 미량원소

미네랄과 미량원소는 적은 양이라 할지라도 우리 몸의 신진 대사의 균형을 위해서 필수적이다. 또한 다른 영양소들처럼 우리 몸속 장기의 화학반응에 관여하고 있다. 이러한 영양소들은 주로 식품이나 미네랄이 함유된 물에서 찾을 수 있다.

하나의 미량원소가 부족하면 우리 몸은 또 다른 에너지원을 끌어오도록 하기 때문에 몸의 에너지 균형을 깨뜨릴 수 있다. 낮 동안에 갑작스러운 피곤함을 느낀다거나, 배고픔을 느끼거나 긴장이 느슨해질 때가 그러하다.

인 P

칼슘과 결합하여 골격과 치아 조직을 형성한다.

주요 기능 당염, 단백질, 지질의 신진대사, 발육, 조직의 회복과 유지, 에너지 생산, 근육의 수축에 관여한다.

급원 식품 유제품, 옥수수, 현미, 잡곡, 견과류, 말린 과일, 해바라기씨

부작용과 독성 알려진 바 없다.

하루 권장량 1000~3000mg

칼륨 K

나트륨과 균형을 이루어 혈압을 조절한다. 몸속 노폐물을 처리하며 에너지 대사 및 뇌 기능 활성화에도 관여한다. 이 물질은 소금의 형태로 널리 알려져 있으며, 장기의 전해질 균형을 맞추는 중요한 역할을 한다.

주요 기능 세포 각각에 물의 균형을 유지하며, 정상적인 발육, 근육 수축을 지시하는 신경 임펄스(신경 섬유를 따라 전도되는 전기적·화학적 변화)로 전달, 포도당을 글리코겐으로 전환한다. 아미노산으로부터 근육 단백질 합성에 참여한다.

급원 식품 땅콩, 곶감, 감자, 바나나, 오렌지 주스, 참외, 마늘, 키위, 콩류

부작용과 독성 심장 질환

하루 권장량 2.5~3.5 mg

아연 Zn

세포의 성장, 생식 기능에 도움을 주며 면역 기능이 원활하게 이루어지도록 돕는다. 발육에 필수적이며, 면역력을 높여준다.

주요 기능 상처나 화상 치유에 도움을 주며 단백질과 호르몬 활동을 조정한다.

급원 식품 조개, 특히 굴, 쇠고기, 달걀노른자, 곡물, 호두, 콩, 소나 양의 간

부작용과 독성 많은 양의 섭취 시 구리 결핍과 혈액의 콜레스테롤 수치가 높아질 수 있다.

하루 권장량 10~15mg

칼슘 Ca

뼈와 치아를 견고하게 한다. 칼슘은 세포기관의 침수성을 높이고 혈액 응고의 여러 단계에 관여한다. 또한 인대, 관절들을 보호하고 신경 임펄스의 수축에 관여한다.

주요 기능 몸의 구조를 구성하면서 발육, 근육의 수축, 신경 임펄스의 전달에 참여한다.

급원 식품 유제품, 우유, 요거트, 치즈, 미네랄워터

부작용 몇몇 세포의 과도한 석회화, 변비증, 미네랄 흡수 질환

하루 권장량 1000mg

나트륨 Na

몸의 혈액과 최대 세포액에 지배적인 요소로 혈압의 조정 같은 장기의 물의 균형에 필수적이다.

주요 기능 세포의 각 부분에 물의 균형을 유지하고, 근육의 수축과 신경 임펄스의 전달의 균형을 유지하며 혈액 속의 다른 물질들과 용해화하도록 한다.

부작용 물의 점유량과 혈압이 높아질 위험이 있다.

하루 권장량 5mg

철 Fe

헤모글로빈(혈색소)의 구성 성분으로 전신 신체 조직에 산소를 전달하는 역할을 한다. 근육 활동을 늘리고 심장 근육에 관여하며 독소 제거를 유리하게 한다. 철의 결핍은 피로감과 현기증, 빈혈을 발생시킨다. 혈압의 조정 같은 장기의 물의 균형에 필수적이다.

주요 기능 에너지 제공을 위해 조직으로 산소를 이동시킨다. 산소를 운반하는 적혈구의 형성을 돕는다.

급원 식품 간, 순대, 굴, 해산물, 달걀노른자, 소고기, 말고기, 푸른 채소, 시금치, 검정콩

부작용 많은 양을 섭취할 경우 유독성이 있으며, 몸 곳곳에 염증을 유발하고 노화 촉진의 원인으로 작용하기도 한다. 소화 불량, 간, 췌장, 심장 활동에 해로운 영향을 줄 수 있다.

하루 권장량 12mg

크롬 Cr

신진대사 안에서 당과 지방의 안정을 유지한다. 지방대사에 필수적이며 인슐린의 보조인자로 작용한다. 중독될 위험이 적은 소량을 섭취하는 것은 균형을 위해서 필수적이다.

주요 기능 당과 지방의 신진대사를 정상화시켜 준다.

급원 식품 맥주 효모, 전곡류, 시리얼, 해조류, 치즈, 옥수수유

부작용 신장과 간 기능 장애

하루 권장량 50~200ug

요오드 I

갑상선호르몬을 합성하며, 기초대사율을 조절한다. 단백질 합성을 촉진하고 중추신경계 발달에도 관여한다. 시력과 피부에 좋다.

주요 기능 에너지 공급, 성장 및 발육, 신진대사, 갑상선의 균형에 필수적이다.

급원 식품 다시마, 미역, 해조류, 고등어

부작용 갑상선의 부피를 크게 만들 수 있다.

하루 권장량 150μg

마그네슘 Mg

근육의 긴장 완화시키고, 천연의 진정제로 정신 흥분을 가라앉히는 작용을 한다. 신경 임펄스의 이동을 용이하게 하며, 세포를 활성화하며 심장 근육을 보호한다.

주요 기능 당염과 단백질의 신진대사, 신경과 근육의 수축에 관여한다.

급원 식품 말린 채소, 해산물, 카카오, 멸치, 참깨, 아몬드, 땅콩버터, 귀리

부작용 및 독성 많은 양을 섭취할 경우 독성이 있다.

하루 권장량 성인 남성 350mg
성인 여성 280mg

셀레늄 Se

강력한 항산화력으로 몸의 활성산소를 제거한다. 신체 조직의 노화나 변성을 막거나 속도를 지연시킨다. 항산화 작용은 해독 작용과 면역 기능을 증진시킨다.

주요 기능 심장 기능을 강화시켜 협심증, 부정맥, 심근경색, 허혈성 심장병 등을 예방한다.

급원 식품 동물 간, 육류, 생선, 곡류, 달걀

부작용 과도하게 섭취할 경우 독성이 나타날 수 있다. 머리카락과 손톱이 부스러지고 복통, 설사, 구토 등의 위장 장애와 피부 발진, 신경계 이상 등

하루 권장량 50~200μg

불소 F

골격을 형성하며, 충치를 예방한다.

주요 기능 구취와 치석을 제거하고 충치균에 대한 저항력을 길러주는 성분이다.

급원 식품 불소를 함유한 음료, 불소 소금, 해조류, 신선한 채소, 치약

부작용 및 독성 과도한 양은 독성이 있으며 치아 얼룩, 뼈의 기형, 신장 질환을 일으킬 수 있다.

하루 권장량 1.5~4mg

몰리브덴 Mo

질소 대사에 관여하고 철의 이용률을 높여 빈혈을 예방한다. 체내의 산화-환원 반응에 관여하며 해독 기능을 갖는다. 불소와 더불어 충치를 예방한다.

주요 기능 지방의 신진대사에 관여한다.

급원 식품 우유, 콩, 곡물, 간, 견과류, 말린 채소

부작용 및 독성 설사, 빈혈, 발육 속도를 늦출 수 있다. 과도하게 섭취할 경우, 구리의 흡수를 교란시키고 통풍성 관절염을 일으킬 수 있다.

하루 권장량 72~250μg

우리 몸의 윤활유, 비타민

비타민은 우리 몸의 원활한 작용을 위해서 필수적인 영양소이다. 당질, 단백질, 지방 영양소가 체내에서 대사하는 과정에 관여하며, 여러 가지 생화학적 반응에 촉매 역할을 한다. 운동이나 다이어트로 하루 섭취 열량을 제한할 경우에도 비타민 및 무기질 섭취가 부족하지 않도록 유제품, 채소, 과일 등의 음식을 다양하게 섭취해야 한다.

특히, 비타민 B군은 지방을 연소시켜 에너지로 전환하는 작용을 하여 체내에 남아 있는 당분과 지방이 쌓이는 것을 막아주고, 비타민 E는 혈액 속에 있는 중성지방을 줄이는 역할을 하는 등 비만 치료에 도움이 된다는 최근의 연구결과도 있다.

비타민A (레티놀)

발육에 필요한 비타민이다. 시력, 피부, 머리카락, 치아와 뼈의 견고성을 위해 필수적이다. 폐 점막의 감염으로부터 보호하고 소화를 용이하게 하며 소변을 잘 나오도록 한다.

급원 식품 동물 간, 생선 간유, 홍고추, 전지분유, 달걀노른자, 해조류, 시금치, 당근

하루 권장량 성인 남성 750μg
성인 여성 650μg

비타민E (토코페롤)

세포 노화를 막고 세포막을 유지하게 한다. 항산화 물질로 활성산소를 무력화한다. 구루병과 노화를 막는 비타민이다.

급원 식품 참기름, 해바라기유, 올리브유, 달걀노른자, 기름진 생선, 옥수수, 호두, 아몬드, 헤이즐넛

하루 권장량 20mg

비타민F

필수지방산 혹은 필수불포화지방산이라고 부른다. 필수지방산에는 '리놀레산', '알파(α)-리놀렌산', '아라키돈산' 이 세 가지가 있다. 조직을 유연하게 하고 원활한 장의 역할을 돕는다.

급원 식품 콩기름, 밀의 씨앗, 해바라기유

하루 권장량 2~6mg

비타민K (필로키논)

출혈을 막아준다. 혈액 응고에 필수적으로 항출혈성 비타민으로 불린다. 혈장, 뼈, 신장에 특정한 단백질 생합성에 필요하다.

급원 식품 시금치, 쑥갓, 생쑥, 미역, 양배추, 콩, 요거트, 달걀노른자

하루 권장량 성인 남성 75μg
성인 여성 65μg

비타민 B_1 (티아민)과 B_2 (리보플라빈)

신경과 세포 시스템에 도움을 준다. 당과 지방의 변화에 작용하며 피부를 좋게 한다. 이 두 가지 비타민은 추위와 피곤함, 스트레스 등과 같이 장기의 외부 공격에 저항하는 힘을 높인다.

급원 식품 **비타민 B_1** : 간, 돼지고기, 해바라기씨, 맥주효모, 완두콩, 아스파라거스, 땅콩

비타민 B_2 : 간, 생선, 곡물, 자두, 버섯, 녹색채소

하루 권장량 1~2mg

비타민 B_3 (나이아신)

니코틴산, 나이아신이라고도 한다. 피부염의 일종인 펠라그라 예방 효과가 있어 피부의 건조를 막는다. 세포의 원활한 작용을 위해 필요하다. 소화 불량에 좋고, 콜레스테롤 수치를 낮추며 혈당을 조절한다.

급원 식품 연어, 땅콩, 호두, 버섯, 고사리, 콩류, 버섯, 해바라기씨

하루 권장량 15mg

비타민 B_5 (판토텐산)

세포벽에 형성되는 지방산 합성에 중요하며 뇌의 콜린 성분이 신경전달 물질인 아세틸콜린으로 전환되는 데 도움을 준다.

급원 식품 마른 표고버섯, 닭간, 달걀노른자, 탈지우유, 땅콩, 은행

하루 권장량 5mg

비타민 B_6 (피리독신)

단백질 대사에 중요한 효소 구성 성분으로 적혈구에서 산소를 운반하는 헤모글로빈의 구성 성분인 헴 합성 과정에 관여한다.

급원 식품 해바라기씨, 간 볶은 것, 닭가슴살, 돼지고기, 현미

하루 권장량 1.4~1.5mg

비타민 B_{12} (코발아민)

핵산 합성과 조혈 작용에 관여하며 적혈구 형성에 보조적 역할을 한다. 과다 복용에 의한 독성으로부터 안전한 비타민이다.

급원 식품 간, 전어, 메추리알, 소고기, 탈지분유

하루 권장량 2.4μg

엽산 (폴산)

비타민 B군에 속하는 수용성 비타민이다. 엽산은 초록색 식물에 널리 분포되어 있으며 유전자를 만드는 핵산인 DNA 복제에 관여하는 효소의 조효소로 관여하므로 세포 분열과 성장에 중요하다.

급원 식품 브로콜리, 시금치, 쑥, 고사리, 파, 콩나물, 부추, 콜리플라워, 양상추, 오렌지, 바나나

하루 권장량 400μgDFE

비타민C (아스코르빈산)

최고의 만병통치 약! 피로를 없애주고, 칼슘의 흡수를 돕는다. 또한 뼈의 성장을 돕고 면역성의 방어를 자극시킨다. 이 비타민 덕분에 부신 림프절을 스트레스에 대응하는 호르몬과 합성시킨다. 이와 잇몸, 인대, 혈관을 튼튼하게 하고 흉터 치유를 용이하게 한다.

급원 식품 파프리카, 생고춧잎, 딸기, 레몬, 시금치, 연근, 브로콜리, 배추, 붉은 피망

하루 권장량 100mg

비타민D (칼시페롤)

뼈에 칼슘을 붙잡아 놓아 뼈의 구성에 결정적인 역할을 하며 면역세포 생산에 작용한다. 햇볕을 쬐면 피부에서 생합성되는 특징이 있다.

급원 식품 해산물, 연어, 참치, 버터, 우유, 달걀, 표고버섯

하루 권장량 5μg

비타민H (비오틴)

황(sulfur)을 함유하고 있는 비타민으로 지방과 탄수화물 대사에 관여한다. 피부와 두발에 좋은 영향을 미치며 다른 비타민 B군과 함께 신경계와 골수의 기능을 원활하게 한다.

급원 식품 호두, 간, 이스트, 달걀노른자, 땅콩, 정어리, 귀리, 양송이, 시금치, 바나나

하루 권장량 30μg

비타민P (시트린)

바이오플라보노이드라고도 부른다. 결합조직인 콜라겐을 만드는 비타민 C의 기능을 보강하여 모세혈관을 튼튼하게 하며 순환을 촉진하고 항균·항산화 작용을 한다.

급원 식품 귤, 레몬, 오렌지, 파슬리, 양파, 메밀, 사과, 브로콜리, 살구, 체리

하루 권장량 100mg

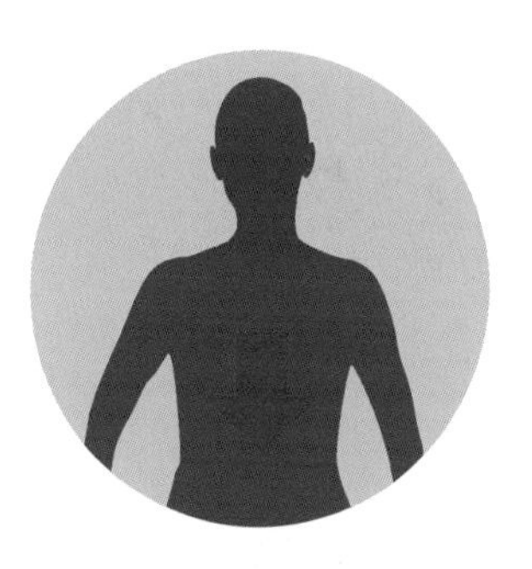

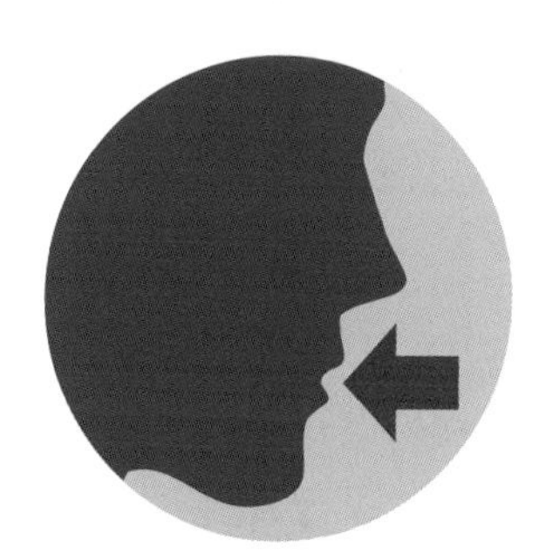

셀룰라이트는 어떻게 생기는가

셀룰라이트는 사춘기가 지난 여성의 허벅지, 엉덩이, 복부에 주로 발생하는 오렌지 껍질 모양의 울퉁불퉁한 피부 변화로서, 주로 피부 아래에 지방이 축적되는 현상을 말한다. 이러한 셀룰라이트는 특별하게 과체중이 아니라도 여성의 3명 중 2명에게서 발견할 수 있다. 셀룰라이트를 구성하는 지방 세포들은 다른 부위와는 다르게 크기가 크고 대사적으로도 안정화되어 있어 잘 분해되지 않는다.

셀룰라이트가 생기는 이유

셀룰라이트는 비만과는 다르다. 비만이 단순히 지방세포의 증식이나 지방의 축척에 의해 발생하며 남녀 관계없이 신체의 어느 부위에나 발생하는 것에 반해, 셀룰라이트는 진피와 지방층, 미세 혈액 순환계에 걸쳐 나타나며 대부분 여성의 하복부, 허벅지 엉덩이 등에 국한되어 발생한다. 또한 비만과 셀룰라이트는 지방질 성분이 다른 것으로 알려져 있다.

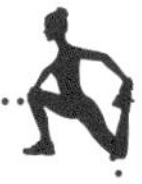

수분과 셀룰라이트

최근 연구에 따르면 미세 혈액 순환이나 림프 순환의 장애로 인해 과대한 체액과 지방이 피하지방 부위에 침투하여 지방과 결합조직의 변성을 초래하고, 이로 인해 셀룰라이트가 형성되는 것으로 알려져 있다.

노폐물이나 잔류물을 가진 수분이 배출되지 못하고 쌓이게 되면 피부조직 아래 다공질의 주름 안에 머문다. 이러한 현상은 스트레스를 받거나 배란기에 자주 나타나며, 셀룰라이트는 이러한 몸속의 수분이 젤라틴화되는 순간부터 축적되기 시작하고 피하조직이 딱딱해져서 대사 기능이 점점 떨어지게 된다.

호르몬의 변화

몸에 셀룰라이트가 생성되고 늘어나는 것은 사춘기와 임신, 폐경 등과 같이 여성의 삶과 함께 하는 호르몬의 기복과 깊은 관련이 있다. 여성호르몬인 에스트로겐은 지방세포에서 지방 합성을 증가시키며, 생리 전이나 임신 기간 동안 정맥이나 림프 순환이 좋지 못한 것도 원인이 된다. 특히 임신한 여성의 경우 인슐린이나 프롤락틴과 같은 호르몬이 증가하고, 자궁의 크기가 커짐에 따라 주변 혈관들을 압박하게 되어 혈액 순환이 원활하지 못하게 되므로 셀룰라이트가 악화될 수 있다. 몸속 장기에는 셀룰라이트가 덜 작용하는 경향이 있다 하더라도 이미 생긴 셀룰라이트는 스스로 줄어들지 않는다.

스트레스와 생활습관

셀룰라이트는 급격한 스트레스, 부인과적 장애나 순환 장애, 소화 장애 같은 병리학적 문제와 관련이 있다. 이러한 문제들은 급격하게 셀룰라이트가 증가하게 되는 원인으로 의심된다. 특히 간은 음식물 소화에 결정적인 역할을 하는데, 간이 병들면 그 기능이 서서히 느려지고 떨어지게 되어 지방과 당이 축적이 되고 장기는 진피 조직을 급격하게 손상시키는 독소와 찌꺼기를 가둬둔다.

생활습관도 중요한데, 탄수화물이 많이 포함된 음식을 자주 섭취하면 인슐린 분비량이 늘어나게 되고, 이로 인해 지방 생성이 증가하여 셀룰라이트가 잘 생길 수 있다. 이밖에도 흡연이나 운동 부족, 허벅지나 엉덩이가 꽉 끼는 옷을 입는 것, 오랫동안 서 있거나 앉아 있는 자세도 혈액 순환에 방해가 되어 셀룰라이트를 악화시킬 수 있다.

유전적 요인과 생활습관

비만과 같은 유전적 특성은 셀룰라이트가 생성되는 중요한 요인이다. 셀룰라이트가 생기는 양상에는 인종적인 차이가 있으며, 아시아인이나 흑인보다는 백인에게 더 잘 생긴다. 대개 아프리카인, 아시아인, 인도인들은 셀룰라이트를 많이 갖고 있지 않다. 이것은 물론 식습관과 관련이 있지만, 특히 피부의 질과도 관련이 있다. 흑인 여성들의 피부는 더 단단하고 탄력 있는데다 과체중인 인구도 더 적다. 게다가 흑인 여성의 대부분은 셀룰라이트가 생기는 결정적 요인인 정맥류 질환, 순환 질환이 적다는 것이 과학적으로 입증되었다.

여성의 주요 지방부위

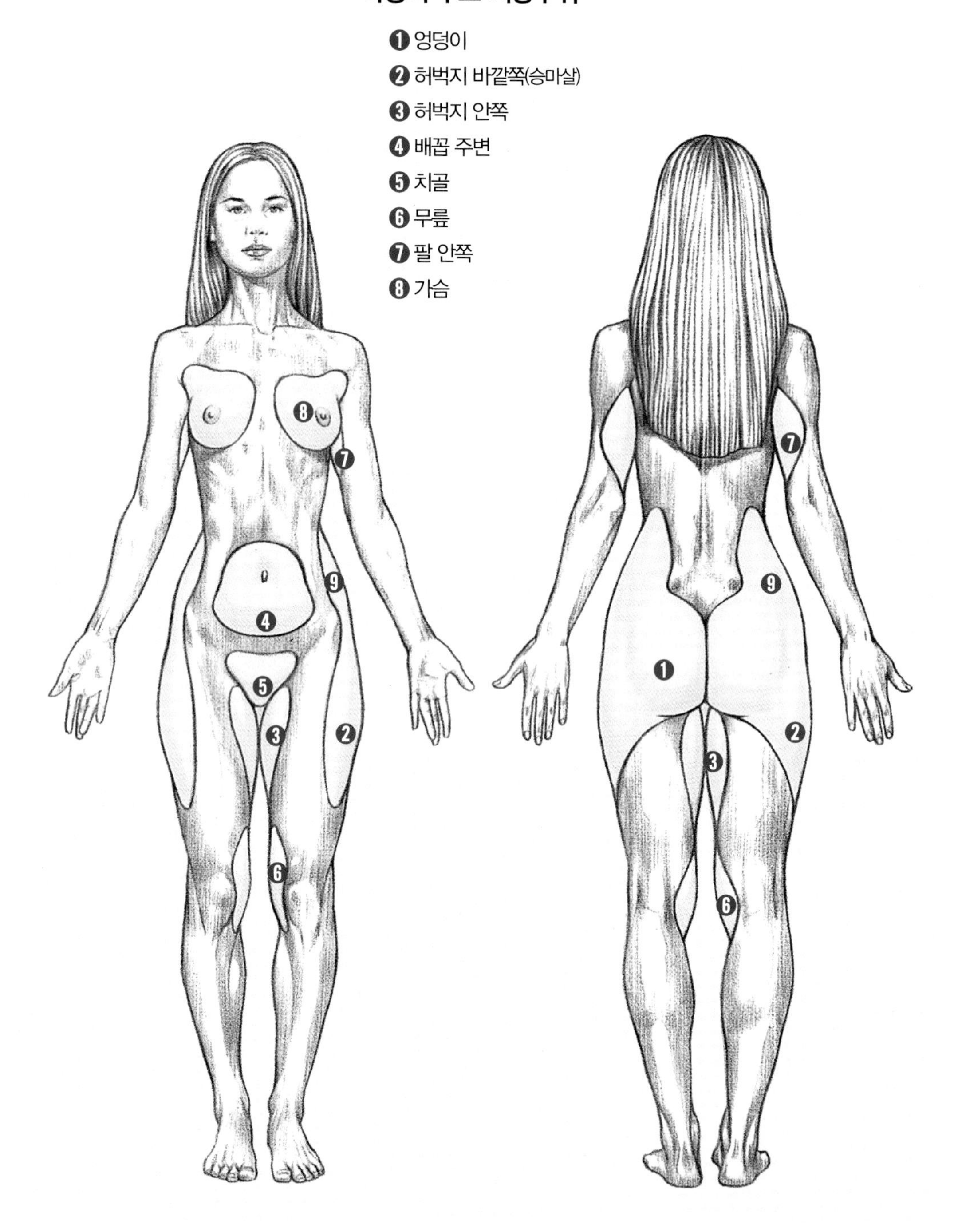

어떻게 셀룰라이트를 없앨 것인가?

마사지

셀룰라이트를 없애고 싶다면 먼저 빠르게 흡수되는 당류 군것질(케이크, 초콜릿 등)을 제한하는 식단과 적당한 운동을 병행하면서 몸 관리를 시작한다. 더불어 원활한 혈액 순환을 위해 몸을 주무르고 문지르는 것을 습관화하고 아침저녁으로 셀룰라이트 부위를 마사지해주는 것도 도움이 된다. 지방 조직이 몸 안에 침투하지 못하도록 하는 데 이만한 방법이 없다.

일반적인 미용 마사지는 근육에 작용한다. 마사지를 할 때 너무 강한 자극을 주면 림프관을 손상시키거나 근육 내 출혈을 일으키기도 한다. 결국 셀룰라이트를 제거하기는커녕 오히려 셀룰라이트가 생기기 쉬운 상태가 돼버릴 수 있다. 마사지를 할 때에는 주로 손바닥을 밀착시켜 피부를 밀어내듯이 미끄러뜨리면서 자극을 준다. 그래야 아주 약한 자극이지만 셀룰라이트가 생긴 피하조직에 직접 작용할 수 있다.

먼저 몸의 불룩한 부분을 손으로 잡고 부드럽게 마사지를 시작한다. 이 과정에서 시중에 판매되는 셀룰라이트를 없애는 데 효과적인 여러 마사지 크림을 사용할 수 있지만, 이보다 먼저 피부를 부드럽고 촉촉하게 하는 것이 좋다. 이렇게 세포 조직에 녹아든 찌꺼기를 혈액 순환으로 이동시키는 림프에 활기를 주는 피하 모세혈관 마사지는 몸에 과도한 수분이 쌓이는 것을 방지한다.

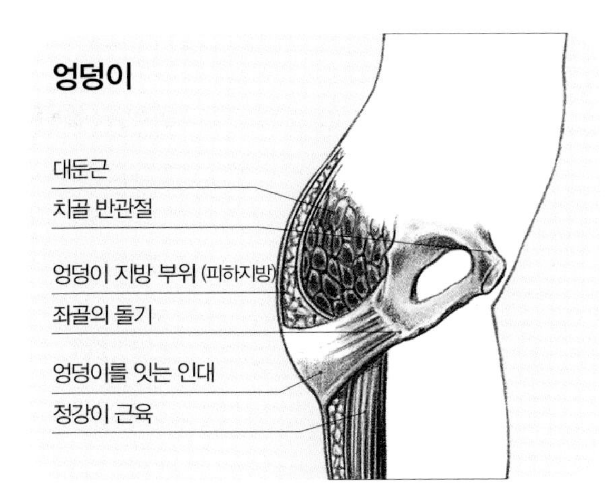

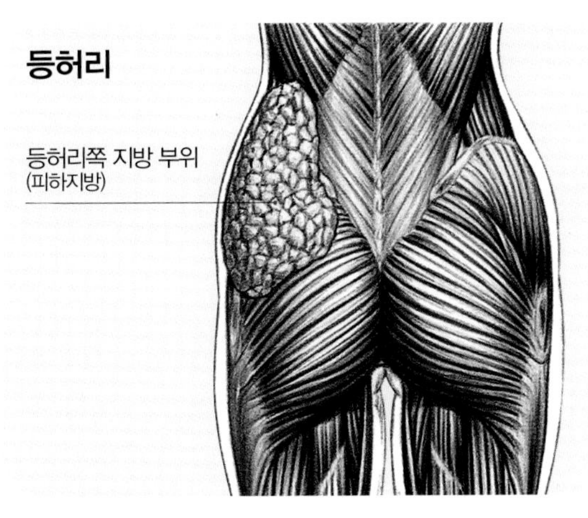

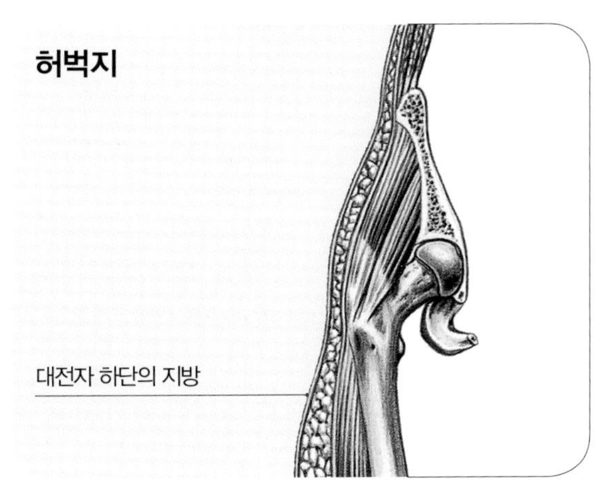

미용적 치료와 외과적 수술

미용적인 목적으로 셀룰라이트를 치료할 때는 전리요법(전류를 통해 약물 이온을 피부나 조직으로 침투시키는 치료법), 초음파 치료, 온열 요법, 압박 요법, 지방 분해 전기침 등 다양한 치료 방법들이 있다. 또한 지방 분해나 미세 혈액 순환을 도와주는 약물들을 도포하면 어느 정도 셀룰라이트를 완화시킬 수 있다.

거대한 셀룰라이트의 경우 고강도의 운동을 해야 효과를 보겠지만, 셀룰라이트 깊숙한 곳은 성형 수술로 제거할 수도 있다. 수술은 부분 마취 후 지방 조직을 빨아들이는 흡입기와 연결된 노즐을 셀룰라이트 조직에 넣어 시술한다. 그러나 이 수술 이후에는 규칙적인 운동과 엄격한 음식 조절을 병행해야 한다. 그렇지 않으면 셀룰라이트는 다시 형성된다. 또한 모든 외과적 수술과 마찬가지로 수술에는 위험이 따른다는 것을 명심해야 한다.

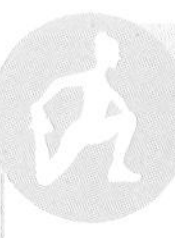

셀룰라이트를 없애는 고강도 운동

몸에서 셀룰라이트를 배출할 수 있는 고강도의 규칙적인 운동과 식이요법으로 체중을 줄여 가면 피부의 울퉁불퉁한 부분을 정리하고 다시 살이 찌는 것을 막을 수 있다. 셀룰라이트는 대체로 몸의 아랫부분에 집중되어 있기 때문에 운동 또한 하체 운동을 중심으로 실시해야 한다.

운동을 구성할 때에는 먼저 몸을 구부리는 굴곡 운동(텐트 자세 등)으로 혈액 순환이 이루어지게 한 후 허벅지와 무릎 깊숙이 있는 근육을 단련시킬 수 있는 동작을 길고 짧은 간격으로 연속되게 실시한다. 운동 횟수는 늘리고 회복 시간은 단축시키는 것이 지방을 태우기 위해 중요한 두 가지 조건이다. 여기서 중요한 것은 바로 호흡이다. 좋은 산소를 마셔야 운동을 더 오래 지속할 수 있고, 운동하는 동안 근육은 더 많은 산소를 녹일 것이다.

셀룰라이트를 없애기 위한 운동은 강도가 높기 때문에 버티기가 매우 어렵다. 깊고 긴 호흡 없이는 적절하게 운동을 수행할 수 없을 것이다. 달리기는 심장과 혈관에 매우 좋고 혈액 순환을 촉진시키는 데 좋은 운동이다. 스텝밀 머신과 같은 계단 오르기 운동도 좋다. 이 운동 기구는 왼쪽과 오른쪽 다리를 번갈아 가며 오르내릴 수 있는 두 개의 계단으로 이루어져 있어 엉덩이와 허벅지를 동시에 단련시킨다. 엉덩이 근육이 단련되면서 엉덩이 밑에 있는 과도한 지방을 없앨 수 있고, 발목에 모래주머니를 차고 운동하면 무릎의 윤곽을 다듬을 수 있다. 운동을 할 때에는 한 번에 긴 세트로 운동을 진행한 후 아주 짧은 휴식 시간을 갖는 형태로 실시한다.

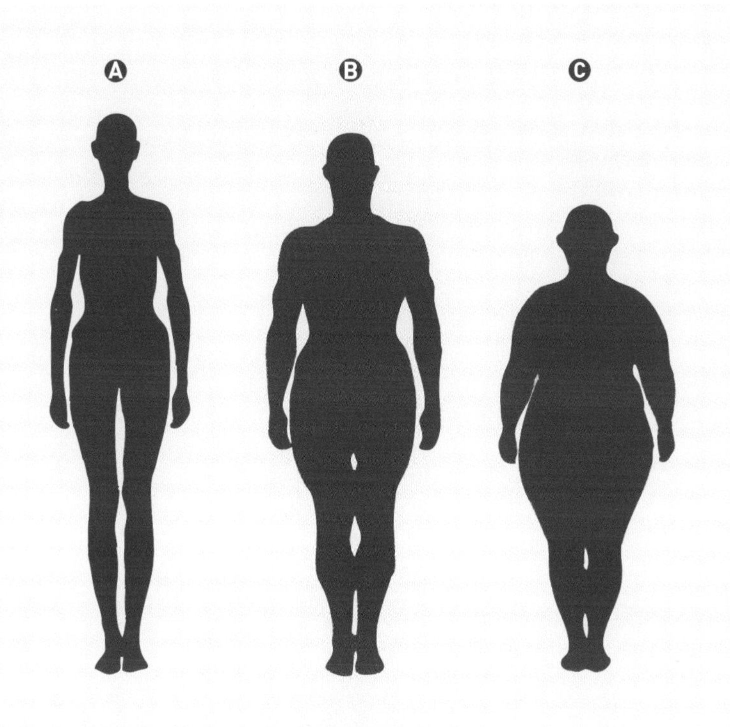

체형의 형태학적 타입

A

외배엽형

원래 마른 체형으로
신경과 피부가 잘 발달함.

B

중배엽형

살집이 적당히 있고 근육이 많은 체형으로
근육과 골격이 잘 발달함.

C

내배엽형

체형이 둥글고 지방이 많은 체형으로
소화 기관이 잘 발달함.

BODY PART WORKOUTS

PART 02

신체 부위별 운동법

운동의 기본 규칙

몸풀기 운동하는 과정에서 생길 수 있는 근육의 경련, 최악의 경우 근육이 찢어지는 파열 등의 모든 위험을 줄이기 위해 운동 전 4~5분간 스트레칭을 실시하면서 몸을 서서히 웜업하는 것이 중요하다.

호흡 호흡하는 방법은 매우 중요하다. 운동을 할 때 올바르게 호흡하는 것은 운동의 효율성을 높이고 심장 혈관의 능력을 향상시킨다.

동작 운동을 시작할 때부터 개별 동작을 정확하게 실시함으로써 원하는 근육의 부위가 자극되고 잔근육들이 더욱 잘 자리 잡도록 한다.

1 덤벨 킥백

덤벨을 이용한 삼두근 운동이다. 주로 운동이 잘 되지 않아 늘어져 있는 팔 뒤쪽 삼두근을 단단하게 만들어 줄 뿐만 아니라 등 전체 부위를 자극한다.

TIP

등과 골반이 틀어지지 않도록 상체를 바르게 펴주는 것이 중요하다.

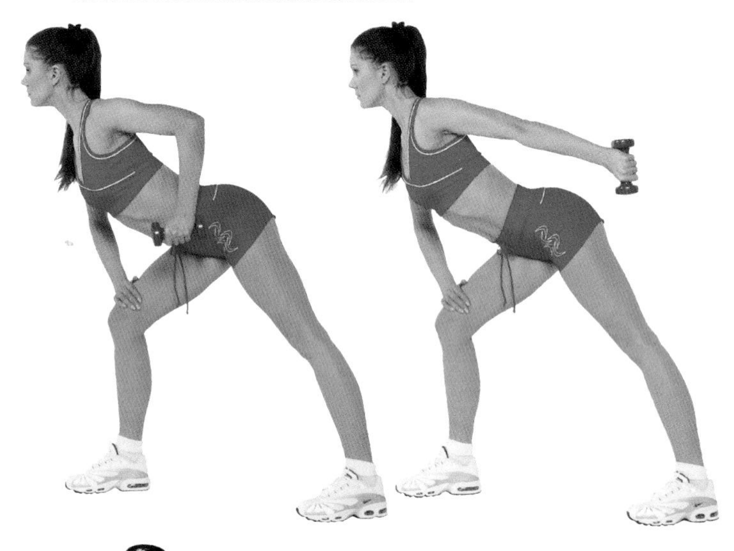

15회 4세트

1 선 채로 한쪽 다리는 앞으로 굽히고 다른 한쪽 다리는 뒤로 뻗어준다. 상체는 약간 앞으로 기울이고 등은 곧게 편다. 한쪽 손은 구부린 자세의 다리 무릎 위에 얹어 잘 지지하고, 다른 한쪽 팔은 덤벨을 잡고 뒤로 뻗은 다리의 측면에서 어깨 높이까지 굽혀준다.

2 덤벨을 잡은 팔을 앞에서 뒤로 펴는 동작을 실행한다. 위쪽으로 당긴 채로 뻗어 있는 팔을 천천히 접으면서 아래로 내린다.

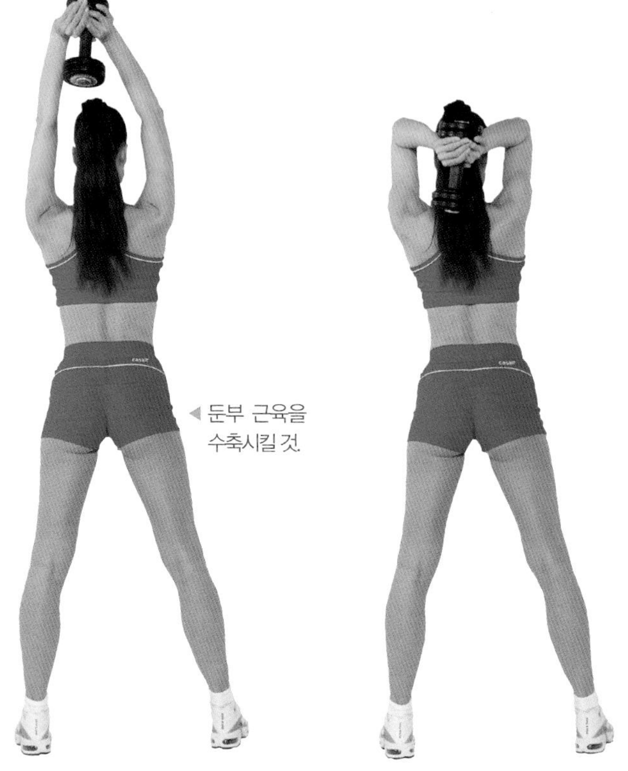

◀ 둔부 근육을 수축시킬 것.

15회 4세트

1 두 발을 벌리고 서서, 골반을 안정적으로 하고 둔부를 더 잘 수축할 수 있도록 다리는 약간 바깥쪽으로 벌려준다. 머리 위로 두 팔과 양손을 뻗어 덤벨을 잡는다.

2 숨을 들이마시면서 두 팔을 구부려 목덜미 뒤로 덤벨을 가져온다. 그리고 숨을 내쉬면서 다시 팔을 뻗어 올려 삼두근이 잘 수축되게 한다.

! 둔부 근육을 수축시키기가 어렵다면 골반을 후방으로 기울여 척추를 구부린다.

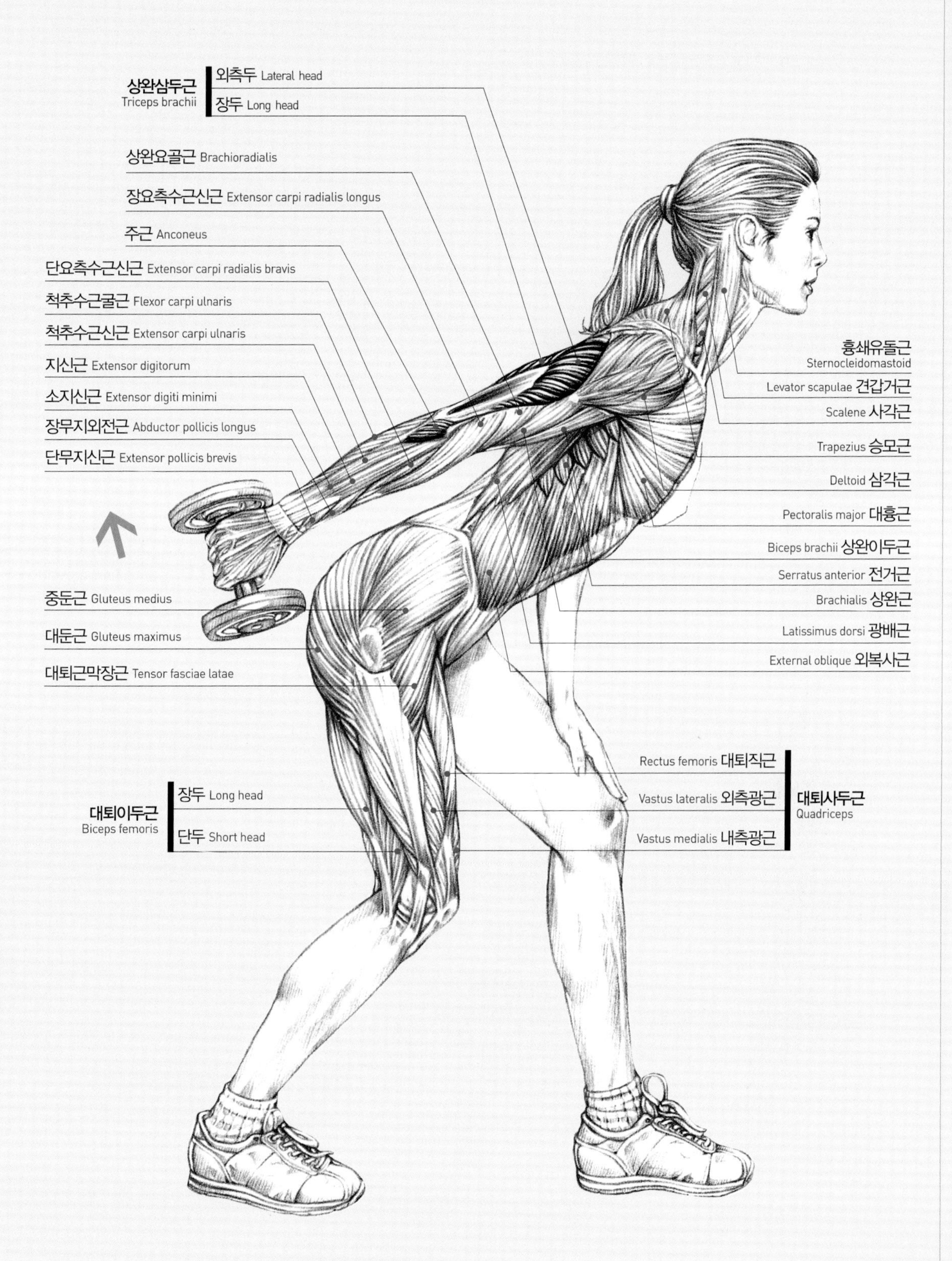
상완삼두근
Triceps brachii
외측두 Lateral head
장두 Long head
상완요골근 Brachioradialis
장요측수근신근 Extensor carpi radialis longus
주근 Anconeus
단요측수근신근 Extensor carpi radialis bravis
척추수근굴근 Flexor carpi ulnaris
척추수근신근 Extensor carpi ulnaris
지신근 Extensor digitorum
소지신근 Extensor digiti minimi
장무지외전근 Abductor pollicis longus
단무지신근 Extensor pollicis brevis
중둔근 Gluteus medius
대둔근 Gluteus maximus
대퇴근막장근 Tensor fasciae latae
대퇴이두근
Biceps femoris
장두 Long head
단두 Short head
흉쇄유돌근
Sternocleidomastoid
Levator scapulae 견갑거근
Scalene 사각근
Trapezius 승모근
Deltoid 삼각근
Pectoralis major 대흉근
Biceps brachii 상완이두근
Serratus anterior 전거근
Brachialis 상완근
Latissimus dorsi 광배근
External oblique 외복사근
Rectus femoris 대퇴직근
Vastus lateralis 외측광근
Vastus medialis 내측광근
대퇴사두근
Quadriceps

2 벤치 덤벨 킥백

삼두근 운동. 이 운동은 일상생활에서 거의 사용되지 못하는 삼두근을 자극할 수 있다. 상완삼두근의 상부, 특히 바깥쪽 부분을 자극해 팔뚝살 빼기에 효과가 있는 운동이다.

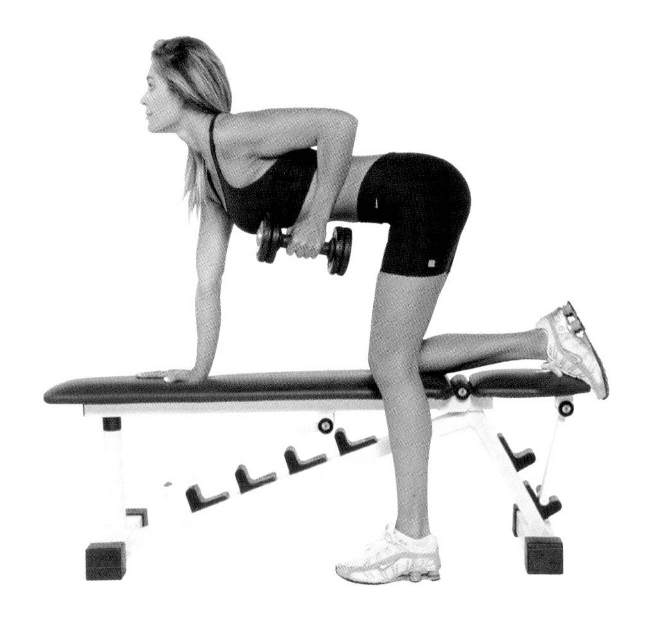

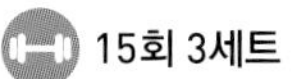

15회 3세트

1 벤치 위에 한쪽 무릎을 올리고, 한 손은 벤치 위에 대고 지지한다. 다른 한쪽 발은 바닥에서부터 곧게 뻗고, 한 손에는 덤벨을 들어 팔꿈치를 구부린다.

TIP

운동 시 덤벨의 중량이 무거운 것보다는 가벼운 중량으로 반복 횟수를 늘려 정확한 자세로 근육의 긴장과 수축에 집중하는 것이 더 중요하다.

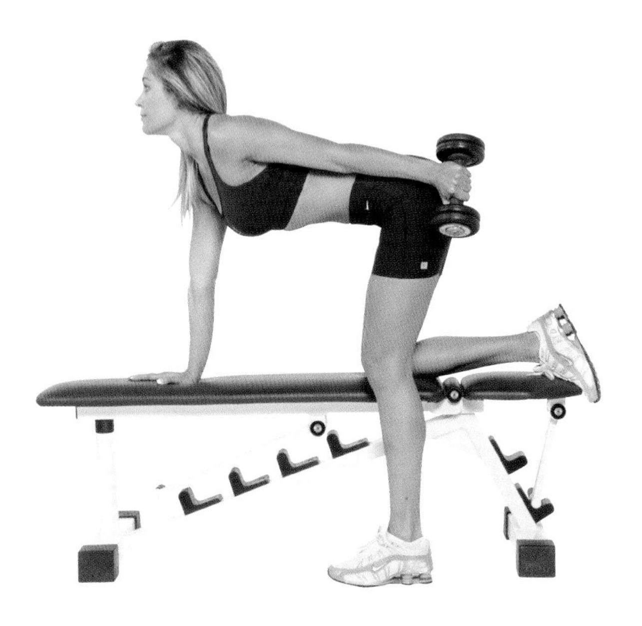

2 숨을 내쉬면서, 팔을 몸을 몸 쪽으로 가져오며 팔꿈치를 펴준다. 몇 초간 이 자세를 유지하고 천천히 숨을 들이쉬면서 이완시킨다.

응용 동작

양손에 덤벨을 들고 실시할 수도 있다.

3 라잉 트라이셉스 익스텐션

팔 뒤쪽 상완삼두근의 근력을 증가시키는 운동으로 삼두근의 안쪽 모양을 선명하게 만들어준다. 고중량보다는 자신에게 맞는 중량을 설정하여 정확한 자세로 반복적으로 실시한다.

15회 3세트

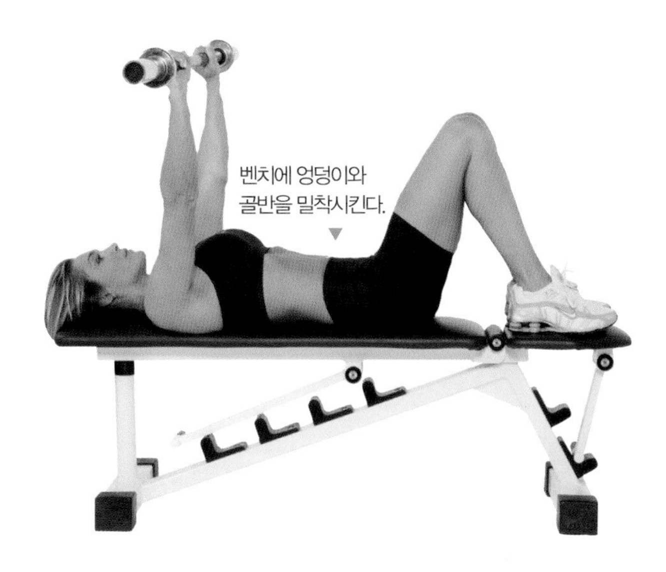

1 벤치 위에 누워 두 다리를 구부리고 발바닥은 바닥 위에 평평하게 위치시킨다. 두 팔은 펴고 양손을 어깨너비로 하여 손바닥에 바를 얹어 잡는다.

TIP

덤벨 킥백과 마찬가지로 바의 무게는 고중량보다는 자신에게 맞는 중량을 설정하여 정확한 자세로 실시한다.

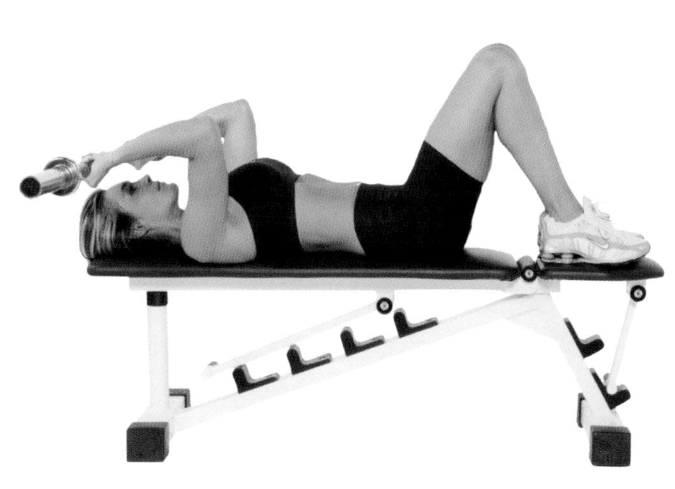

2 호흡을 들이마시며 팔꿈치를 천천히 굽혀 이마 앞으로 바를 가져온다. 숨을 내쉬며 천천히 팔을 다시 펴준다.

4 원 암 트라이셉스 익스텐션

삼두근 단련을 위한 최고의 운동이다. 삼두근 중 특히 장두 부분을 발달시키는 운동으로 양팔의 밸런스를 맞춰주어 탄력 있는 팔을 만들어 준다.

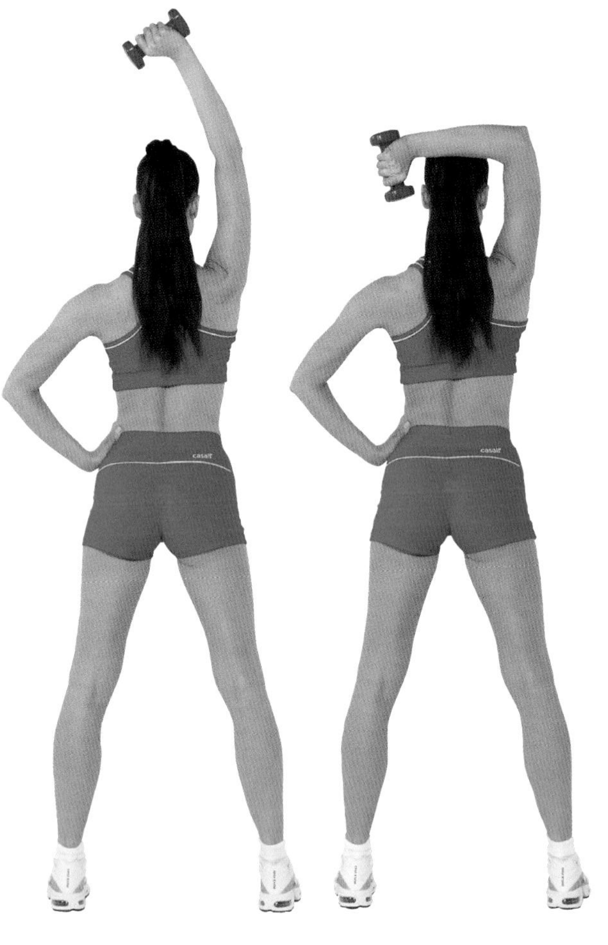

1 두 다리를 벌리고 서서 골반을 안정적으로 고정하고 둔부 근육이 더 잘 수축되도록 발의 방향은 약간 바깥쪽으로 향하게 한다. 한 손은 허리에 얹고, 다른 한 손은 덤벨을 잡고 위로 뻗어준다.

2 숨을 들이마시면서 천천히 머리 뒤로 팔을 굽힌다. 숨을 내쉬면서 처음 자세로 돌아간다. 반대쪽도 실시한다.

TIP

동작 시 어깨에 과도한 힘이 들어가지 않도록 주의한다. 귀를 따라 이두근이 위치하게 함으로써 운동을 강화시킬 수 있다.

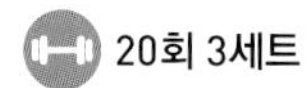

20회 3세트

! 팔의 각도가 너무 많이 내려가게 되면 어깨관절에 부담을 줄 수 있으므로 주의한다.

응용 동작

몸에 중심을 잡기가 어렵다면 벤치에 앉아서도 운동이 가능하다. 두 발을 바닥에 대고 한 손을 벤치 위에 지지한 채로 운동 자세를 취해보자.

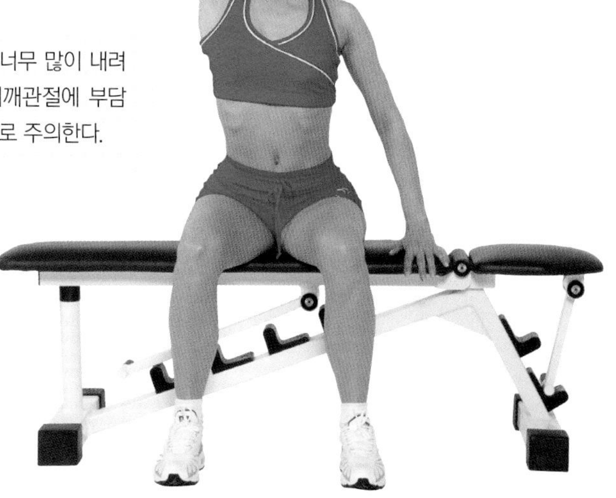

5 벤치 딥스

상완삼두근 전체를 발달시키는 데 매우 좋은 동작이다. 어깨관절에 부담을 느끼지 않는 범위 내에서 운동하는 것이 좋다. 집에서도 의자나 탁자를 이용해 부담 없이 실시할 수 있다.

20회 4세트
무릎은 발목과
수직으로 위치한다.
벤치에 수직 방향
으로 올라온다.

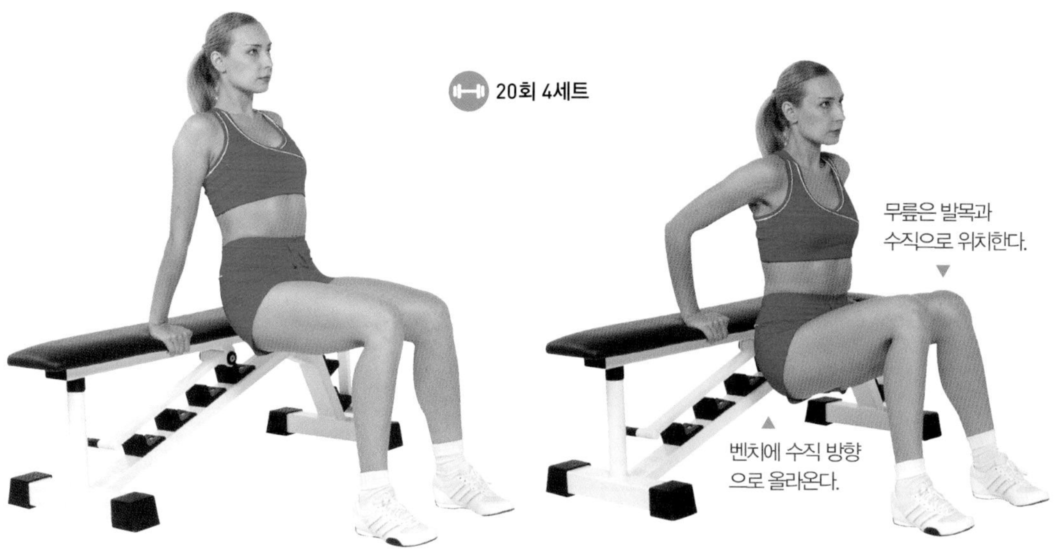

1 두 손을 벤치에 기대어 앉는다. 엉덩이를 벤치에서 살짝 띄우고 두 발은 바닥 위에 평평하게 지지한 채 두 다리는 직각으로 구부려 준다.

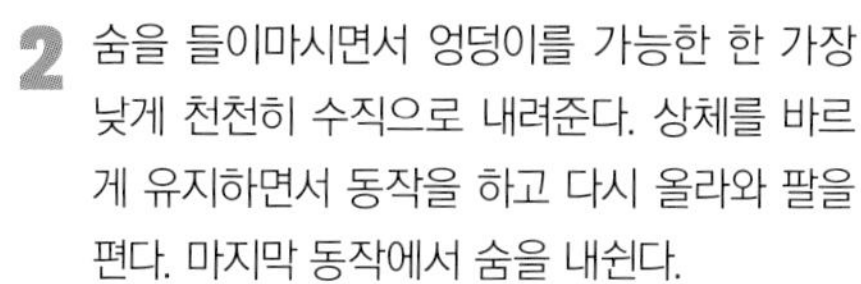

2 숨을 들이마시면서 엉덩이를 가능한 한 가장 낮게 천천히 수직으로 내려준다. 상체를 바르게 유지하면서 동작을 하고 다시 올라와 팔을 편다. 마지막 동작에서 숨을 내쉰다.

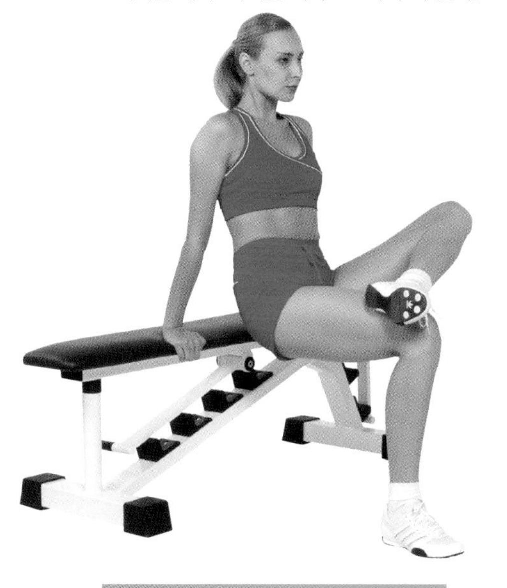

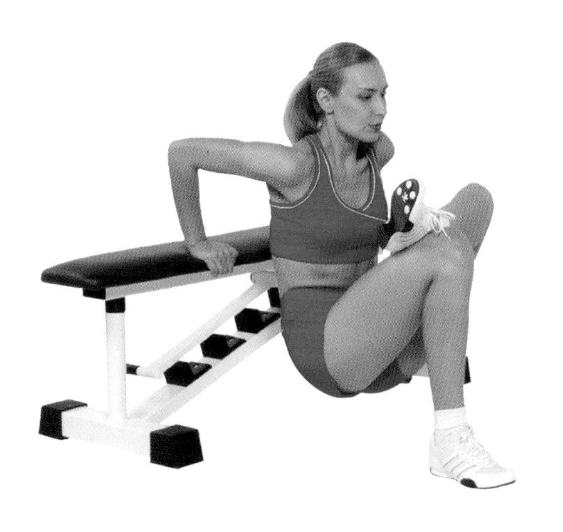

응용 동작

응용 1 두 손을 벤치에 기대어 앉는다. 엉덩이를 벤치에서 살짝 띄우고 한쪽 다리의 무릎에 반대쪽 발을 올려놓는다.

응용 2 숨을 들이마시면서 엉덩이를 가능한 한 낮게 천천히 수직으로 내려준다. 상체를 바르게 유지하면서 동작을 하며 다시 올라와 팔을 편다. 동작의 마지막에 숨을 내쉰다. 반대쪽도 실시한다.

6 바벨 컬

이두근을 발달시키기에 좋은 운동 중 하나로, 팔 부위를 예쁘게 만들어 준다. 손목의 부담이 덜하도록 바의 모양이 구부러진 이지 바를 이용해서 실시할 수도 있다.

15회 4세트

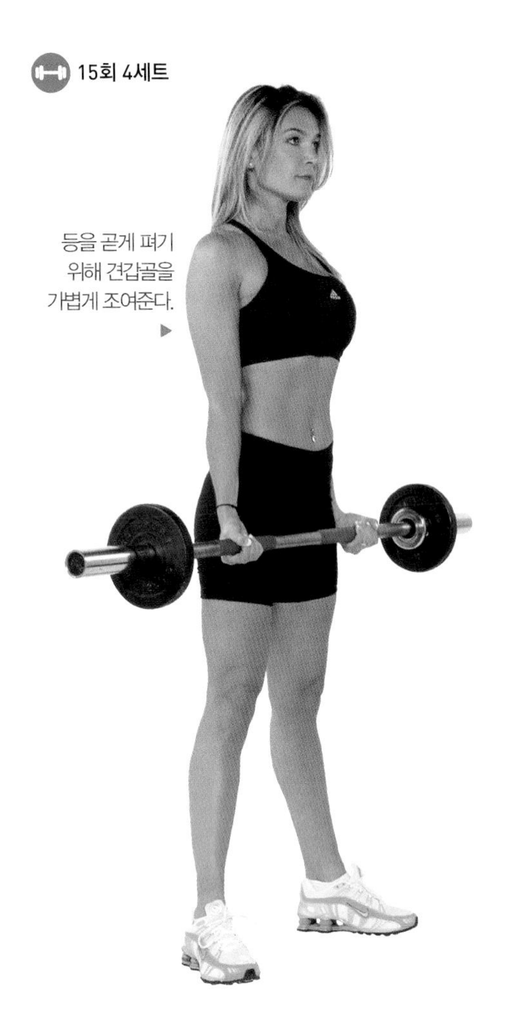

등을 곧게 펴기 위해 견갑골을 가볍게 조여준다.

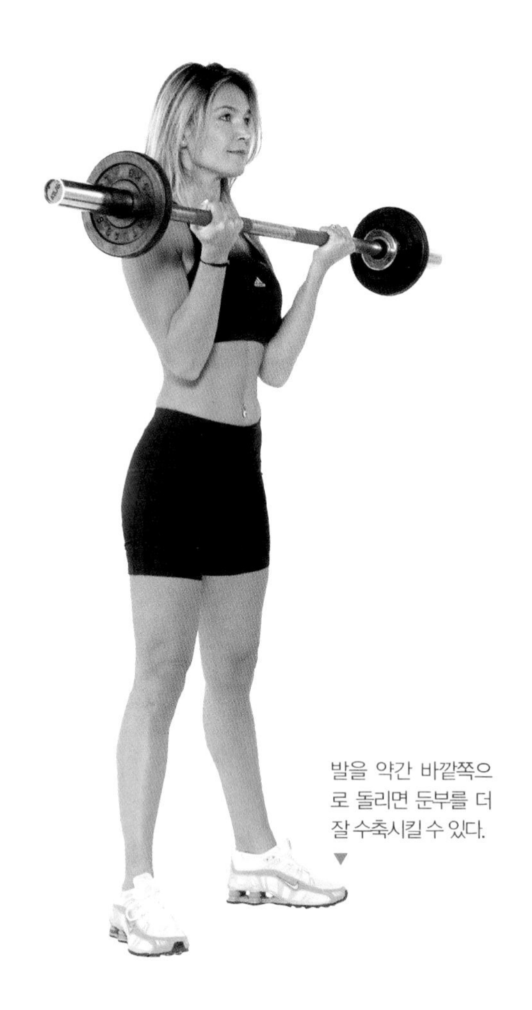

발을 약간 바깥쪽으로 돌리면 둔부를 더 잘 수축시킬 수 있다.

1 양다리를 벌리고 서서, 몸통을 따라 팔을 놓고 양손 사이에 무게감이 있는 바(바벨)를 든다.

2 숨을 들이마시고 가슴 위로 팔을 구부린다. 처음 자세로 돌아가기 위해 천천히 이완하면서 숨을 내쉬고 팔을 쭉 펴준다.

TIP

팔을 구부릴 때는 이두근을 잘 수축시키기 위해 몸통을 따라서 팔꿈치를 잘 고정시킨다. 그리고 어깨에 무리가 가지 않도록 팔꿈치를 앞으로 들지 않는다. 팔을 펼 때에는 이두근의 힘줄이 손상되지 않도록 천천히 풀어서 펴준다.

7 덤벨 컬

이두근 운동. 덤벨을 교대로 굽히는 컬 동작은 팔 근육을 조화롭게 발달시키는 최고의 운동 중 하나이다. 바벨 컬보다 상완이두근의 선명도를 높일 수 있는 운동이다.

15회 4세트

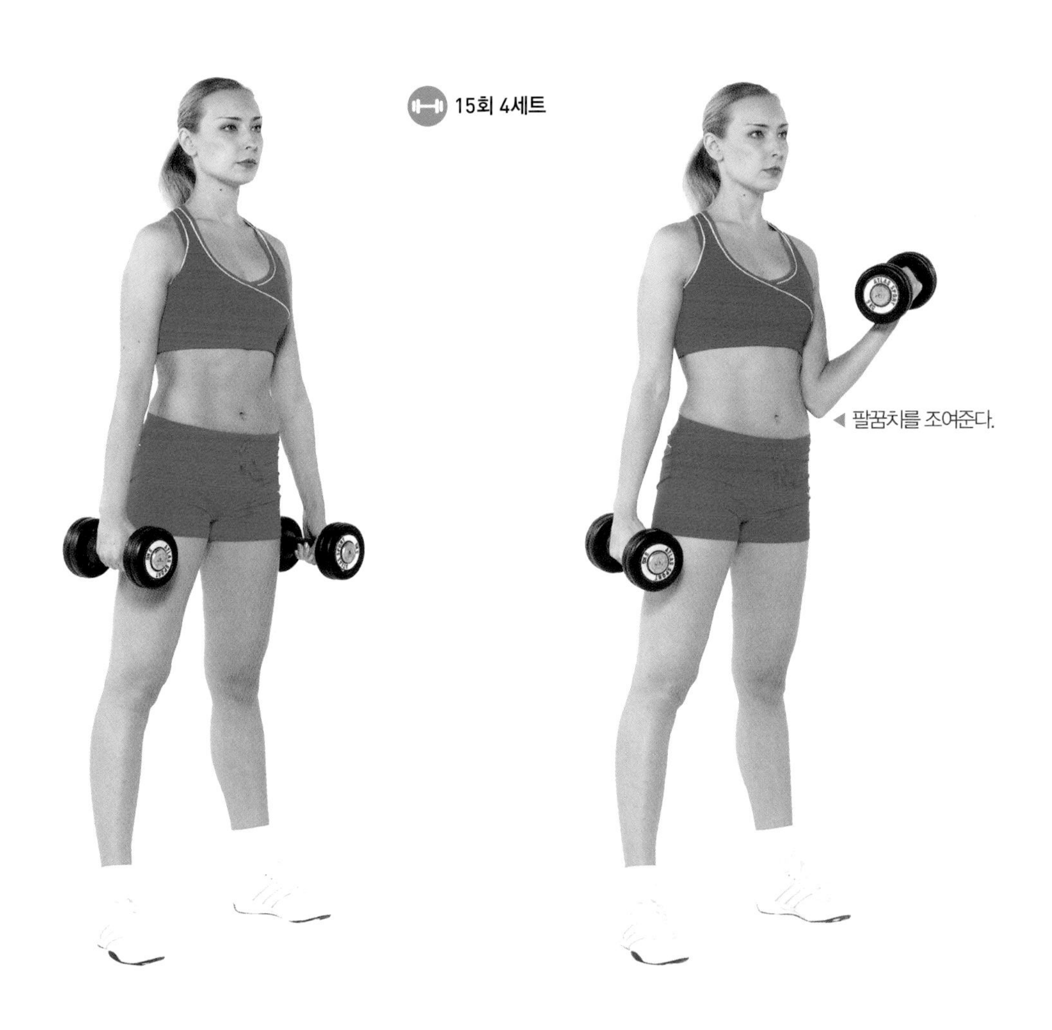

1 양다리를 벌리고 서서 자세를 안정적으로 하기 위해 아래 발은 약간 바깥쪽으로 하고, 몸통을 따라 팔을 펴고 양손에 덤벨을 든다.

2 숨을 들이마시고 숨을 내쉬면서 팔을 가슴 쪽으로 구부린다. 다른 팔도 교대로 한다.

TIP

등과 어깨에 무리가 가지 않도록 천천히, 그리고 단계적으로 동작을 실시한다. 양팔을 동시에 운동하거나 한 팔씩 번갈아 가며 운동할 수 있다.

8 인클라인 덤벨 컬

경사진 벤치에서 실시하는 운동이다. 상완이두근 상부를 더욱 자극하고 선명도를 발달시키는 데 효과적이다.

20회 4세트

몸의 연장선상에
머리를 맞추고
유지한다.
등을 벤치에
붙인다.
ATLASPORT
ATLASPORT

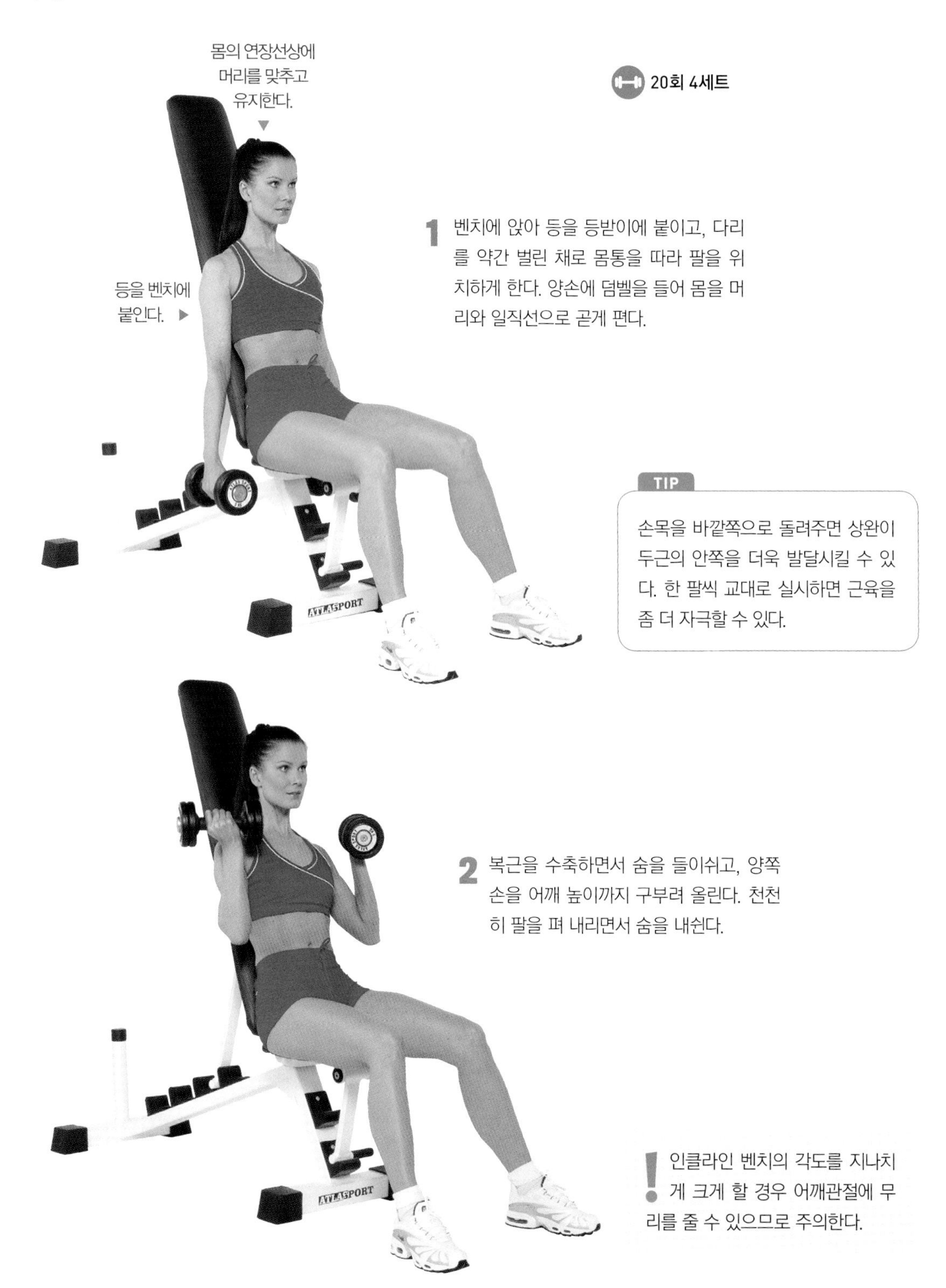

1 벤치에 앉아 등을 등받이에 붙이고, 다리를 약간 벌린 채로 몸통을 따라 팔을 위치하게 한다. 양손에 덤벨을 들어 몸을 머리와 일직선으로 곧게 편다.

TIP

손목을 바깥쪽으로 돌려주면 상완이두근의 안쪽을 더욱 발달시킬 수 있다. 한 팔씩 교대로 실시하면 근육을 좀 더 자극할 수 있다.

2 복근을 수축하면서 숨을 들이쉬고, 양쪽 손을 어깨 높이까지 구부려 올린다. 천천히 팔을 펴 내리면서 숨을 내쉰다.

! 인클라인 벤치의 각도를 지나치게 크게 할 경우 어깨관절에 무리를 줄 수 있으므로 주의한다.

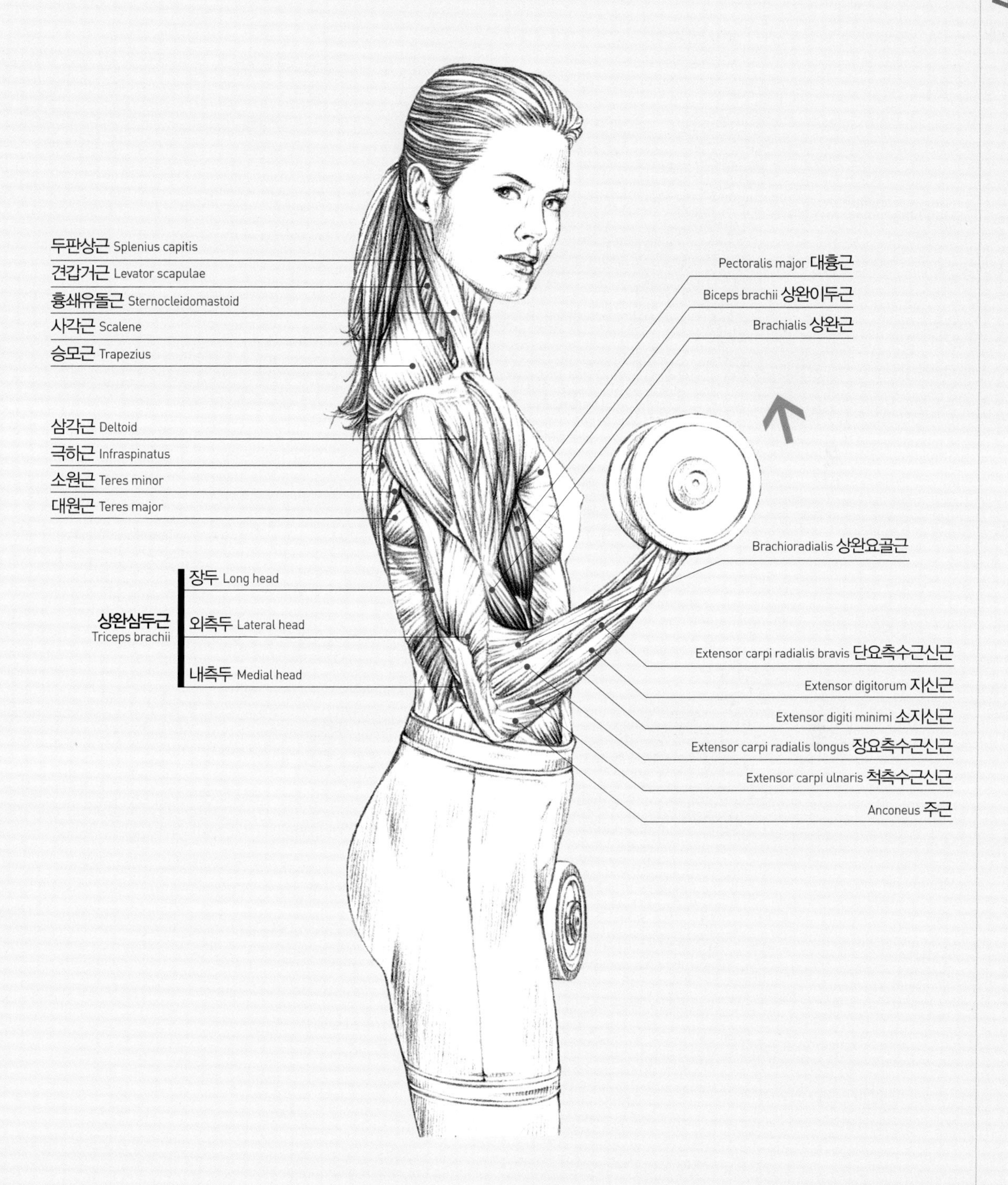
두판상근 Splenius capitis
견갑거근 Levator scapulae
흉쇄유돌근 Sternocleidomastoid
사각근 Scalene
승모근 Trapezius
삼각근 Deltoid
극하근 Infraspinatus
소원근 Teres minor
대원근 Teres major
장두 Long head
상완삼두근
Triceps brachii
외측두 Lateral head
내측두 Medial head
Pectoralis major 대흉근
Biceps brachii 상완이두근
Brachialis 상완근
Brachioradialis 상완요골근
Extensor carpi radialis bravis 단요측수근신근
Extensor digitorum 지신근
Extensor digiti minimi 소지신근
Extensor carpi radialis longus 장요측수근신근
Extensor carpi ulnaris 척측수근신근
Anconeus 주근

9 푸시업

일반적으로 팔굽혀 펴기라 부르는 가장 널리 알려진 대흉근 운동으로, 상완삼두근과 전면삼각근 발달에도 도움이 된다. 초보자들에게는 안전하고 효과적으로 상체를 단련할 수 있는 최고의 운동이다.

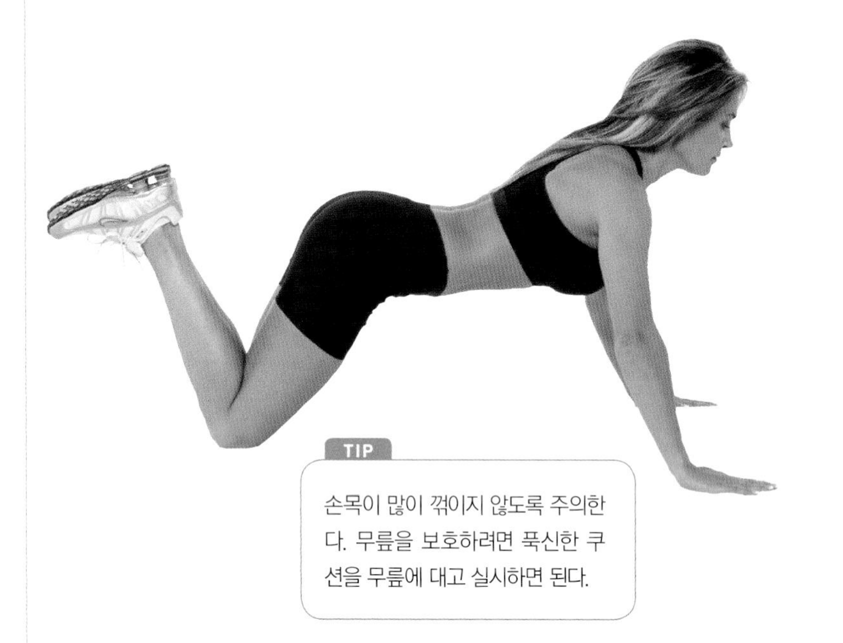

15회 3세트

1 무릎을 꿇고 다리를 들어 팔을 쭉 펴고 머리를 들어 등의 연장선이 되도록 한다.

TIP

손목이 많이 꺾이지 않도록 주의한다. 무릎을 보호하려면 푹신한 쿠션을 무릎에 대고 실시하면 된다.

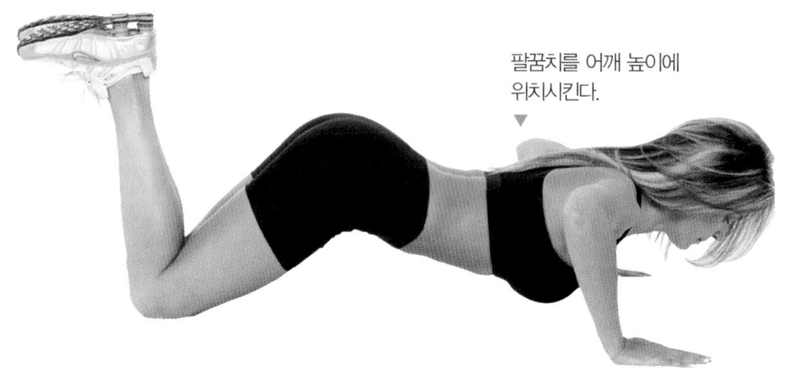

팔꿈치를 어깨 높이에 위치시킨다.

2 허리를 보호하기 위해 최대한 복부와 둔부를 조여준다. 숨을 들이마시고 팔꿈치를 구부려 이마와 가슴을 바닥 가까이로 가져온다. 천천히 숨을 내쉬며 일어나 팔을 펴준다.

! 푸시업에서 호흡은 매우 중요하다. 내려가기 전 숨을 들이마시고, 몸을 들 때 숨을 내쉬어야 한다. 이렇게 호흡함으로써 팔을 펴고 다시 올라올 때 추진력을 갖게 된다.

TIP

푸시업에서 손의 위치 또한 매우 중요하다. 손을 앞쪽에 놓으면 어깨와 등을 더 강하게 단련시킬 수 있다. 손을 바깥쪽에 두면 가슴이 강화되고 안쪽에 손을 놓으면 보다 정확하게는 삼두근이 강화된다.

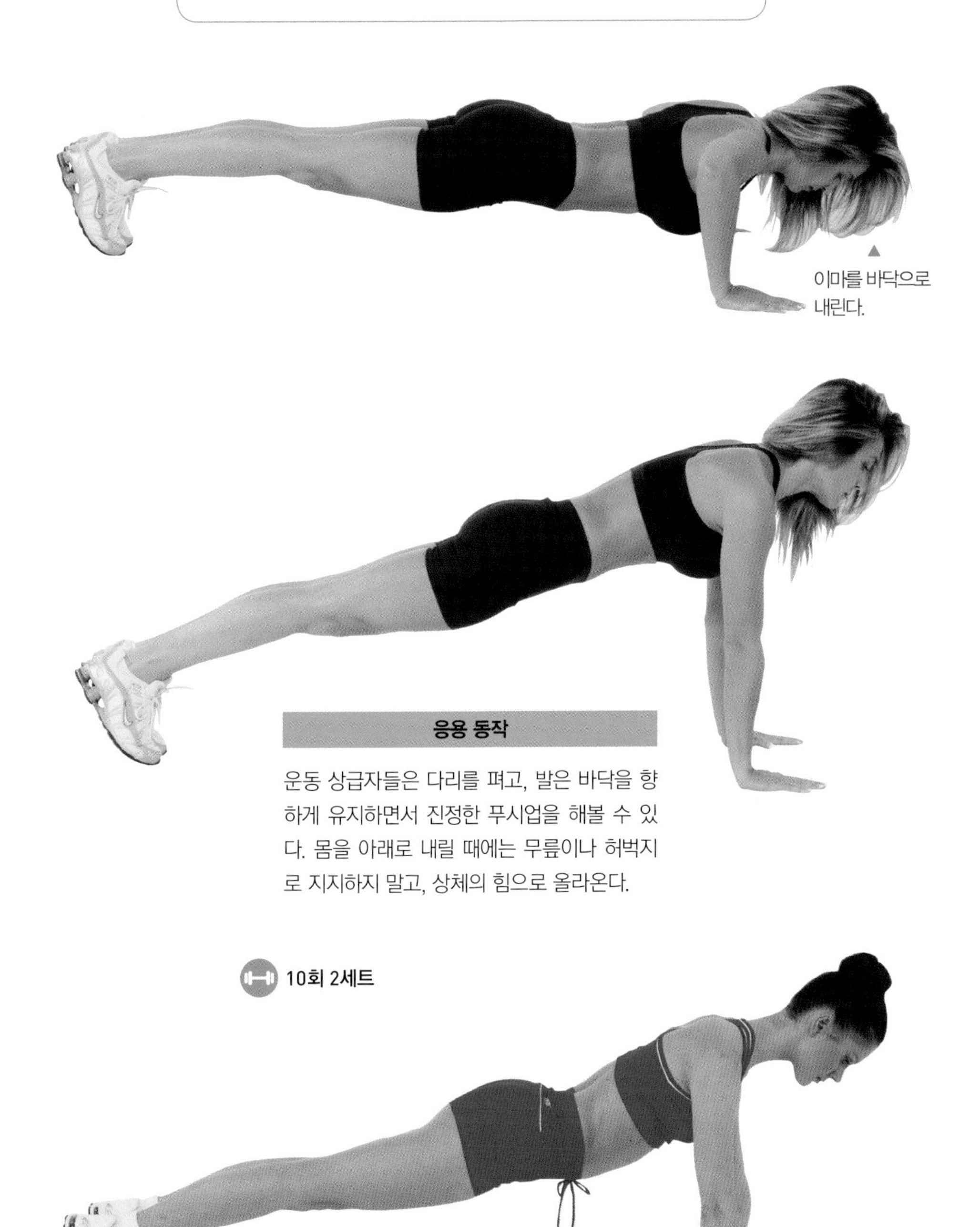

응용 동작

운동 상급자들은 다리를 펴고, 발은 바닥을 향하게 유지하면서 진정한 푸시업을 해볼 수 있다. 몸을 아래로 내릴 때에는 무릎이나 허벅지로 지지하지 말고, 상체의 힘으로 올라온다.

10회 2세트

! 이 자세는 등이 활처럼 휘기 때문에 좋지 못하다.

10 팔과 손목 스트레칭

팔 앞부분의 굴근을 늘려주어 긴장된 손목을 풀어 주는 동작이다. 일상생활에서 컴퓨터 업무가 많은 사람들의 긴장된 손목을 이완하는 데 효과적이다.

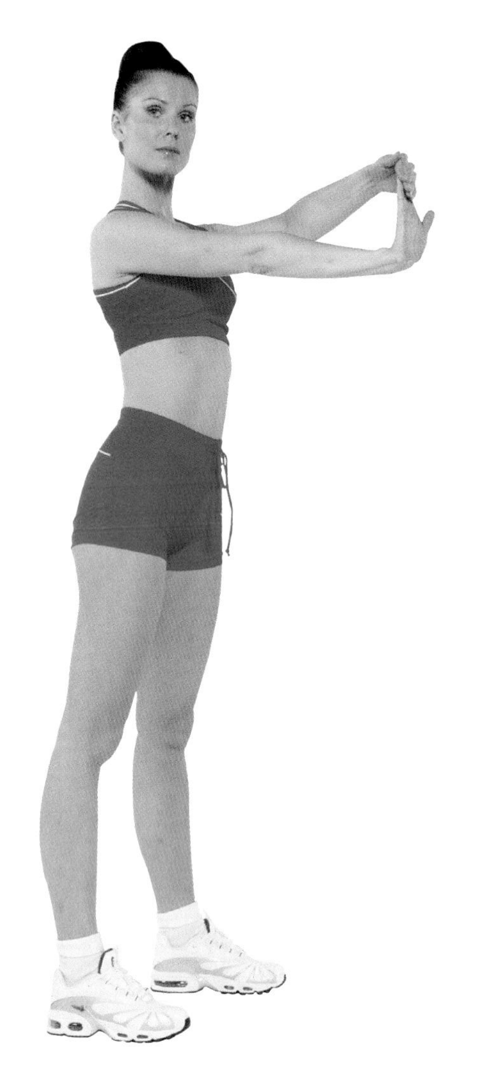

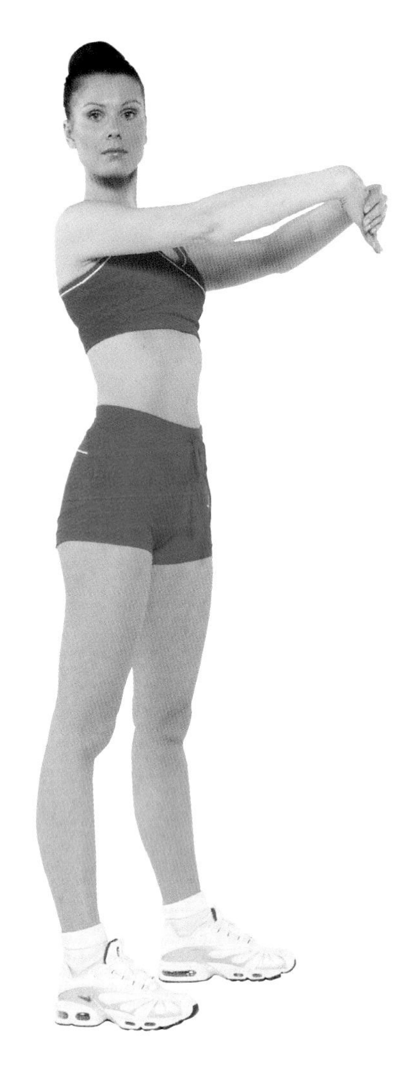

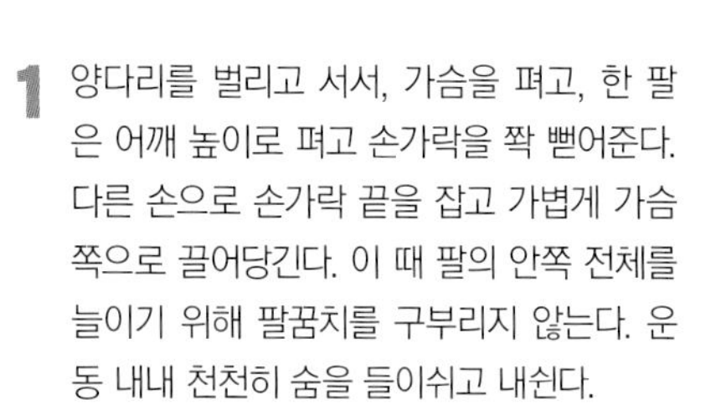

1 양다리를 벌리고 서서, 가슴을 펴고, 한 팔은 어깨 높이로 펴고 손가락을 쫙 뻗어준다. 다른 손으로 손가락 끝을 잡고 가볍게 가슴 쪽으로 끌어당긴다. 이 때 팔의 안쪽 전체를 늘이기 위해 팔꿈치를 구부리지 않는다. 운동 내내 천천히 숨을 들이쉬고 내쉰다.

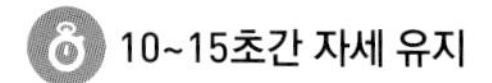

10~15초간 자세 유지

2 양다리를 벌리고 서서, 가슴을 똑바로 들고, 어깨 높이로 앞에 두 팔을 편다. 한 손으로 반대쪽 손의 손가락을 잡고 손을 구부린 다음 손가락을 가슴 쪽으로 끌어당긴다. 이 동작은 팔뚝의 바깥 부분을 스트레칭하는 데 탁월하다.

10~15초간 자세 유지

TIP

동작을 수행하기가 어렵다면 손과 무릎 사이의 간격을 줄인다.

등을 구부리지 말 것.
손을 펴서 몸 쪽으로 꺾어준다.

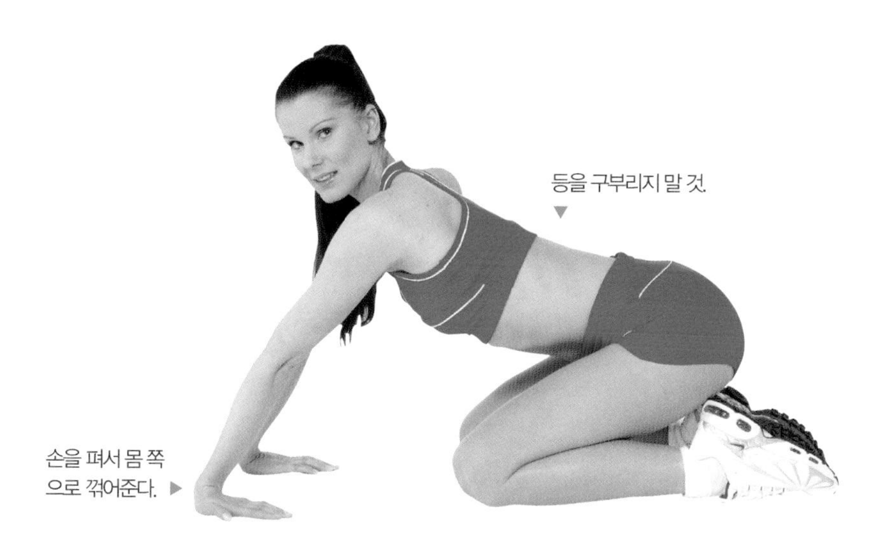

3 무릎을 꿇고, 다리를 붙이고, 엉덩이가 발뒤꿈치에 놓이게 한 후 손바닥을 바닥에 놓으면서 무릎 쪽을 향하도록 하고, 상체를 앞으로 기울인다. 숨을 들이쉬고 더 강한 스트레칭을 위해 손바닥으로 바닥을 밀면서 복부를 조여준다. 20~30초 동안 자세를 유지하고 이완하면서 숨을 내쉰다.

20~30초간 자세 유지

1 덤벨 풀오버

대흉근 운동. 가슴과 삼두근은 물론 흉곽을 열어주어 심혈관계에도 도움이 된다. 전거근과 상완삼두근, 광배근까지 동원할 수 있어 비교적 짧은 시간에 상체 전반을 키우는 데 효과적이다.

! 보다 효과적으로 흉곽을 열어 이완시키는 과정을 수행하기 위해서는 처음부터 자극을 느끼기에 집중하며 동작이 마무리 될 때 호흡을 내뱉는다.

12회 4세트

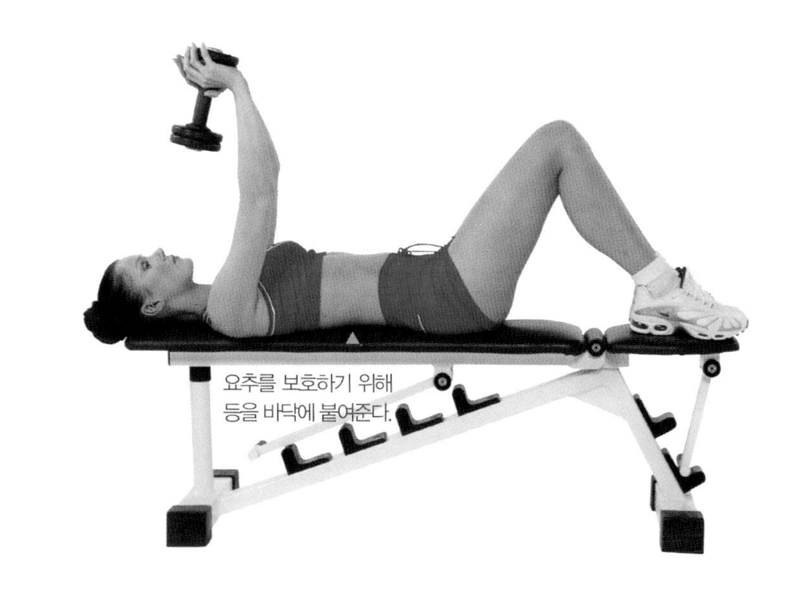

1 벤치에 누워 다리를 구부리고 발로 바닥을 지지한 다음 양손에 덤벨을 들고 가슴 위로 팔을 뻗어준다.

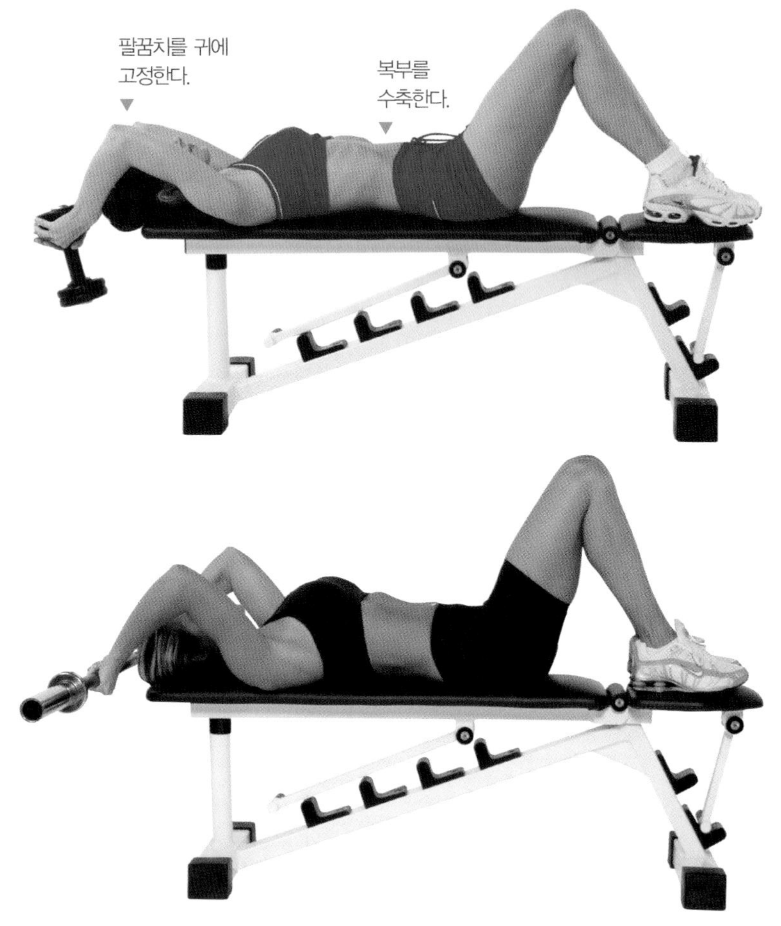

2 숨을 들이마시며 천천히 팔꿈치를 구부려서 머리 뒤로 덤벨을 내린다. 이후 덤벨을 가슴 위로 뻗어주며 호흡을 내뱉는다. 효과적인 운동을 위해 여러 번 반복한다.

응용 동작

같은 운동을 바벨로도 실시해보자.

2 가슴 스트레칭

가슴 스트레칭. 가슴과 어깨 근육을 스트레칭하는 동시에 흉곽을 열어준다.

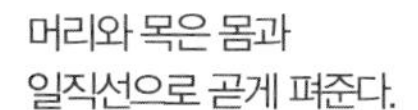

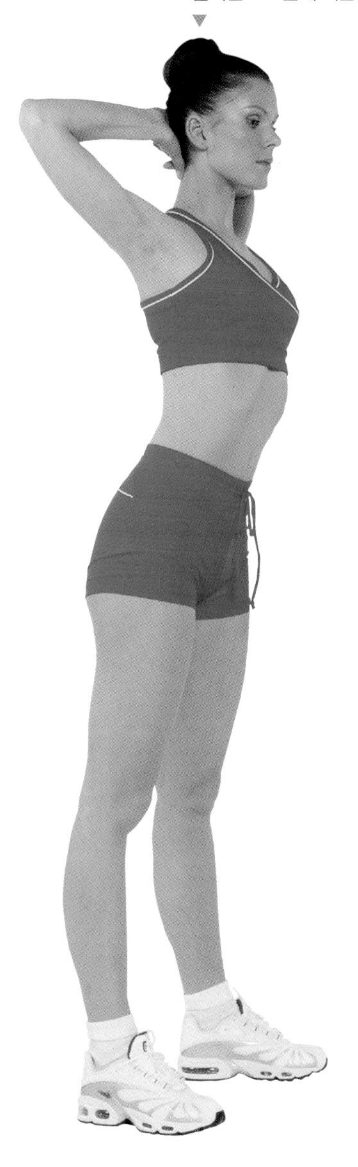

1 양다리를 벌리고 서서, 두 발은 평행하게 하고, 둔부와 복부를 수축시키면서 손을 목 뒤로 하여 손가락 깍지를 낀다. 복부 스트레칭과 어깨 이완을 위해 바깥쪽으로 팔꿈치를 벌린다. 몇 초간 자세를 유지하고 천천히 풀면서 이완해 준다.

TIP

동작을 수행하기가 힘들다면 손과 무릎 사이의 스트레칭된 모든 부분에 산소를 녹여 넣기 위해 운동 내내 호흡을 지속한다.

10~20초간 자세 유지

3 벤치 프레스

대흉근과 소흉근 운동. 이 벤치 운동은 가슴과 팔 뒷부분인 삼두근을 탄력 있게 해주는 훌륭한 운동이다. 대흉근의 전체적인 크기를 키워주면서 균형 있는 상체를 만드는 데 효과적이다.

20회 4세트

ATLASPORT

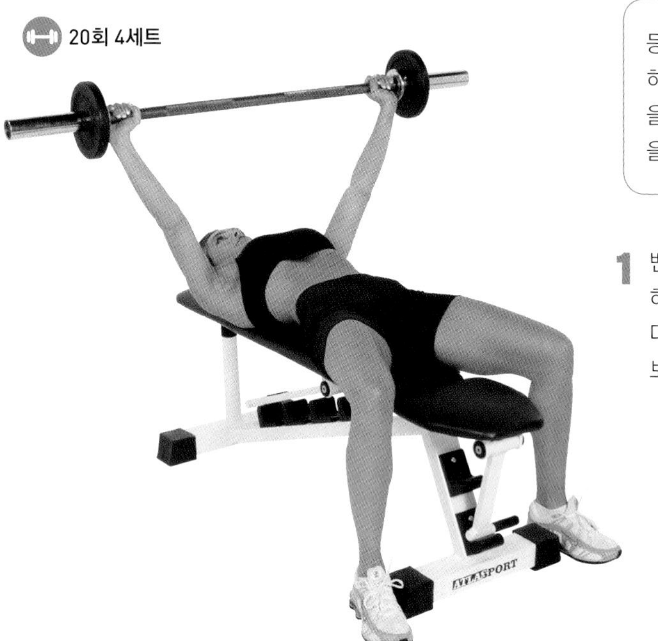

TIP

등 전체를 벤치에 붙여야 요추 부분에 부담이 덜하다. 발과 머리는 움직이지 않도록 고정한다. 손을 벌려 바를 잡는 간격은 관절과 팔꿈치에 충격을 주지 않는 범위 내로 한다.

1 벤치에 누워서 다리를 구부리고, 발은 바닥에 평평하게 놓는다. 바를 잡고, 팔을 뻗고 손은 어깨너비보다 넓은 간격으로 벌리고 손은 엄지손가락이 마주 보는 자세로 잡는다.

! 바를 잡을 때 최대한 안전하게 하려면 엄지손가락을 밖으로 내지 말고 엄지손가락이 나머지 손가락들과 마주 보는 자세로 바를 완전히 감싸 안는다. 그렇지 않으면 바가 손에서 미끄러져 턱이나 더 심각하게는 목에 걸려 심각한 부상을 입을 수 있다.

손을 벌려 어깨보다
넓게 잡는다.
손목은
팔꿈치와
수직이
되게 한다.
ATLASPORT

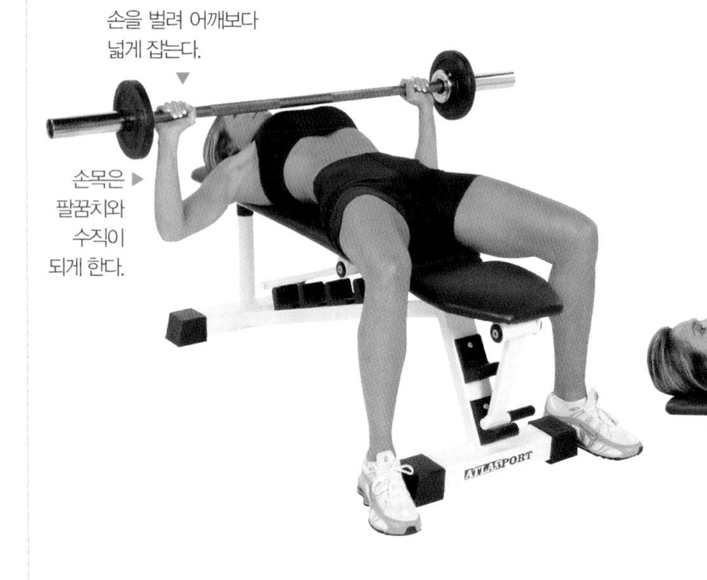

2 숨을 들이마시고 천천히 가슴 높이로 바를 내린다. 그런 다음 숨을 내쉬며 팔을 펴고 제 자리로 돌아온다. 골반이 움직이지 않도록 둔부를 수축하는 것을 잊지 않는다.

응용 동작

조금 더 쉽게 하려면 다리를 구부려 벤치 위에 발을 얹고 같은 운동을 실시해본다.

4 덤벨 플라이

대흉근 상부의 근육을 뚜렷하게 하고 아름다운 가슴 라인이 만들어질 수 있도록 자극을 주는 운동이다. 정확한 동작으로 실시하되 가벼운 중량으로 반복 횟수를 늘려 가며 실시하는 것이 좋다.

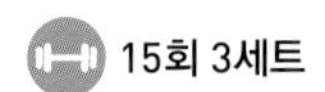 15회 3세트

1 벤치에 누워 다리를 구부리고, 발은 평평하게 한 후, 가슴 위로 팔을 쭉 펴고 양손에 각각 덤벨을 든다.

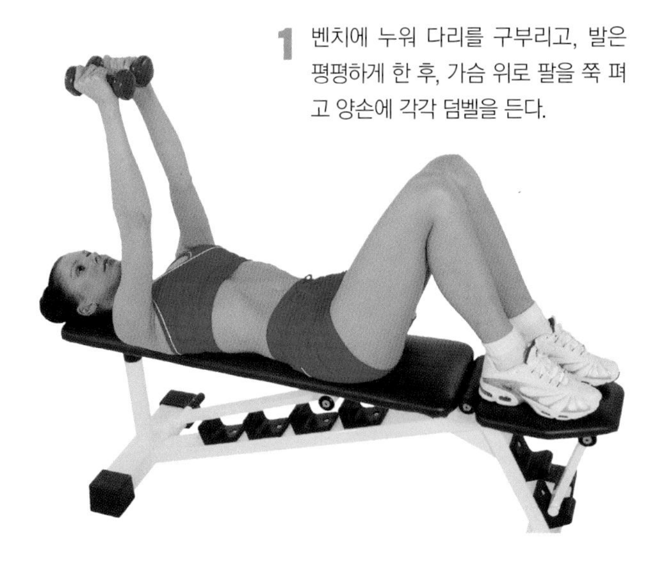

TIP

가슴 근육에 무리가 가지 않도록 하중이 높아지는 지점에서는 최대한 신중하게 동작을 수행한다.

2 숨을 들이마시면서 양팔을 수평으로 벌리되 항상 팔꿈치는 아래쪽으로 향한다. 가슴 위로 팔을 쭉 뻗으면서 다시 들어 올리며 숨을 내쉰다.

! 덤벨이 어깨 밑으로 지나치게 내려갈 경우 어깨 주변 근육에 부상을 입을 수 있으므로 주의한다.

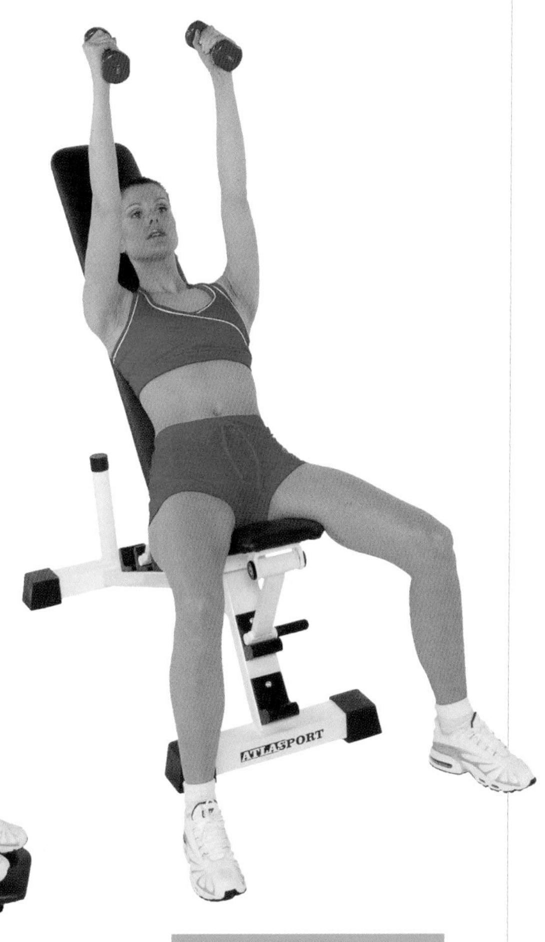

응용 동작

허리에 문제가 있다면 허리를 휘게 하지 않는 경사진 벤치에서 실행할 수 있다.

5 인클라인 벤치 프레스

대흉근 운동. 인클라인 벤치 프레스는 벤치의 각도에 따라 운동되는 부위가 다른데, 벤치 각도를 높게 하면 가슴보다 삼각근(어깨)에 자극이 많이 가게 되고, 각도를 낮게 하면 대흉근 상부가 자극된다.

TIP

복부 지지대가 장착된 기구는 복부와 척추 근육을 고정시켜 주어 적당한 곳에 위치시킨다. 그러나 하중이 높아지면, 흉곽은 복부 지지대에 눌려 호흡을 방해하고 동작을 수행하기가 더 어렵게 된다.

! 팔을 위로 뻗을 때 팔꿈치가 너무 올라가면 어깨가 들리게 되기 때문에 내려올 때에는 팔꿈치와 어깨가 올라가지 않게 잡아주면서 옆으로 벌려주듯이 내려온다.

10회 4세트

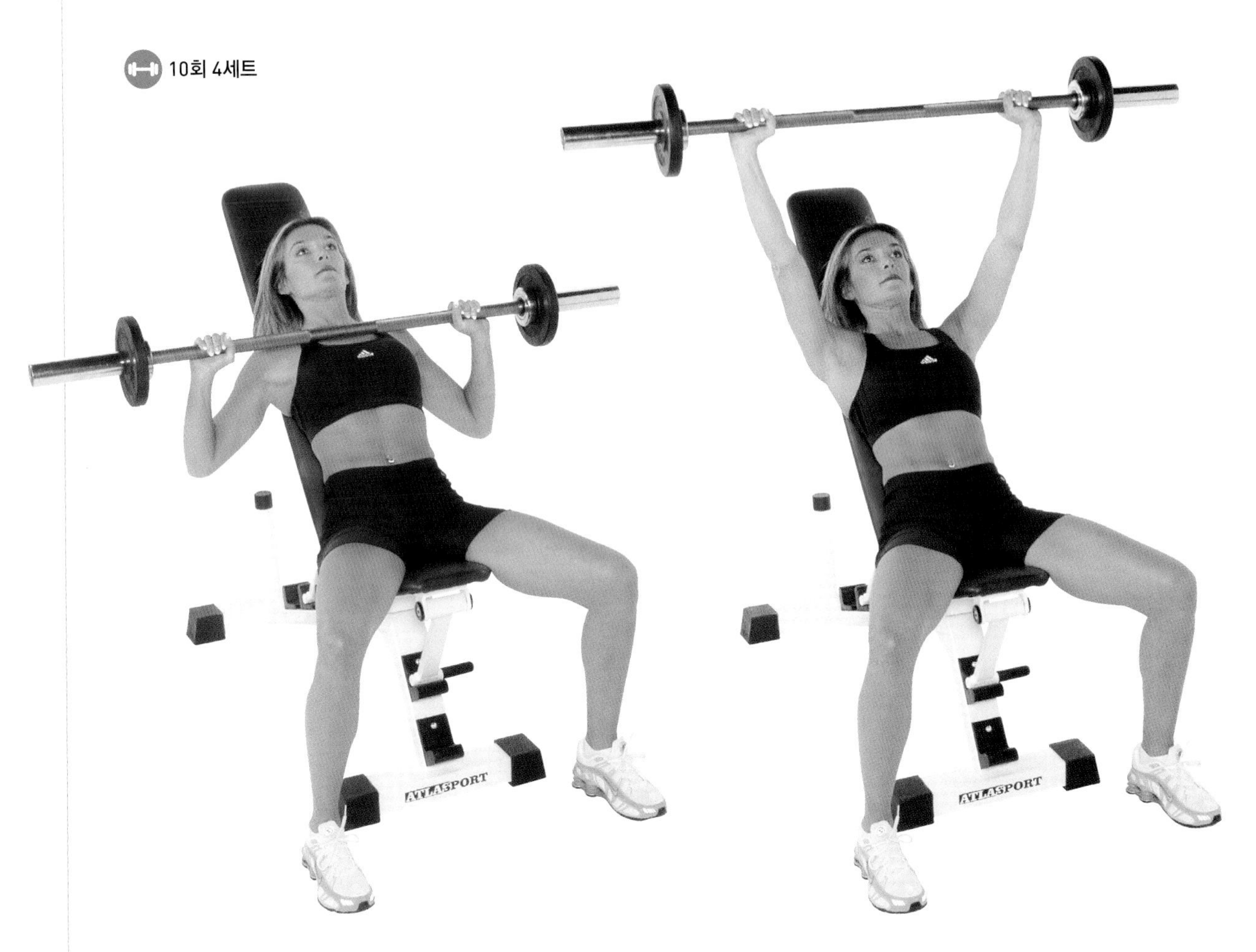

1 최대한 안정적인 자세를 위해 경사진 벤치에 앉아 등을 등받이에 잘 기대어 다리를 벌리고, 발은 바닥에 평평하게 놓는다. 손은 어깨보다 넓게 벌려 가슴 위로 바를 잡는다.

2 숨을 들이마신 후, 바를 수직으로 올리며 숨을 내쉬면서 가슴 위로 팔을 쭉 편다. 바를 천천히 다시 내리면서 숨을 들이마신다.

TIP

중량을 들어 올리고 내릴 때에는 두 가지의 호흡법이 가능하다.

- **가벼운 중량 또는 중간 정도의 중량을 드는 경우**
  바를 내리면서 숨을 들이마시고, 팔을 펴 바를 올리면서 숨을 내쉰다.
- **무거운 중량을 들 경우**
  숨을 최대한 빠르게 들이마시면서 내려오고 호흡을 잠시 멈춘다. 가슴 위에 바를 두고 복부를 잘 수축시킨다. 그러고 나서 다시 들어 올리면서 숨을 내쉰다. 이 호흡은 더 많은 힘을 줄 수 있어 무거운 중량을 잘 버틸 수 있다.

15회 3세트

TIP

덤벨 프레스는 바벨 프레스보다 더 큰 가동범위로 훈련할 수 있다는 장점이 있다. 운동할 때 정확한 자세를 유지하고 덤벨을 올리고 내릴 때 어깨 근육을 계속해서 긴장시키는 것이 무엇보다 중요하다.

응용 동작

응용 1 몸과 일직선으로 머리 위치를 유지하며 양손에 덤벨을 잡고 같은 운동을 수행한다. 천천히 깊게 들이마시고 내쉬는 호흡을 통해 운동하는 내내 산소를 충분히 공급해준다.

응용 2 같은 방식으로 양손에 덤벨을 잡고 벤치에 누워서 운동을 실시할 수 있다.

1 사이드 래터럴 레이즈

삼각근 운동. 덤벨로 양팔을 들어 올리는 이 동작은 어깨를 부드럽고 둥글게 만들기 위해 삼각근의 바깥쪽, 특히 근육 바깥쪽 신경을 발달시켜 주는 아주 훌륭한 운동이다.

승모근에 힘이 들어
가지 않도록 견갑을
조여준다.
팔꿈치는
몸 쪽에
붙인다.

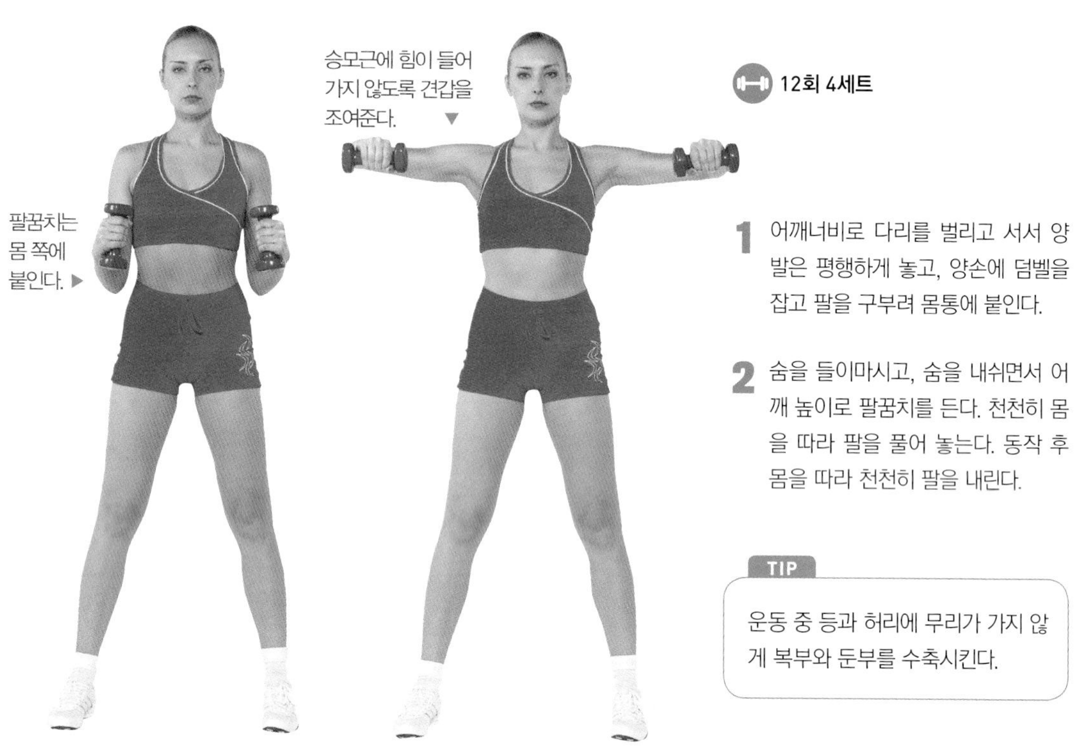

12회 4세트

1 어깨너비로 다리를 벌리고 서서 양발은 평행하게 놓고, 양손에 덤벨을 잡고 팔을 구부려 몸통에 붙인다.

2 숨을 들이마시고, 숨을 내쉬면서 어깨 높이로 팔꿈치를 든다. 천천히 몸을 따라 팔을 풀어 놓는다. 동작 후 몸을 따라 천천히 팔을 내린다.

TIP

운동 중 등과 허리에 무리가 가지 않게 복부와 둔부를 수축시킨다.

! 천천히, 그리고 꾸준한 호흡으로 근육에 적절히 산소를 공급하고 승모근에 과한 부담을 주지 않도록 어깨를 위로 들지 않는 것이 중요하다.

팔은 약간 구부린다.

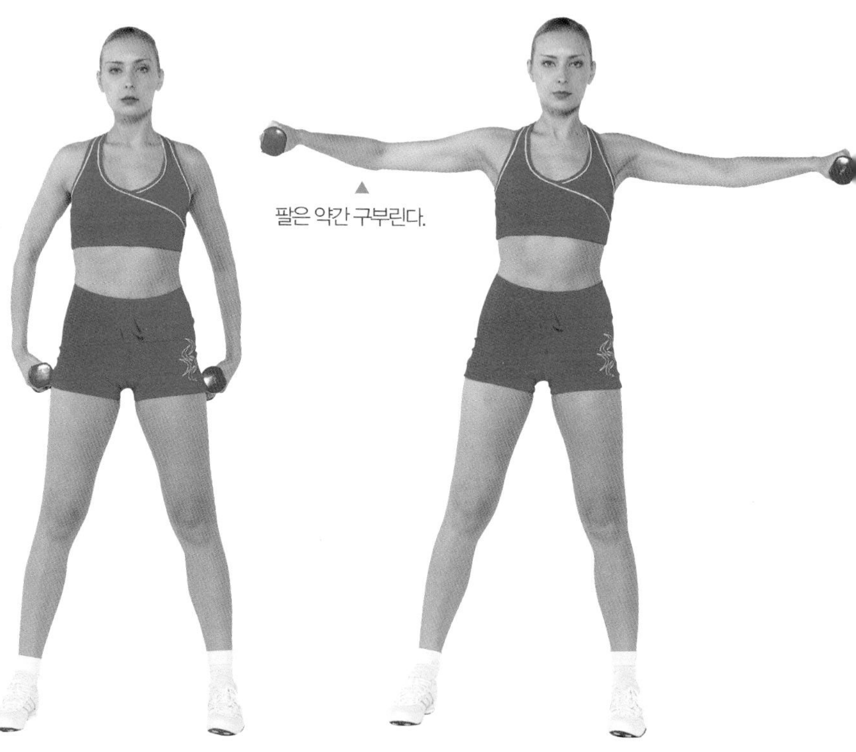

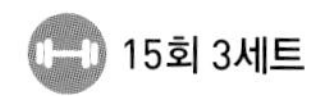

15회 3세트

응용 동작

같은 방식으로 양팔을 수평으로 쭉 펴서 운동할 수 있다. 그리고 몸을 따라 천천히 양팔을 내려준다.

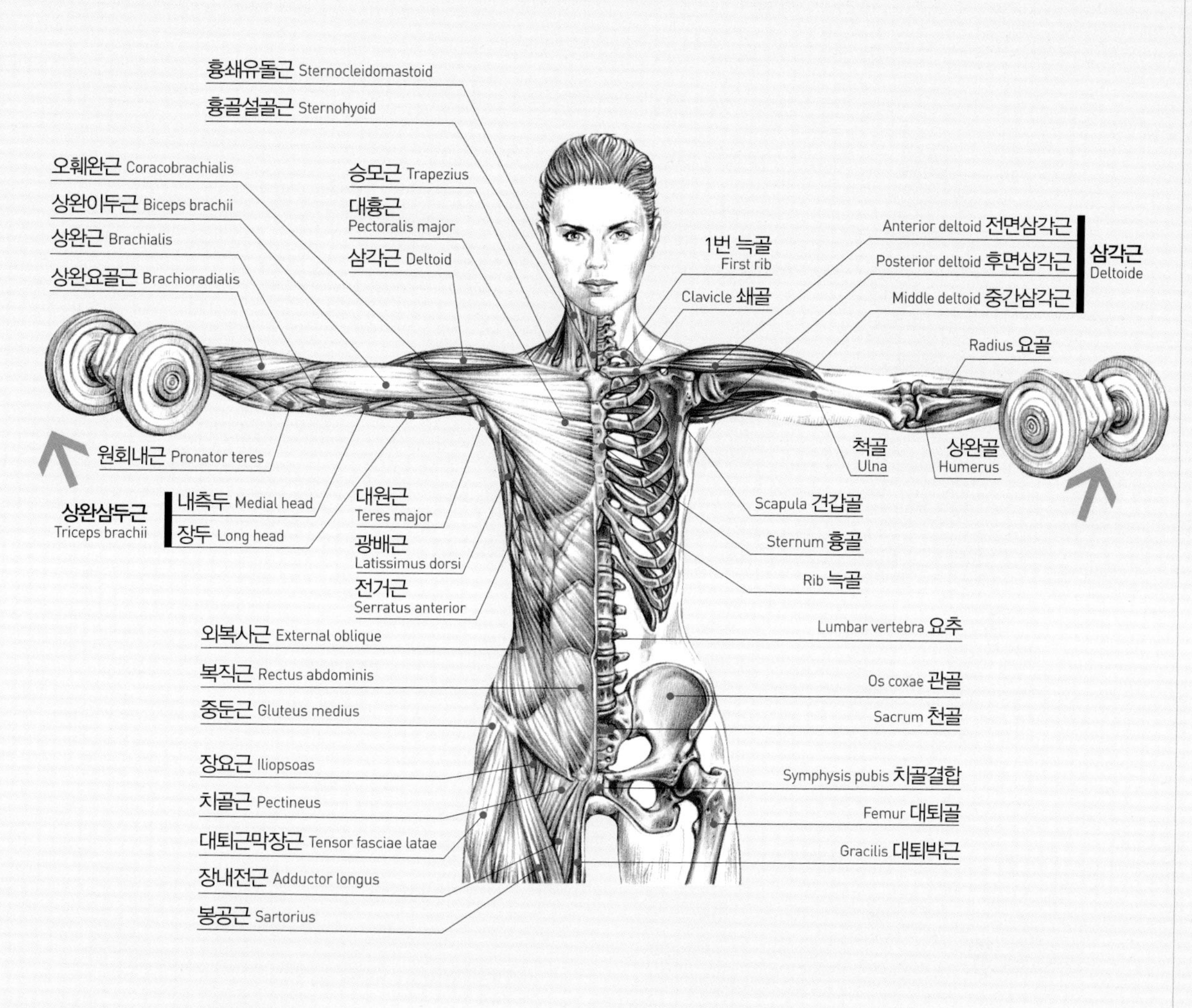

흉쇄유돌근 Sternocleidomastoid
흉골설골근 Sternohyoid
오훼완근 Coracobrachialis
상완이두근 Biceps brachii
상완근 Brachialis
상완요골근 Brachioradialis
승모근 Trapezius
대흉근
Pectoralis major
삼각근 Deltoid
1번 늑골
First rib
Clavicle 쇄골
Anterior deltoid 전면삼각근
Posterior deltoid 후면삼각근
Middle deltoid 중간삼각근
삼각근
Deltoide
Radius 요골
원회내근 Pronator teres
상완삼두근
Triceps brachii
내측두 Medial head
장두 Long head
대원근
Teres major
광배근
Latissimus dorsi
전거근
Serratus anterior
척골
Ulna
상완골
Humerus
Scapula 견갑골
Sternum 흉골
Rib 늑골
외복사근 External oblique
Lumbar vertebra 요추
복직근 Rectus abdominis
Os coxae 관골
중둔근 Gluteus medius
Sacrum 천골
장요근 Iliopsoas
Symphysis pubis 치골결합
치골근 Pectineus
Femur 대퇴골
대퇴근막장근 Tensor fasciae latae
Gracilis 대퇴박근
장내전근 Adductor longus
봉공근 Sartorius

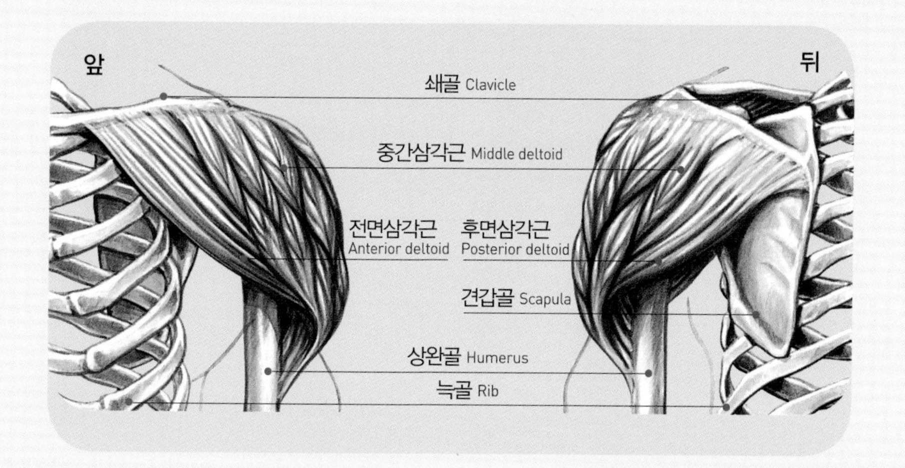

앞
뒤
쇄골 Clavicle
중간삼각근 Middle deltoid
전면삼각근
Anterior deltoid
후면삼각근
Posterior deltoid
견갑골 Scapula
상완골 Humerus
늑골 Rib

2 업라이트 로우

삼각근과 승모근 운동. 바를 수직으로 들어 올리는 동작으로, 어깨 근육뿐만 아니라 좋은 몸매를 만들기 위해 팔뚝, 엉덩이, 허리와 복부 근육을 함께 단련시키는 매우 완벽한 기본 운동이다.

20회 3세트

팔꿈치를 위로 올린다.
◀ 둔부에 힘을 주어 수축시킨다.
발은 골반보다 조금 더 넓게 벌려준다. ▶

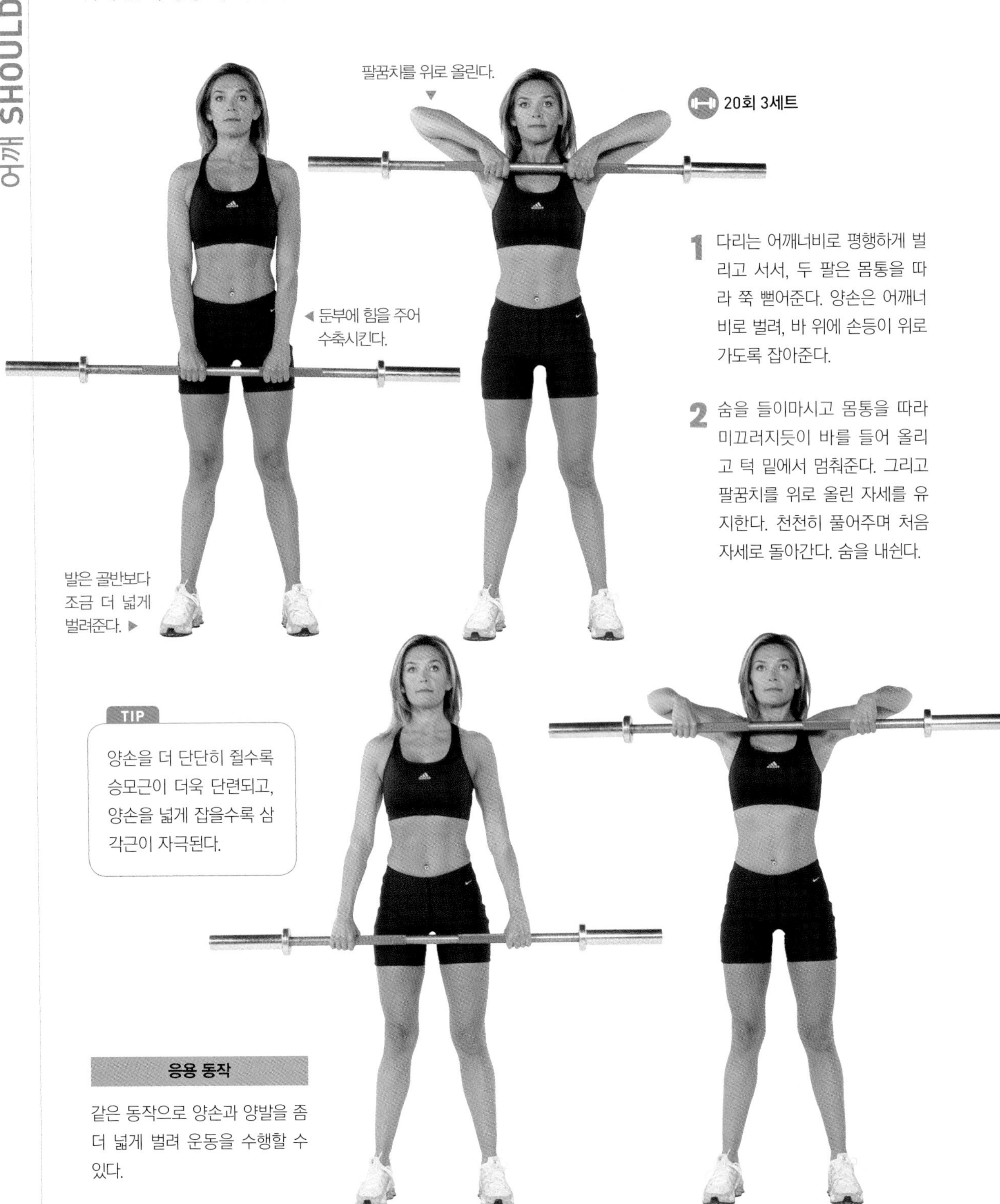

1 다리는 어깨너비로 평행하게 벌리고 서서, 두 팔은 몸통을 따라 쭉 뻗어준다. 양손은 어깨너비로 벌려, 바 위에 손등이 위로 가도록 잡아준다.

2 숨을 들이마시고 몸통을 따라 미끄러지듯이 바를 들어 올리고 턱 밑에서 멈춰준다. 그리고 팔꿈치를 위로 올린 자세를 유지한다. 천천히 풀어주며 처음 자세로 돌아간다. 숨을 내쉰다.

TIP

양손을 더 단단히 쥘수록 승모근이 더욱 단련되고, 양손을 넓게 잡을수록 삼각근이 자극된다.

응용 동작

같은 동작으로 양손과 양발을 좀 더 넓게 벌려 운동을 수행할 수 있다.

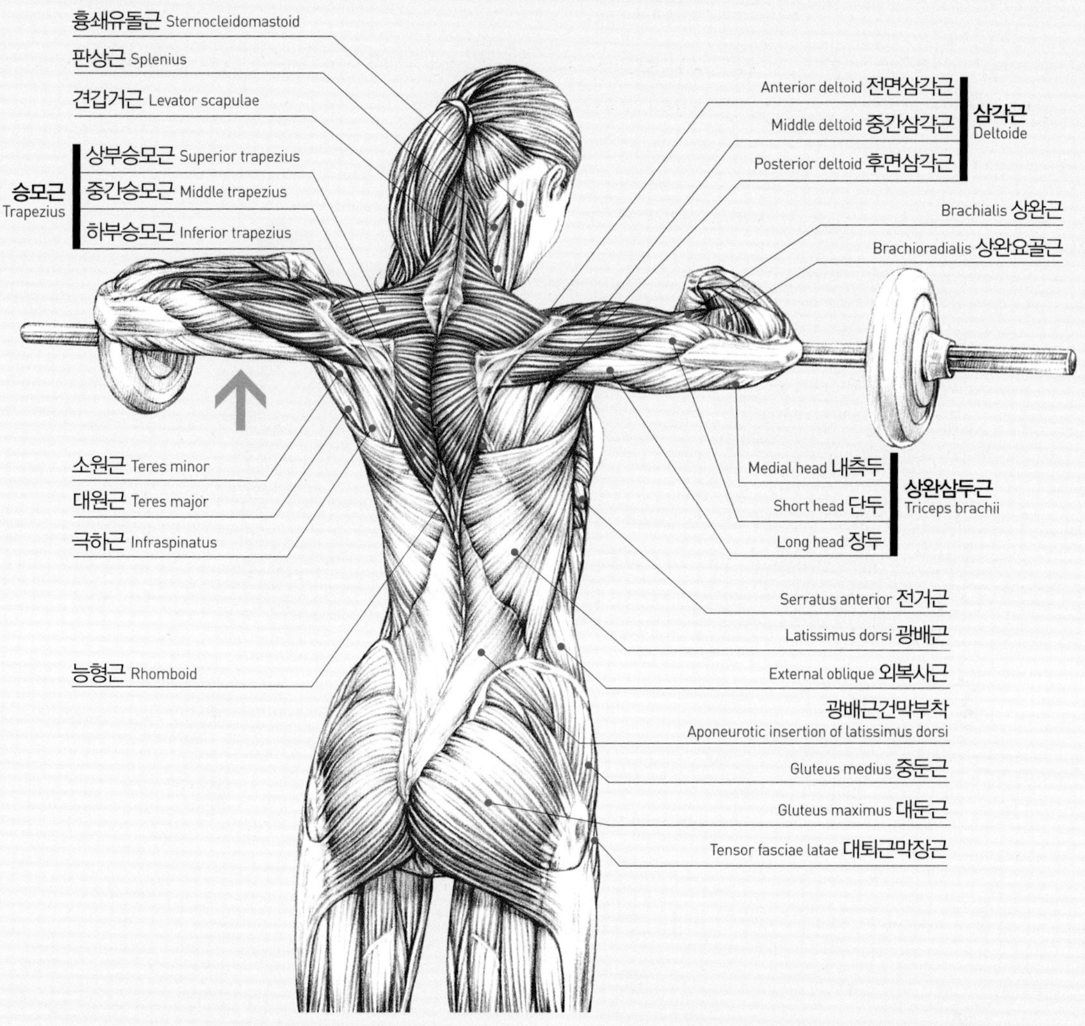

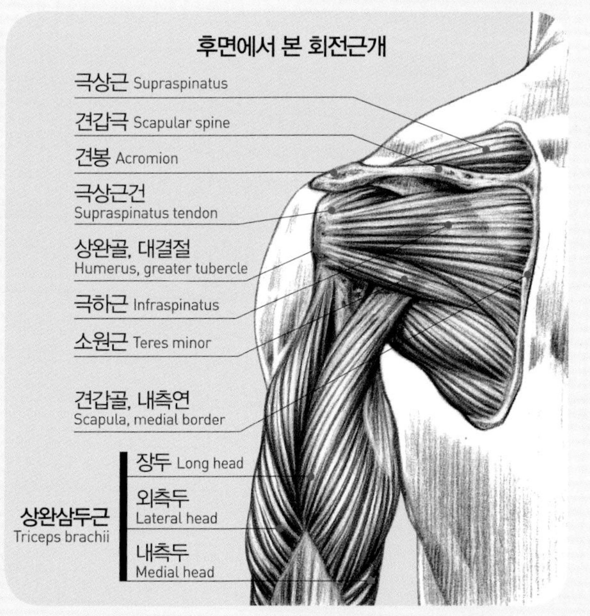

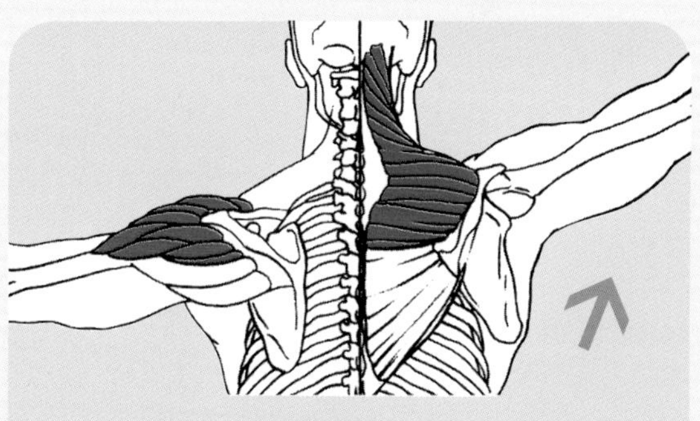

팔을 수평으로 들어 올리면 삼각근이 사용되고
수평 이상으로 들어 올리면 승모근이 사용된다.

3 시티드 프레스

삼각근 운동. 벤치에 앉아서 바를 머리 위로 들어 올리는 동작으로 아름다운 둥근 어깨를 만들어 준다.

15회 3~6세트
손은 어깨보다
약간 넓게 잡는다.

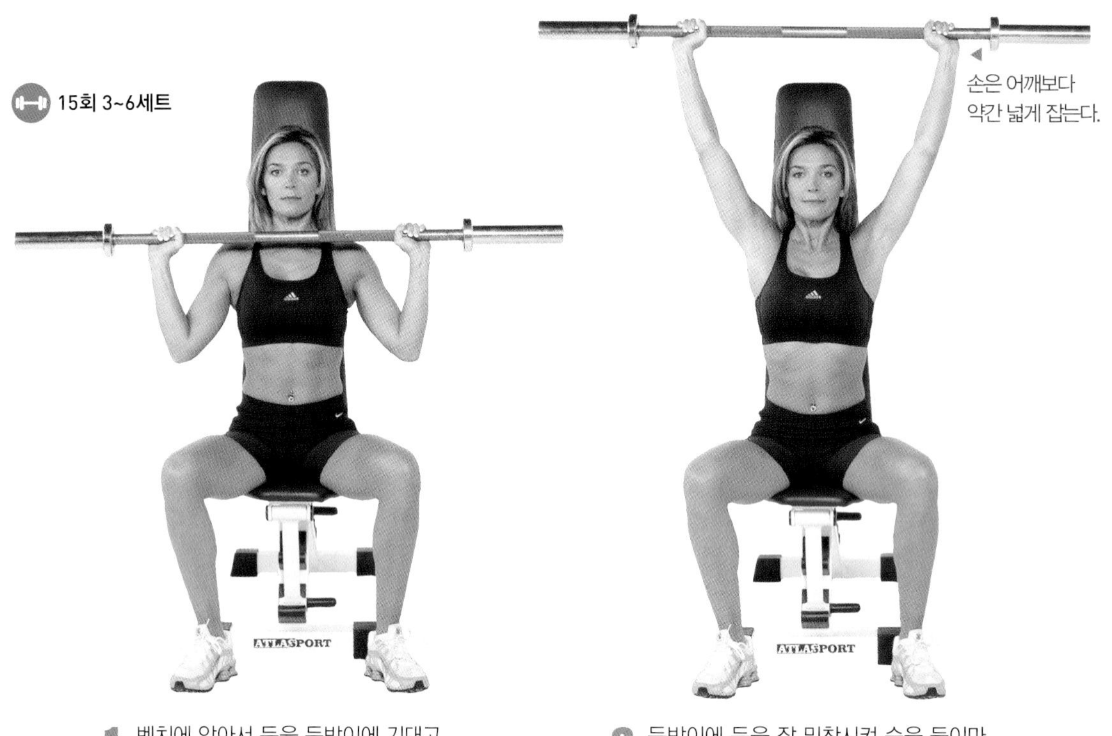

1 벤치에 앉아서 등을 등받이에 기대고 다리를 벌려 안정적인 자세를 취한다. 바를 가슴, 어깨 위로 가져간다.

2 등받이에 등을 잘 밀착시켜 숨을 들이마시면서 팔을 뻗어준다. 처음 자세로 돌아오며 동작의 마지막에 숨을 내쉰다.

12회 4세트
복부를 수축시키고
등을 벤치 등받이에
붙여준다.

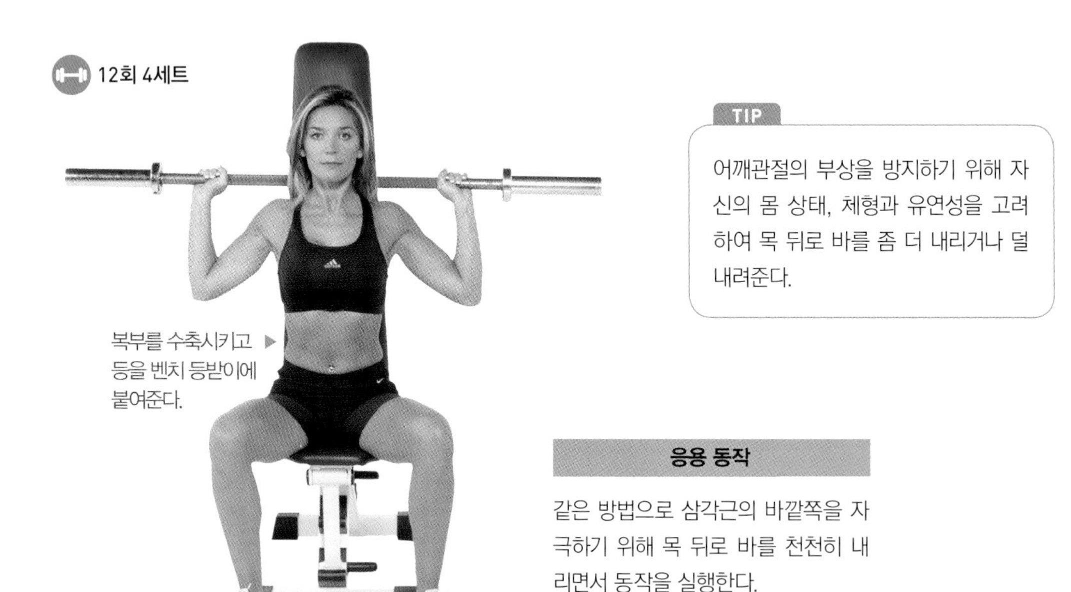

TIP

어깨관절의 부상을 방지하기 위해 자신의 몸 상태, 체형과 유연성을 고려하여 목 뒤로 바를 좀 더 내리거나 덜 내려준다.

응용 동작

같은 방법으로 삼각근의 바깥쪽을 자극하기 위해 목 뒤로 바를 천천히 내리면서 동작을 실행한다.

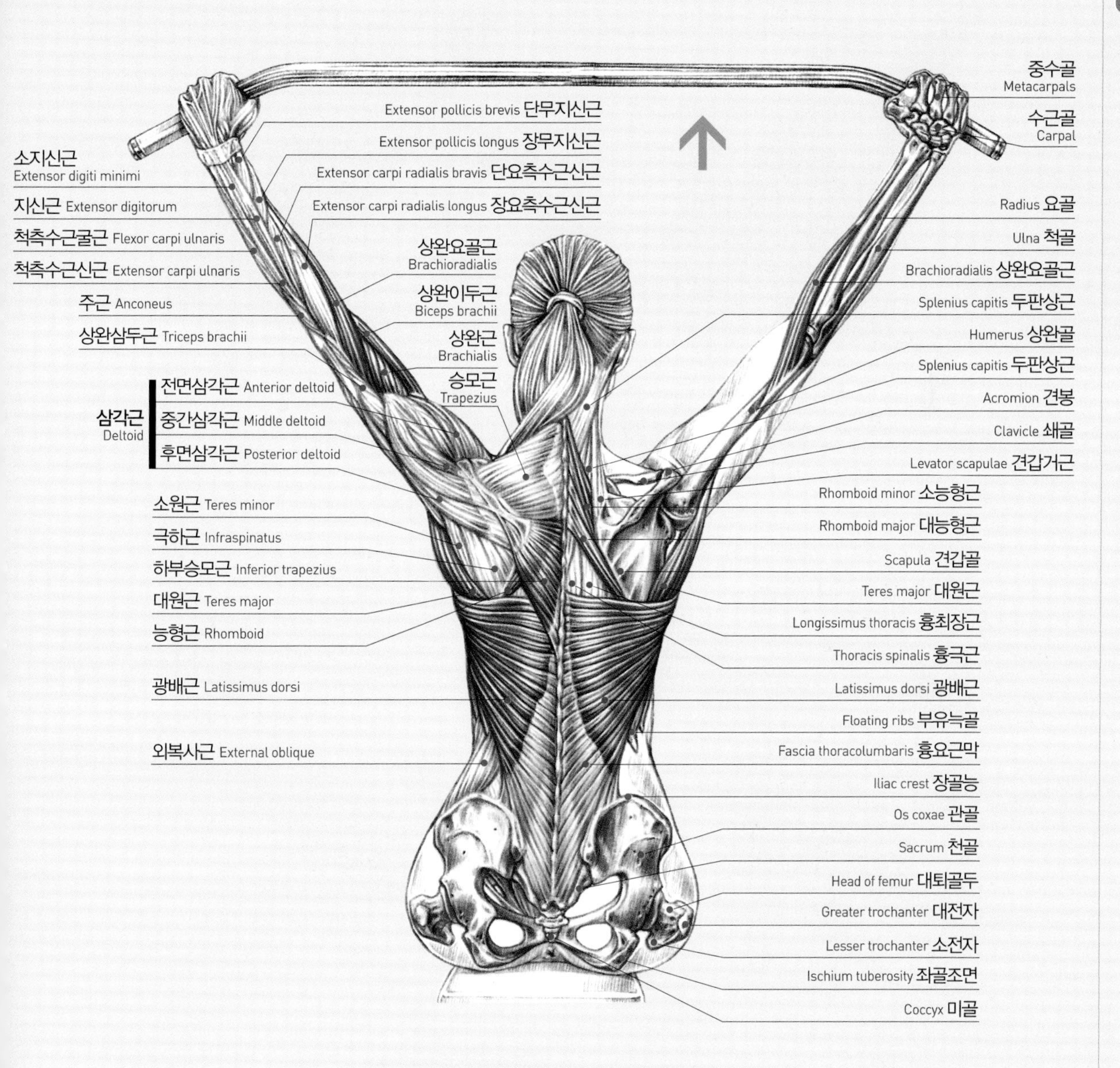
중수골
Metacarpals
수근골
Carpal
Extensor pollicis brevis 단무지신근
Extensor pollicis longus 장무지신근
Extensor carpi radialis bravis 단요측수근신근
Extensor carpi radialis longus 장요측수근신근
소지신근
Extensor digiti minimi
지신근 Extensor digitorum
척측수근굴근 Flexor carpi ulnaris
척측수근신근 Extensor carpi ulnaris
주근 Anconeus
상완삼두근 Triceps brachii
상완요골근
Brachioradialis
상완이두근
Biceps brachii
상완근
Brachialis
승모근
Trapezius
삼각근
Deltoid
전면삼각근 Anterior deltoid
중간삼각근 Middle deltoid
후면삼각근 Posterior deltoid
소원근 Teres minor
극하근 Infraspinatus
하부승모근 Inferior trapezius
대원근 Teres major
능형근 Rhomboid
광배근 Latissimus dorsi
외복사근 External oblique
Radius 요골
Ulna 척골
Brachioradialis 상완요골근
Splenius capitis 두판상근
Humerus 상완골
Splenius capitis 두판상근
Acromion 견봉
Clavicle 쇄골
Levator scapulae 견갑거근
Rhomboid minor 소능형근
Rhomboid major 대능형근
Scapula 견갑골
Teres major 대원근
Longissimus thoracis 흉최장근
Thoracis spinalis 흉극근
Latissimus dorsi 광배근
Floating ribs 부유늑골
Fascia thoracolumbaris 흉요근막
Iliac crest 장골능
Os coxae 관골
Sacrum 천골
Head of femur 대퇴골두
Greater trochanter 대전자
Lesser trochanter 소전자
Ischium tuberosity 좌골조면
Coccyx 미골

4 벤트오버 래터럴 레이즈

삼각근 운동. 상체를 앞으로 숙여 옆으로 팔을 들어 올리는 후면 삼각근 운동으로, 초급자에서 중급자, 고급자를 위한 점진적인 운동 방법이 있다. 부상을 입지 않도록 수준에 맞게 중량을 조절한다.

초급자 15회 4세트

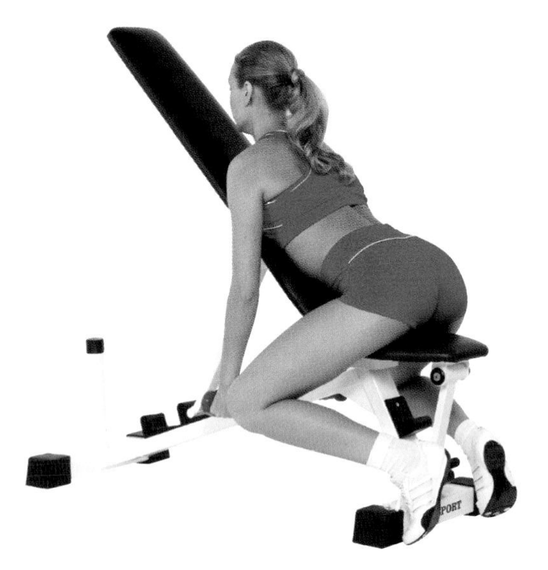

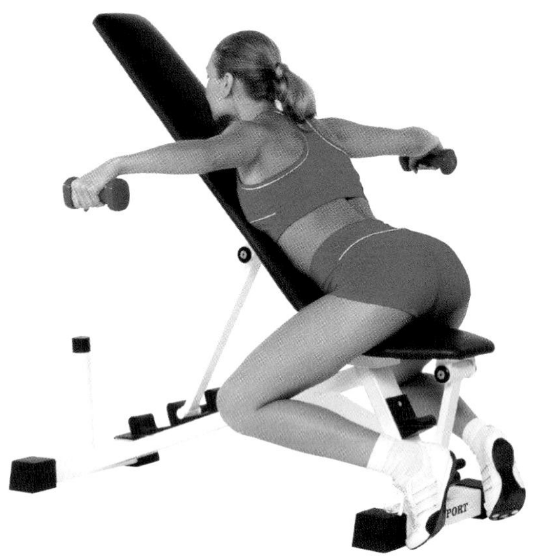

1 벤치를 기울인 후, 복부 및 가슴을 벤치에 대고 앉아 각 손에 덤벨을 잡고 팔을 편안하게 아래로 내린다.

2 숨을 들이마시면서 팔을 수평으로 들어 올린 다음 천천히 처음 자세로 돌아가면서 숨을 내쉰다.

중급자 10회 4세트

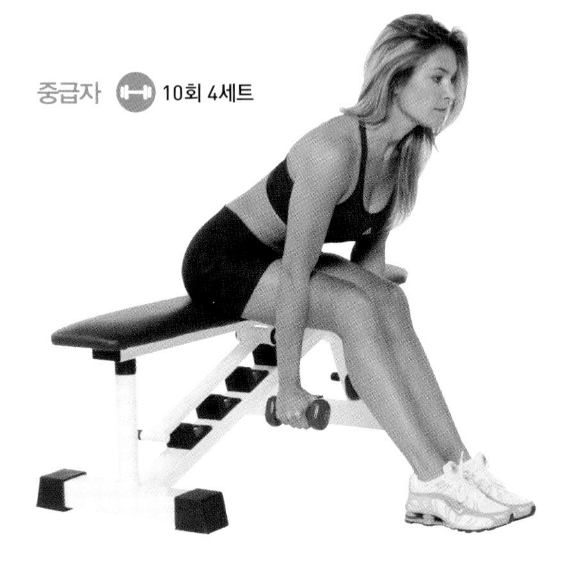

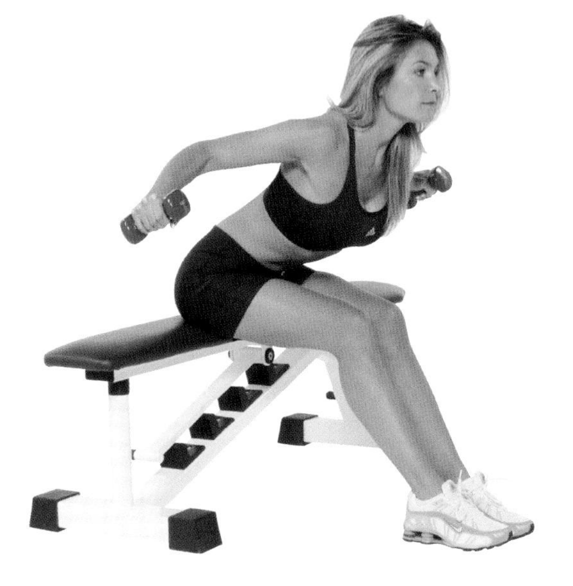

1 벤치에 앉아 가슴을 약간 앞으로 내밀고 등을 쭉 펴준 후 덤벨을 든 팔을 아래로 쭉 펴준다.

2 숨을 들이마시면서 팔을 어깨 높이로 약간 들어주고 어깨뼈 부근을 조여준다. 숨을 내쉬며 천천히 원래 자세로 돌아온다.

고급자  **15회 3세트**

1 두 발을 평행하게 벌리고 서서 무릎은 살짝 구부리고 상체를 앞으로 숙여준다. 등은 살짝 아치형으로 만든다. 양손에 덤벨을 잡고 팔은 다리 앞으로 뻗어준다.

2 복부를 수축시키면서 숨을 들이마시고, 팔꿈치를 뒤로 가져가면서 양팔을 옆으로 들어 올리고 견갑골을 조여준다. 팔을 펴면서 처음 동작으로 천천히 다시 돌아온다. 동작의 마지막에 숨을 내쉰다.

! 동작을 천천히 수행하면서 운동하는 내내 바르게 호흡해야 등 전체 부위의 운동 효과를 높일 수 있다.

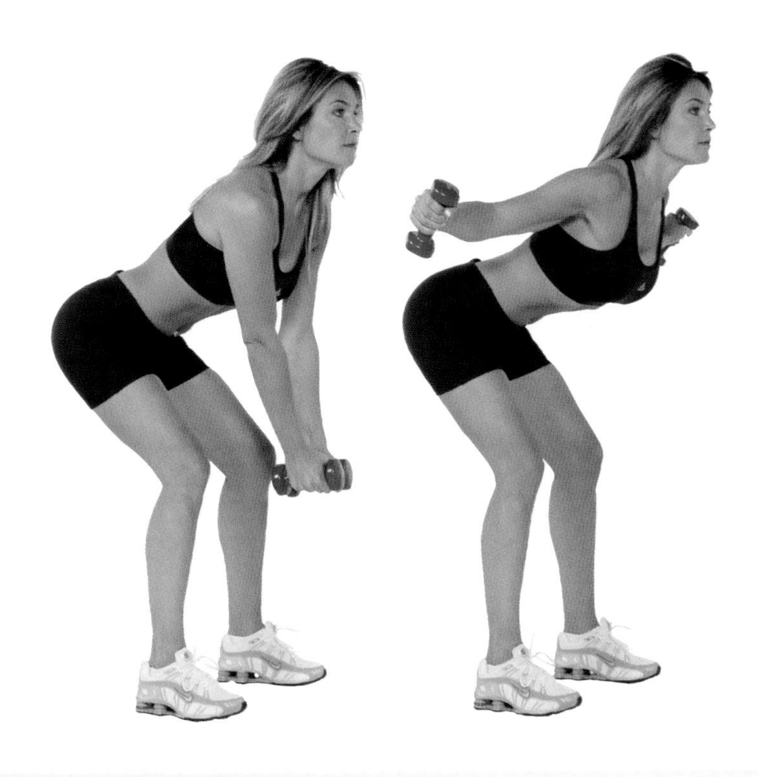

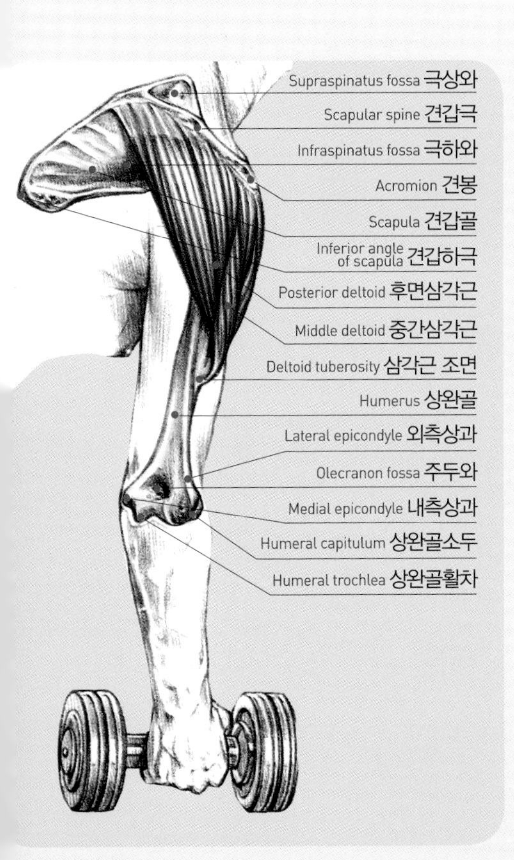

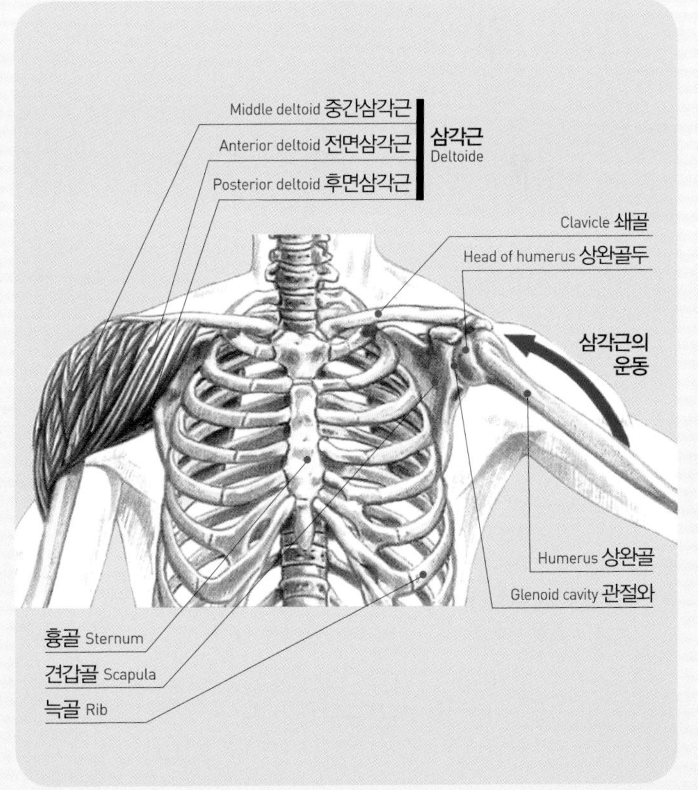

5 어깨와 목 스트레칭

목과 승모근 운동. 근육을 이완시키고 관절을 부드럽게 해주는 스트레칭이다. 운동 후 스트레스 완화에도 효과가 있다.

20~30초간 자세 유지

◀ 손으로 머리를
천천히 옆으로 기울인다.
◀ 어깨를 낮추면 스트레칭을
더 강하게 할 수 있다.

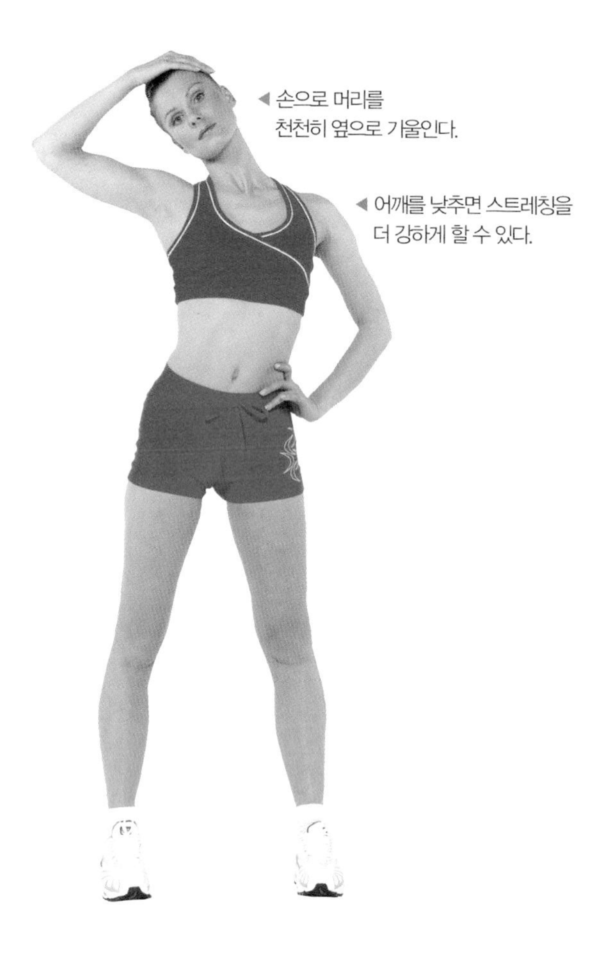

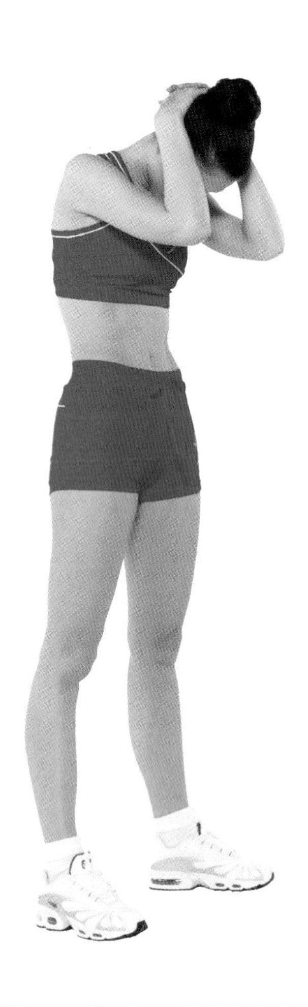

1 두 다리를 벌리고 서서 허리 위에 손을 얹고, 다른 손은 반대쪽 머리에 얹는다. 목 부분이 스트레칭되는 것을 잘 느끼기 위해 손으로 부드럽게 머리를 옆으로 밀어주면서 숙여준다.

2 반대쪽도 누르면서 몇 초간 동일하게 자세를 취한다. 스트레칭하는 내내 천천히 숨을 들이마시고 내쉬는 것을 계속해야 한다.

응용 동작

두 다리를 벌리고 서서 양손은 깍지를 끼고 머리 뒤로 둔다. 목 뒤쪽의 스트레칭을 위해 머리를 앞쪽으로 살짝 눌러준다.

TIP

이 동작을 몇 초간 유지하면서 숨을 깊게 들이마시고 내쉬도록 한다.

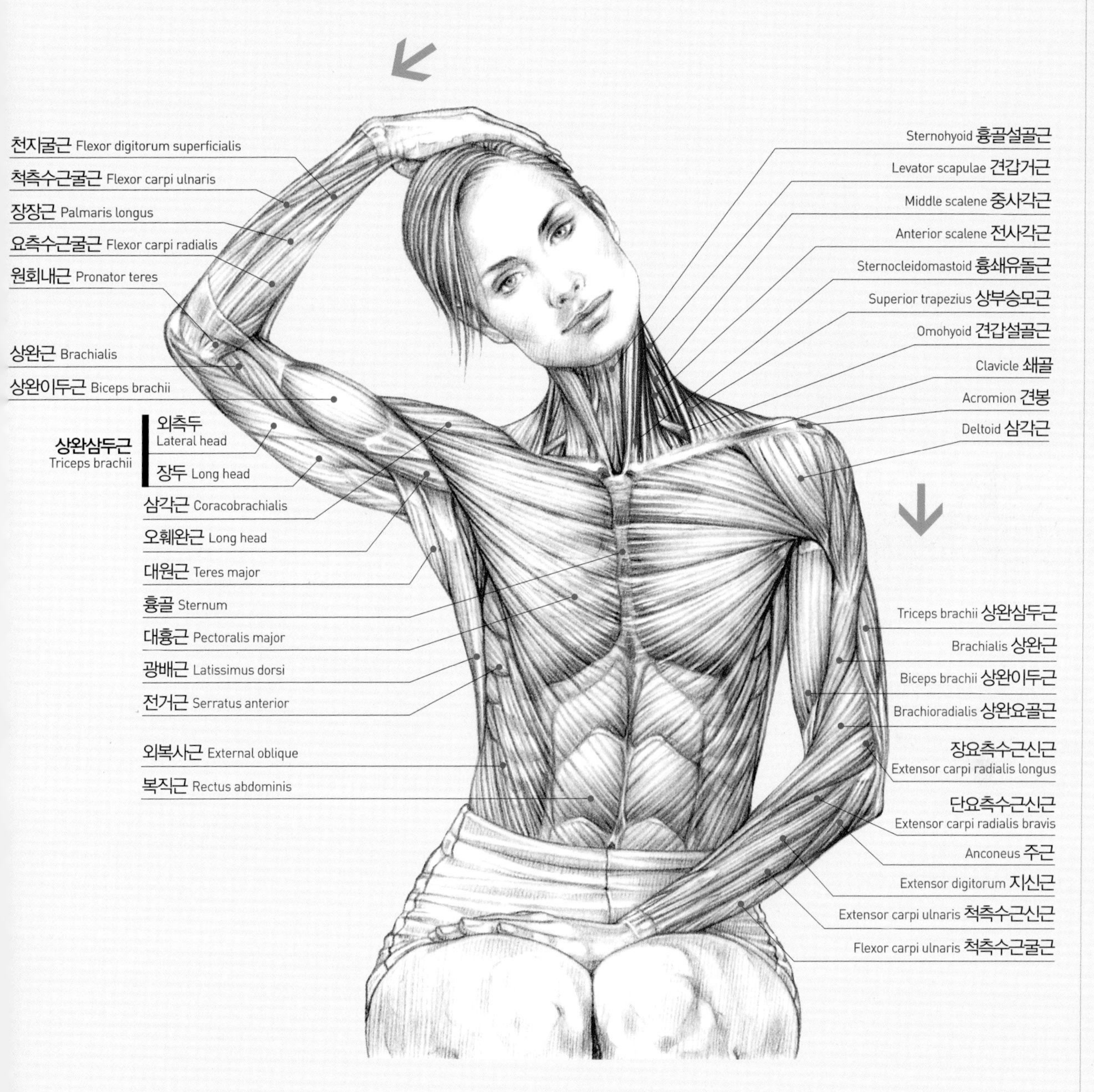
천지굴근 Flexor digitorum superficialis
척측수근굴근 Flexor carpi ulnaris
장장근 Palmaris longus
요측수근굴근 Flexor carpi radialis
원회내근 Pronator teres
상완근 Brachialis
상완이두근 Biceps brachii
상완삼두근 Triceps brachii
외측두 Lateral head
장두 Long head
삼각근 Coracobrachialis
오훼완근 Long head
대원근 Teres major
흉골 Sternum
대흉근 Pectoralis major
광배근 Latissimus dorsi
전거근 Serratus anterior
외복사근 External oblique
복직근 Rectus abdominis
Sternohyoid 흉골설골근
Levator scapulae 견갑거근
Middle scalene 중사각근
Anterior scalene 전사각근
Sternocleidomastoid 흉쇄유돌근
Superior trapezius 상부승모근
Omohyoid 견갑설골근
Clavicle 쇄골
Acromion 견봉
Deltoid 삼각근
Triceps brachii 상완삼두근
Brachialis 상완근
Biceps brachii 상완이두근
Brachioradialis 상완요골근
장요측수근신근
Extensor carpi radialis longus
단요측수근신근
Extensor carpi radialis bravis
Anconeus 주근
Extensor digitorum 지신근
Extensor carpi ulnaris 척측수근신근
Flexor carpi ulnaris 척측수근굴근

6 삼각근 스트레칭 1

삼각근 운동. 이 운동은 우아한 어깨를 만들기 위해 중요한 삼각근을 자극하는 탁월한 유연성 운동으로 앞으로 굽어진 어깨를 교정하는 데 도움이 된다.

TIP

몸의 연장선상에 머리를 두고 목을 편안하게 완전히 이완시켜 준다.

10~20초간 자세 유지

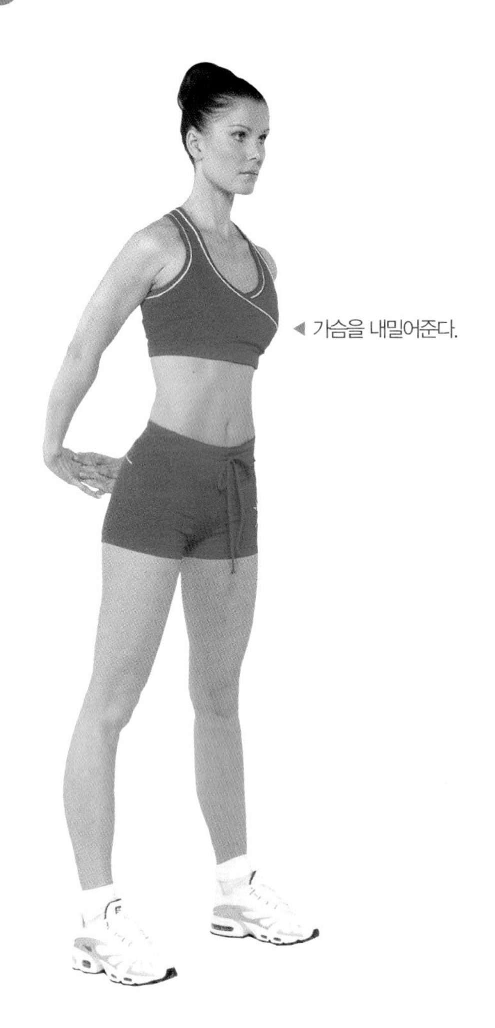

◀ 가슴을 내밀어준다.

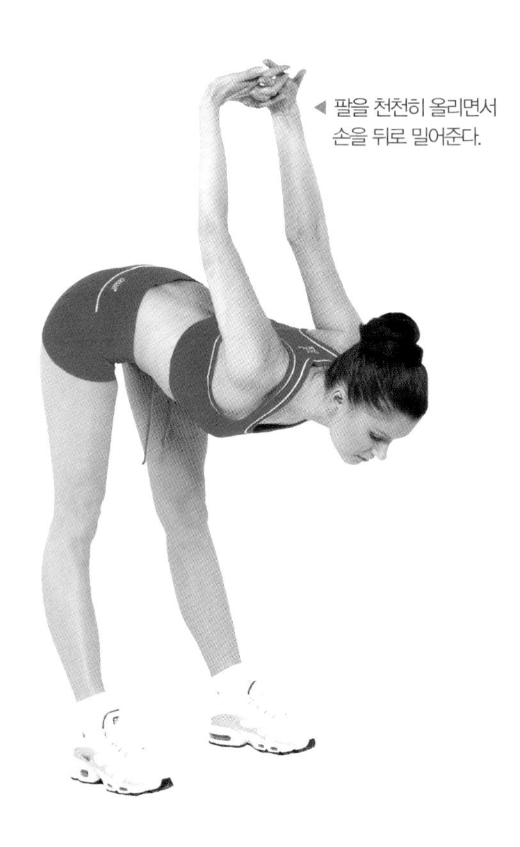

◀ 팔을 천천히 올리면서 손을 뒤로 밀어준다.

1 두 다리를 펴고 양발은 평행하게 해주고 양손은 깍지를 끼고 엉덩이 뒤로 한다.

2 상체를 앞으로 숙이면서 어깨 위로 두 팔을 뻗어 올려준다. 동작을 하는 내내 숨을 천천히 들이마시고 내쉬면서 30~40초간 동작을 유지한다. 그런 다음 무릎을 살짝 구부리고 허리 부분이 당겨지는 것을 방지하기 위해, 등을 풀어주면서 다시 올라온다.

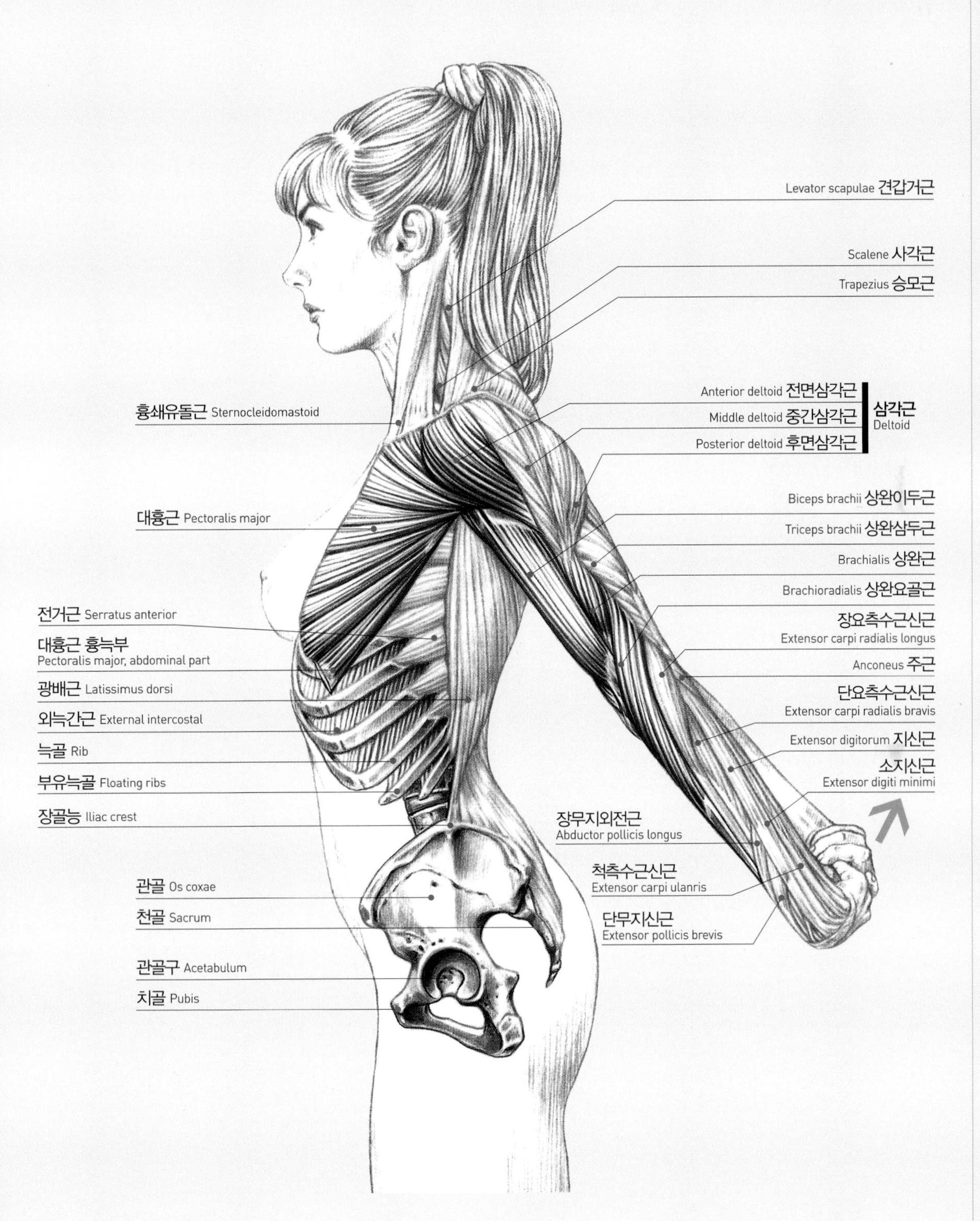
Levator scapulae 견갑거근
Scalene 사각근
Trapezius 승모근
흉쇄유돌근 Sternocleidomastoid
Anterior deltoid 전면삼각근
Middle deltoid 중간삼각근
Posterior deltoid 후면삼각근
삼각근
Deltoid
대흉근 Pectoralis major
Biceps brachii 상완이두근
Triceps brachii 상완삼두근
Brachialis 상완근
Brachioradialis 상완요골근
전거근 Serratus anterior
장요측수근신근
Extensor carpi radialis longus
대흉근 흉늑부
Pectoralis major, abdominal part
Anconeus 주근
광배근 Latissimus dorsi
단요측수근신근
Extensor carpi radialis bravis
외늑간근 External intercostal
Extensor digitorum 지신근
늑골 Rib
소지신근
Extensor digiti minimi
부유늑골 Floating ribs
장골능 Iliac crest
장무지외전근
Abductor pollicis longus
관골 Os coxae
척측수근신근
Extensor carpi ulanris
천골 Sacrum
단무지신근
Extensor pollicis brevis
관골구 Acetabulum
치골 Pubis

7 삼각근 스트레칭 2

삼각근 운동. 어깨 후면과 승모근, 능형근의 중심 부위를 유연하게 만들어준다. 양쪽 방향으로 번갈아 가며 실시하면 어깨의 각도를 보기 좋게 만들어 준다.

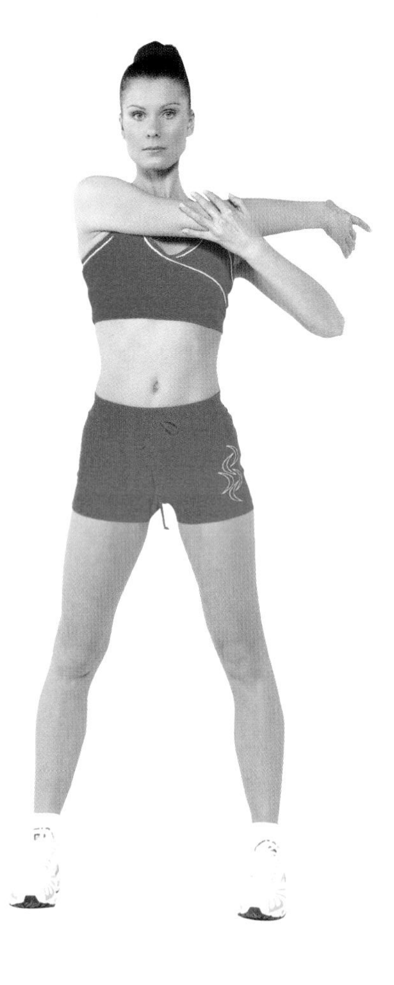

1 안정적인 자세를 위해 다리를 엉덩이보다 좀 더 넓게 평행하게 벌리고 선다. 한 팔은 가슴 위에 수평이 되게 놓고, 다른 팔은 구부린 후 손은 다른 손 팔꿈치 위에 놓는다.

운동하는 동안 들이마시고 내쉬면서 20~30초간 자세 유지

TIP

운동의 강도를 높이려면 어깨 뒷면과 등 위쪽을 늘이기 위해 팔꿈치에 손을 대고 몸 쪽으로 쭉 밀어준다.

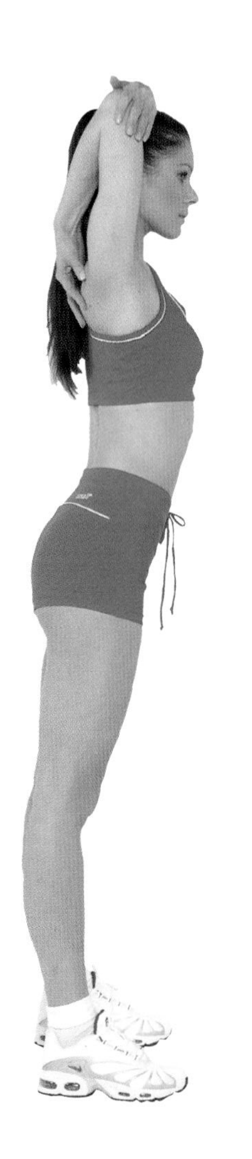

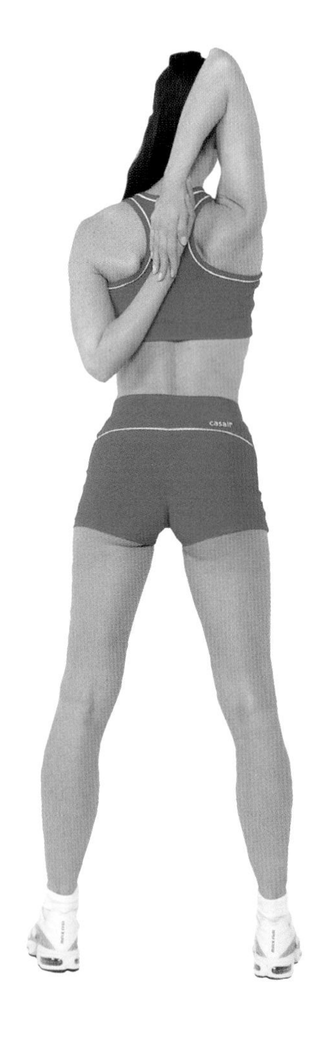

1 다리를 벌리고 서서 상반신을 곧게 하고 한쪽 팔은 하늘을 향해 구부리고, 손은 어깨 뒤에, 다른 손은 구부린 팔꿈치에 놓는다.

2 등 뒤로 두 손을 잡아보려고 시도해본다. 처음의 자세를 유지하면서 천천히 팔을 풀어주고, 다른 쪽도 시도해본다.

10~20초간 자세 유지

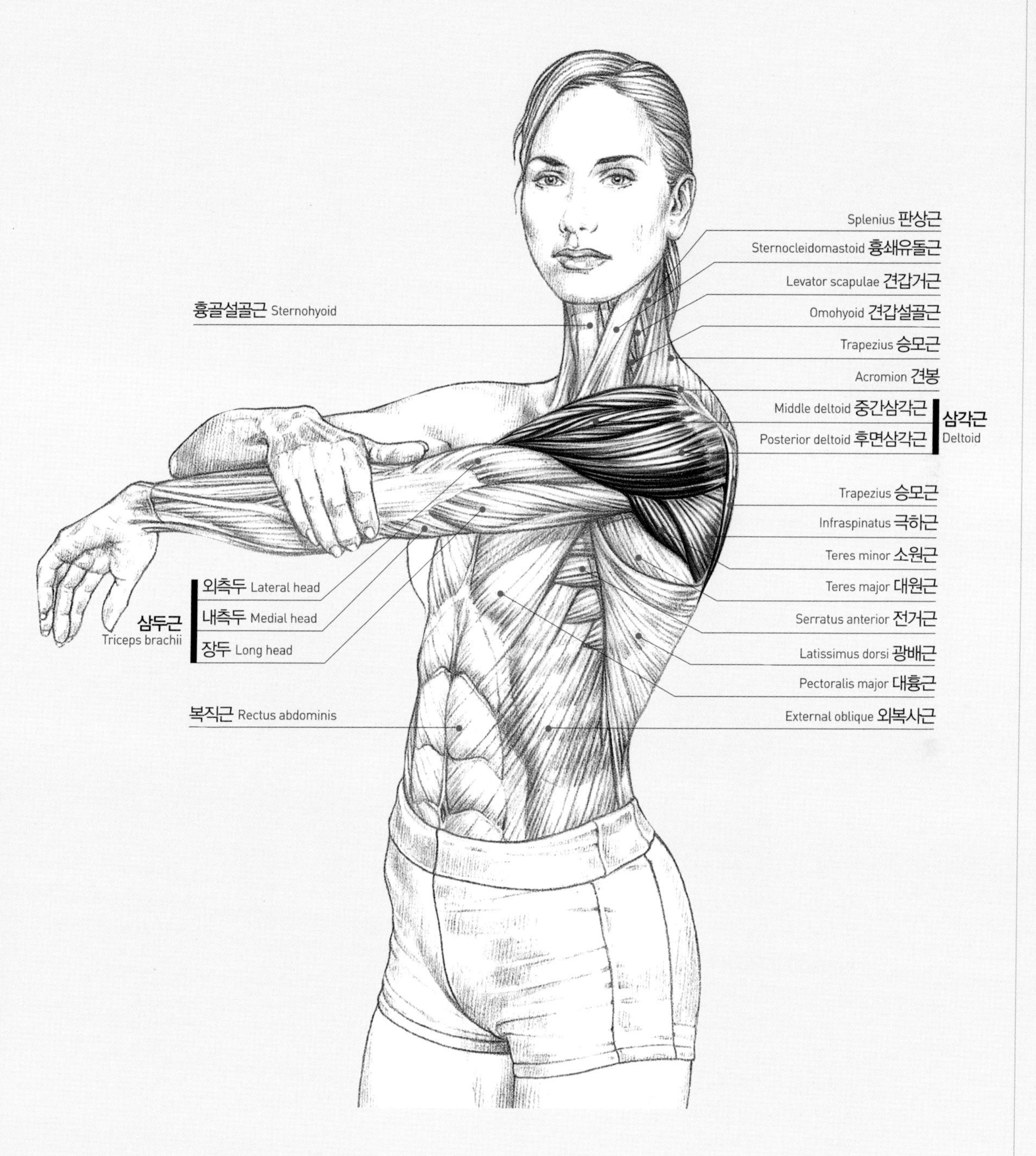

Splenius 판상근
Sternocleidomastoid 흉쇄유돌근
Levator scapulae 견갑거근
흉골설골근 Sternohyoid
Omohyoid 견갑설골근
Trapezius 승모근
Acromion 견봉
Middle deltoid 중간삼각근
Posterior deltoid 후면삼각근
삼각근
Deltoid
Trapezius 승모근
Infraspinatus 극하근
Teres minor 소원근
Teres major 대원근
외측두 Lateral head
Serratus anterior 전거근
삼두근
Triceps brachii
내측두 Medial head
장두 Long head
Latissimus dorsi 광배근
Pectoralis major 대흉근
복직근 Rectus abdominis
External oblique 외복사근

8 어깨 스트레칭

어깨 근육 운동. 이 운동은 상체의 바른 자세를 유지하기 위해 어깨관절과 근육을 스트레칭하여 부드럽게 해준다.

10회 2세트

팔은 어깨보다
넓게 벌려준다.

등을 스트레칭하기
위해 팔을 최대한
높게 뻗어준다.
배를 밀어 넣는다.
둔부를 수축시킨다.

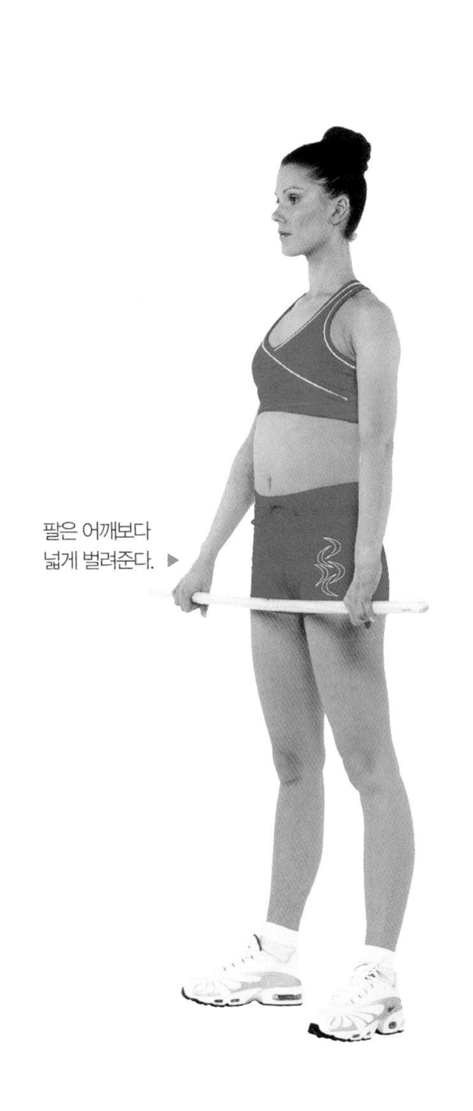

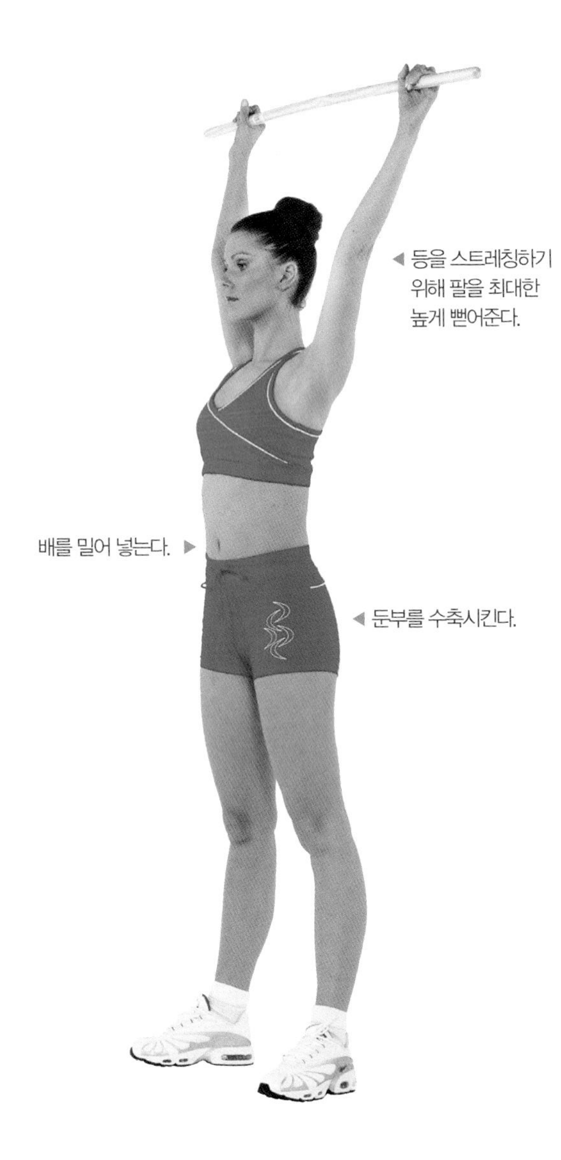

1 다리를 벌리고 서서 안정적인 자세를 취하고, 둔부를 수축시키기 위해 양 발은 약간 바깥쪽으로 향하게 한다. 양손은 바의 끝부분에 위치한다.

2 머리 위로 팔을 곧게 뻗고 바를 가져오면서 부채꼴 모양으로 둥글게 원형을 그려준다.

TIP

어깨관절에 부상을 입지 않도록 천천히 동작을 수행한다. 엉덩이 쪽으로 바를 이동하면서 숨을 내쉬고, 바를 다시 위로 올리면서 숨을 들이마시는 것을 반복한다.

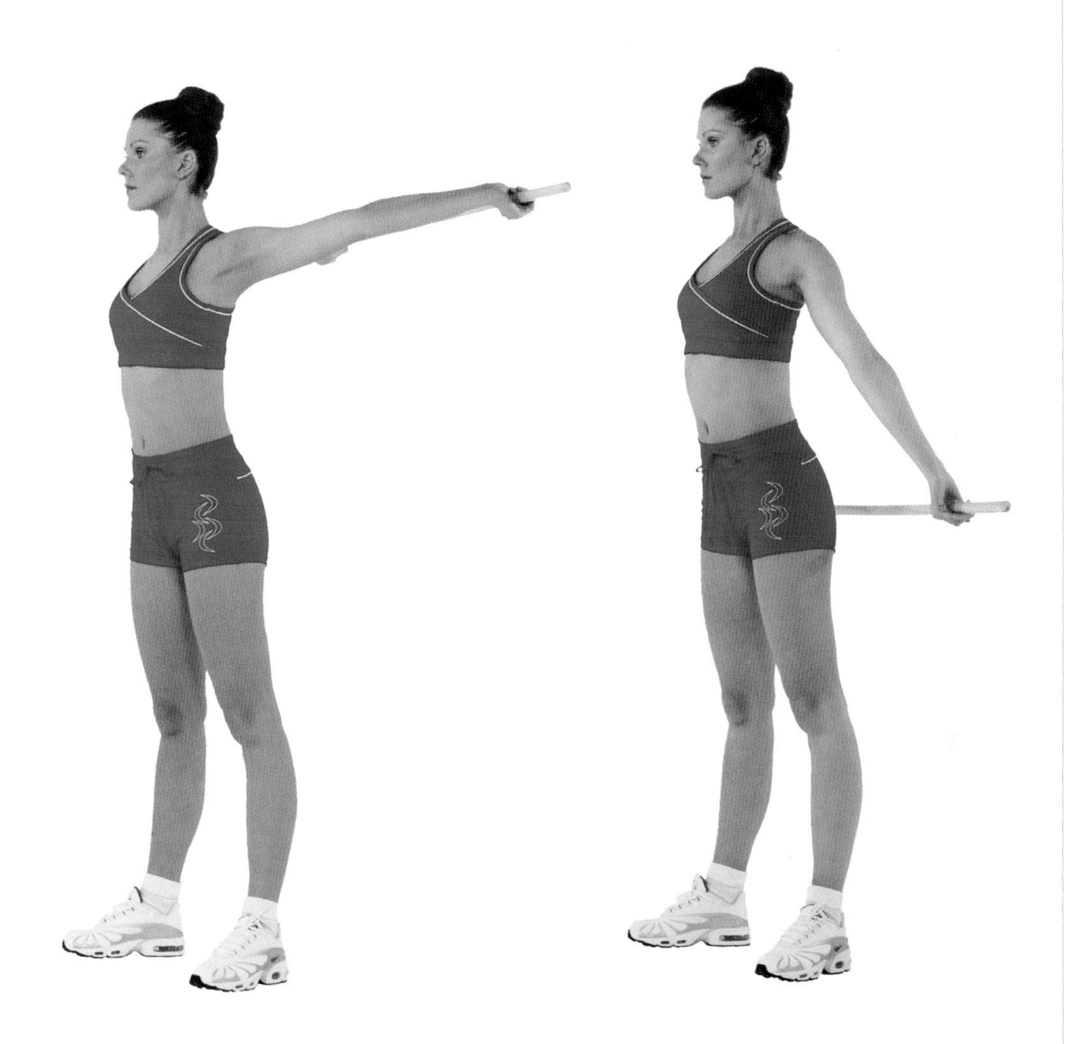

3 바를 잡은 팔을 등 뒤쪽으로 쭉 뻗어준다.

4 뻗어준 팔을 엉덩이 뒤쪽에 두고 움직임을 반대로 하면서 처음 위치로 되돌아간다.

1 크런치

복부의 복직근 상부를 강화한다. 복부 긴장을 유지하는 동작으로 지방을 제거하면서 탄탄한 복근을 만들 수 있다. 근육을 수축시킬 때뿐만 아니라 이완될 때도 복부에 긴장을 유지하는 것이 중요하다.

20회 4세트
목에 무리가 가지 ▶
않게 손가락 깍지를
끼지 않는다.
발은 다리 방향에 맞춰
일직선으로 펴준다. ▶
머리를 지탱하기 ▶
위해 양손을 귀에 댄다.

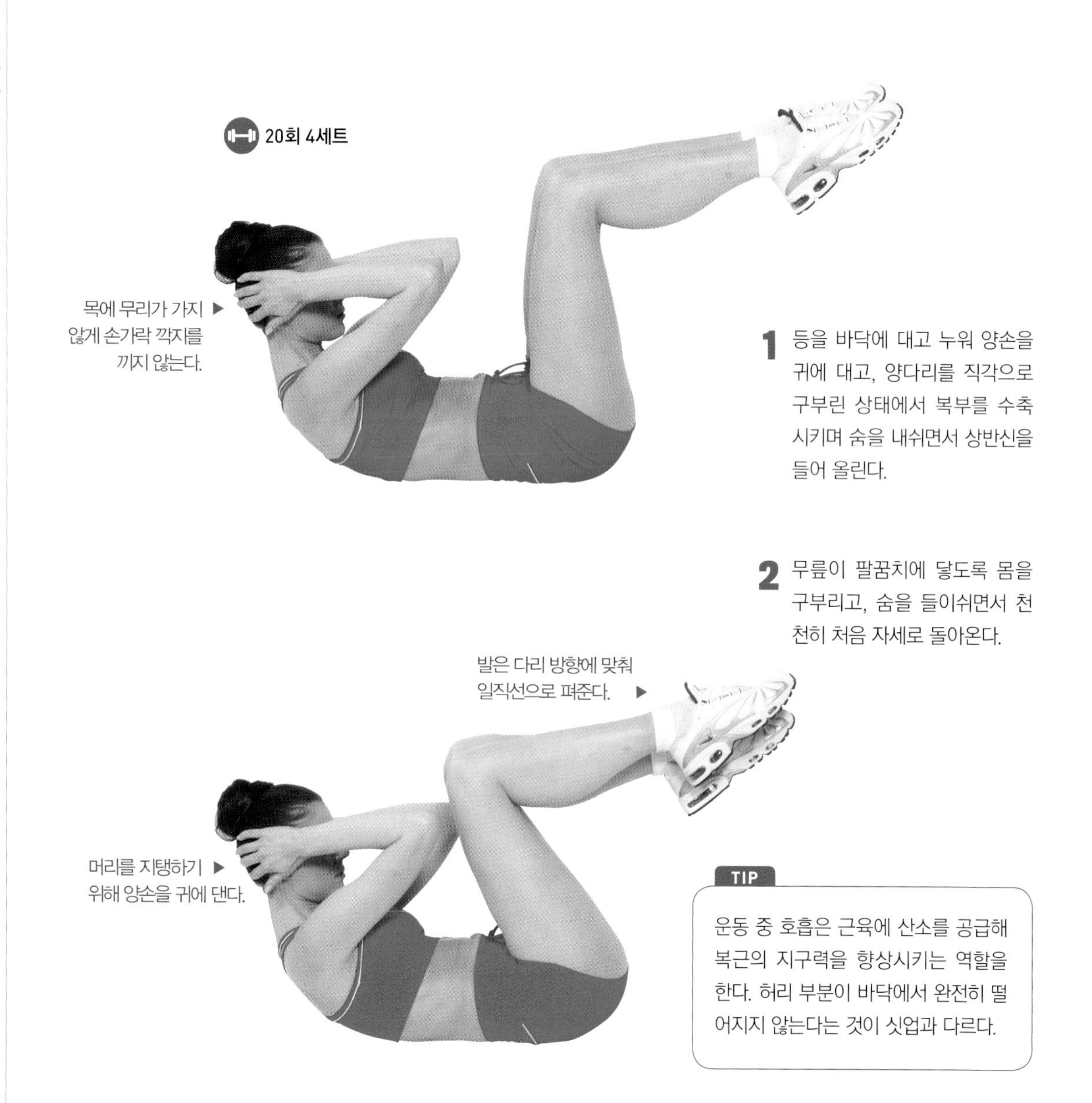

1 등을 바닥에 대고 누워 양손을 귀에 대고, 양다리를 직각으로 구부린 상태에서 복부를 수축시키며 숨을 내쉬면서 상반신을 들어 올린다.

2 무릎이 팔꿈치에 닿도록 몸을 구부리고, 숨을 들이쉬면서 천천히 처음 자세로 돌아온다.

TIP

운동 중 호흡은 근육에 산소를 공급해 복근의 지구력을 향상시키는 역할을 한다. 허리 부분이 바닥에서 완전히 떨어지지 않는다는 것이 싯업과 다르다.

! 등을 구부리면서 하는 운동은 복부를 압박해 복근을 강화시키는 데 도움이 된다.

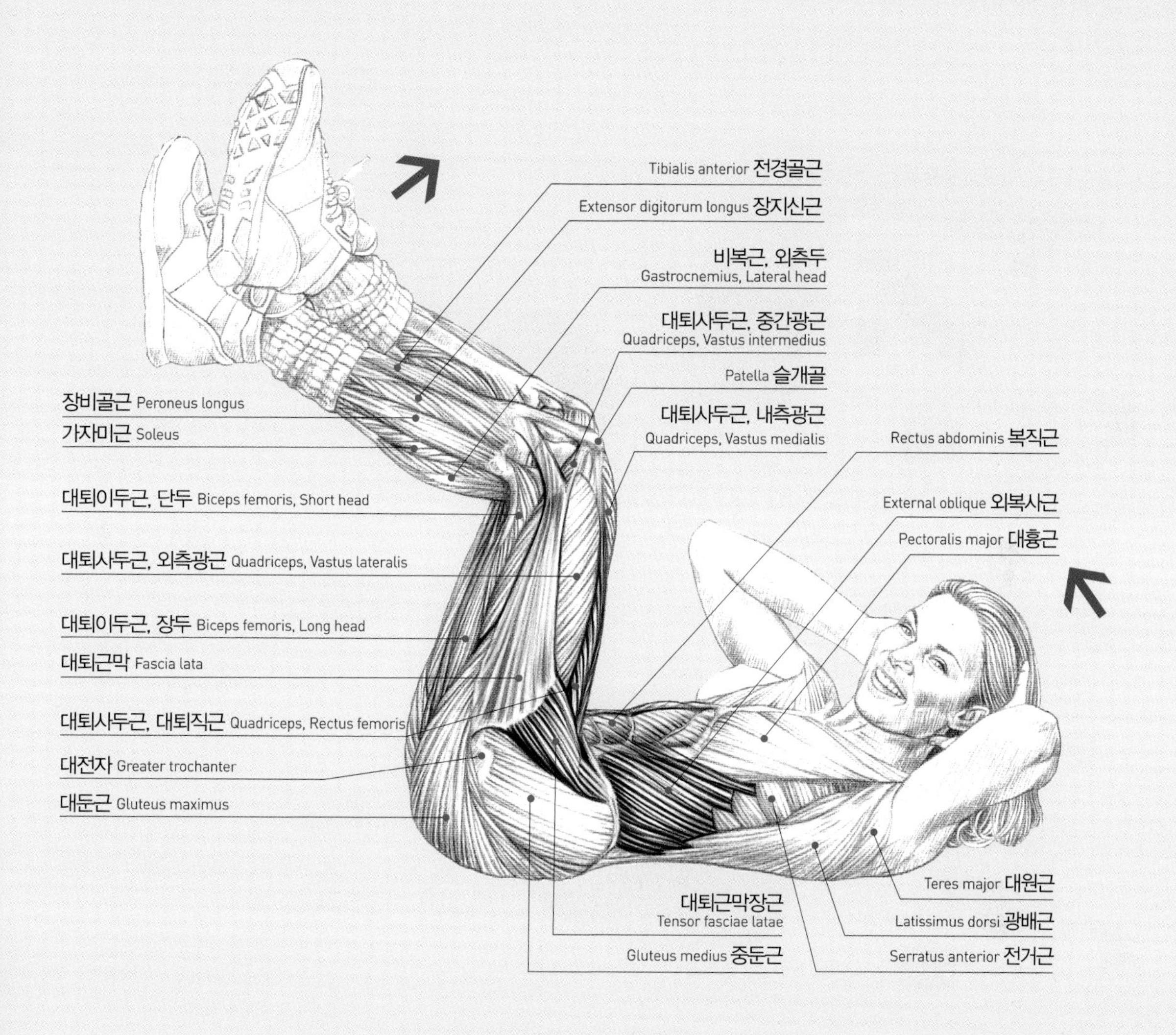
Tibialis anterior 전경골근
Extensor digitorum longus 장지신근
비복근, 외측두
Gastrocnemius, Lateral head
대퇴사두근, 중간광근
Quadriceps, Vastus intermedius
Patella 슬개골
대퇴사두근, 내측광근
Quadriceps, Vastus medialis
Rectus abdominis 복직근
External oblique 외복사근
Pectoralis major 대흉근
장비골근 Peroneus longus
가자미근 Soleus
대퇴이두근, 단두 Biceps femoris, Short head
대퇴사두근, 외측광근 Quadriceps, Vastus lateralis
대퇴이두근, 장두 Biceps femoris, Long head
대퇴근막 Fascia lata
대퇴사두근, 대퇴직근 Quadriceps, Rectus femoris
대전자 Greater trochanter
대둔근 Gluteus maximus
대퇴근막장근
Tensor fasciae latae
Gluteus medius 중둔근
Teres major 대원근
Latissimus dorsi 광배근
Serratus anterior 전거근

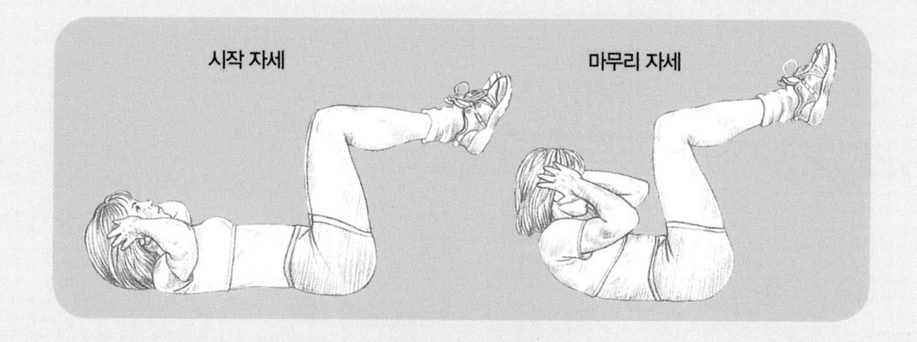
시작 자세
마무리 자세

2 칼브스 오버 벤치 싯업

복근과 내외복사근 운동이다. 복근을 단련시키기 위한 운동으로, 양발을 늑목에 고정시킨 상태에서도 실시할 수 있다.

20회 3세트

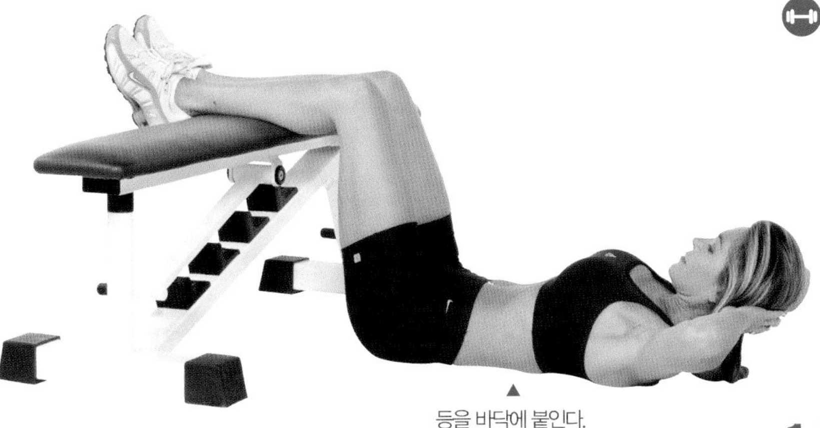

◀ 몸의 방향에 맞춰 머리를 바닥에서 살짝 뗀다.

▲ 등을 바닥에 붙인다.

1 바닥에 누운 상태에서, 다리를 구부려 벤치 위에 올린다. 몸의 방향에 맞춰 머리를 바닥에서 살짝 떼고, 양손은 목덜미 뒷부분을 잡고 등은 바닥에 붙인다.

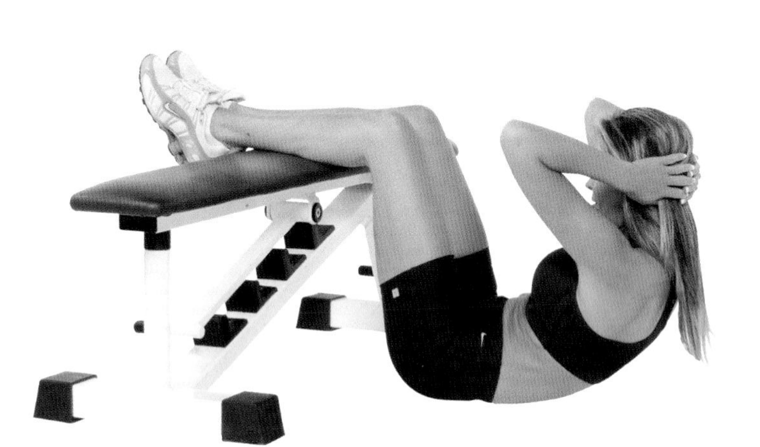

2 복부에 힘을 주고 숨을 들이마신다. 팔꿈치가 무릎에 닿도록 상반신을 가능한 최대한 들어올린다. 허리에 무리가 가지 않게 복부에 힘을 주면서 천천히 상반신을 내려준다. 동작이 끝나면 숨을 내쉰다.

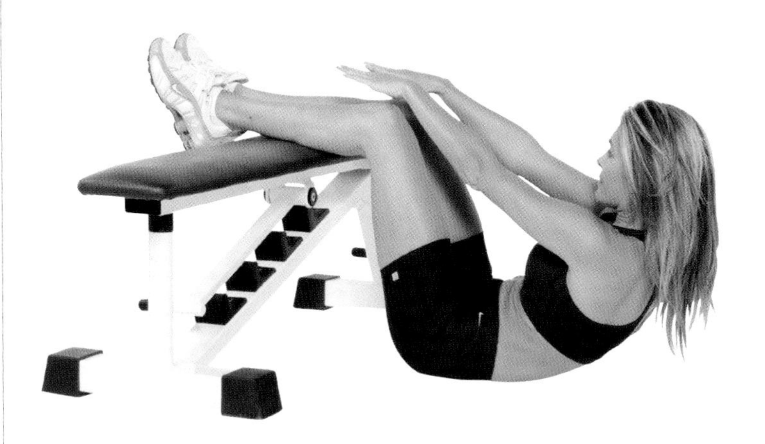

응용 동작

목에 부담을 느끼지 않는 경우, 팔을 허벅지 앞으로 내민 상태에서 손가락이 발에 닿는다는 생각으로 실시한다.

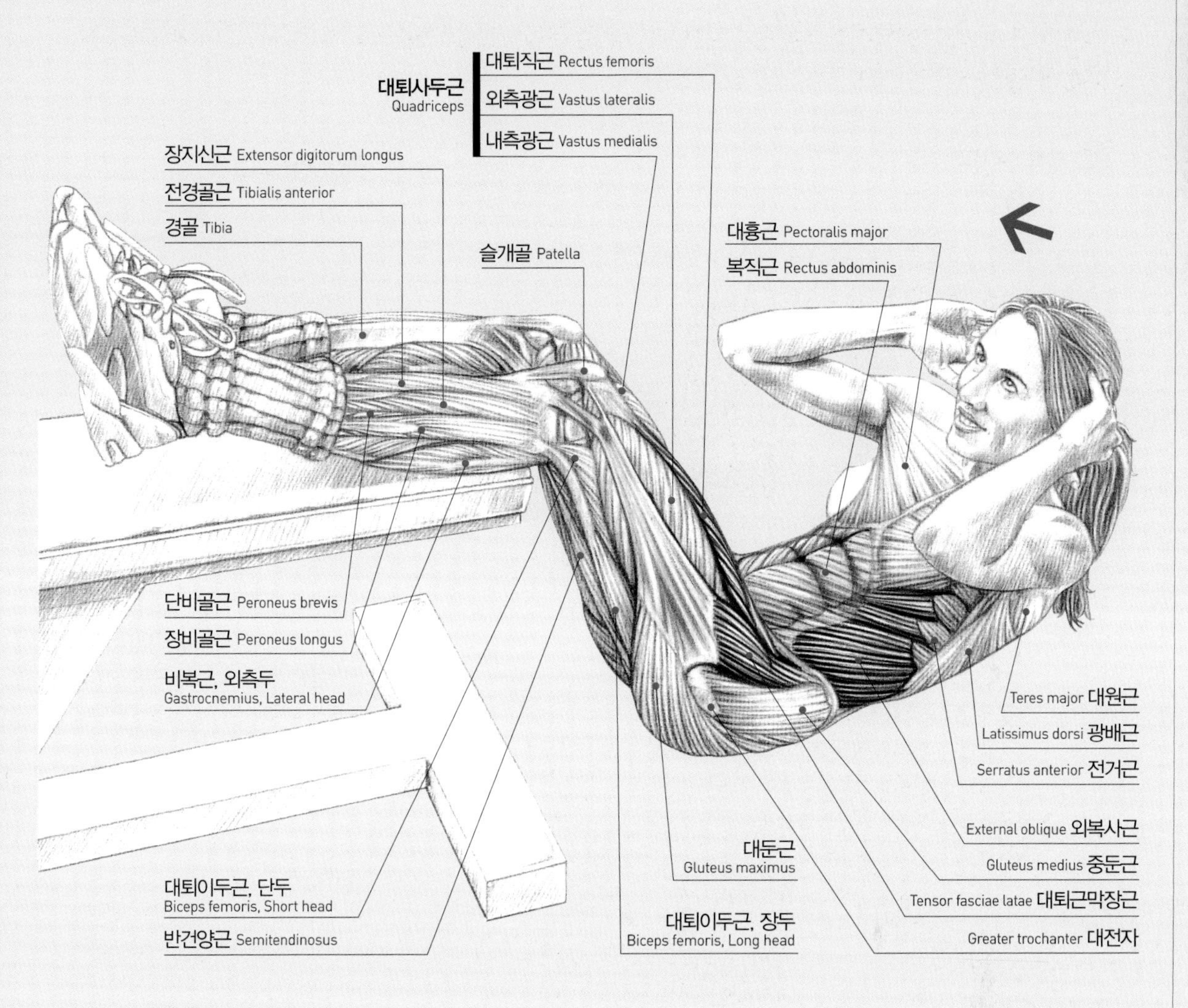
대퇴사두근
Quadriceps
대퇴직근 Rectus femoris
외측광근 Vastus lateralis
내측광근 Vastus medialis
장지신근 Extensor digitorum longus
전경골근 Tibialis anterior
경골 Tibia
슬개골 Patella
대흉근 Pectoralis major
복직근 Rectus abdominis
단비골근 Peroneus brevis
장비골근 Peroneus longus
비복근, 외측두
Gastrocnemius, Lateral head
Teres major 대원근
Latissimus dorsi 광배근
Serratus anterior 전거근
External oblique 외복사근
Gluteus medius 중둔근
Tensor fasciae latae 대퇴근막장근
Greater trochanter 대전자
대둔근
Gluteus maximus
대퇴이두근, 단두
Biceps femoris, Short head
반건양근 Semitendinosus
대퇴이두근, 장두
Biceps femoris, Long head

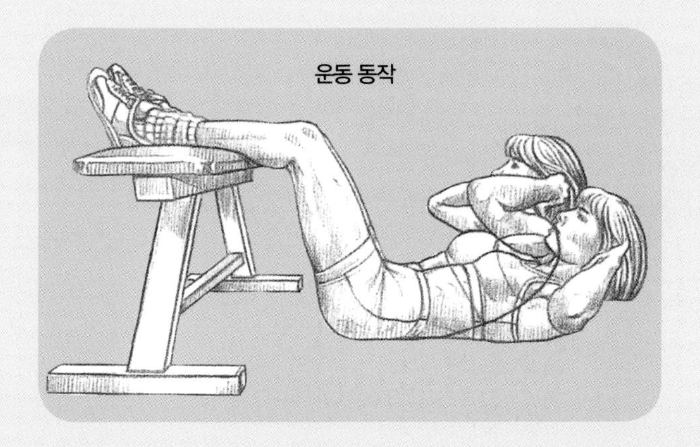
운동 동작

3 트위스트 크런치

내외사복근 운동이다. 바닥에서 번갈아가며 다리를 뻗는 동작으로 복근과 허벅지를 단련시킨다. 복근은 더욱 단단해지고 허벅지 앞부분이 둥그러지는 효과가 있다.

20회 3~4세트

목에 부담되지 않도록 머리를 지탱한다. ▶

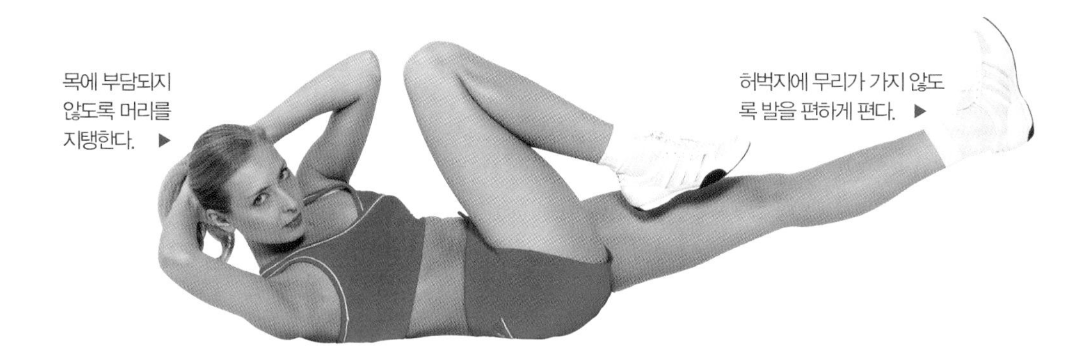

허벅지에 무리가 가지 않도록 발을 편하게 편다. ▶

1 바닥에 누운 상태에서 목에 무리가 가지 않게 손에 깍지를 끼지 않고 손을 목덜미에 얹는다. 한쪽 무릎을 복부 쪽으로 굽히면서 맞은편 팔꿈치가 접힌 무릎에 닿도록 한다. 동시에 반대쪽 다리는 등에 무리가 가지 않게 골반 살짝 위로 편다.

TIP

근육에 과도한 산소가 공급되지 않도록 두 번에 한 번 꼴로 숨을 들이쉬고 내쉰다. 근육에 과도하게 산소가 공급될 경우 근육이 수축되어 제대로 된 운동 효과를 얻을 수 없다.

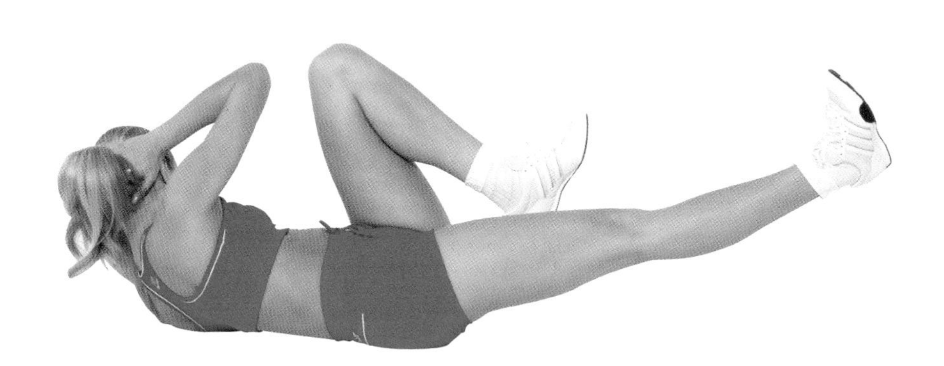

2 반대 방향으로도 실시한다.

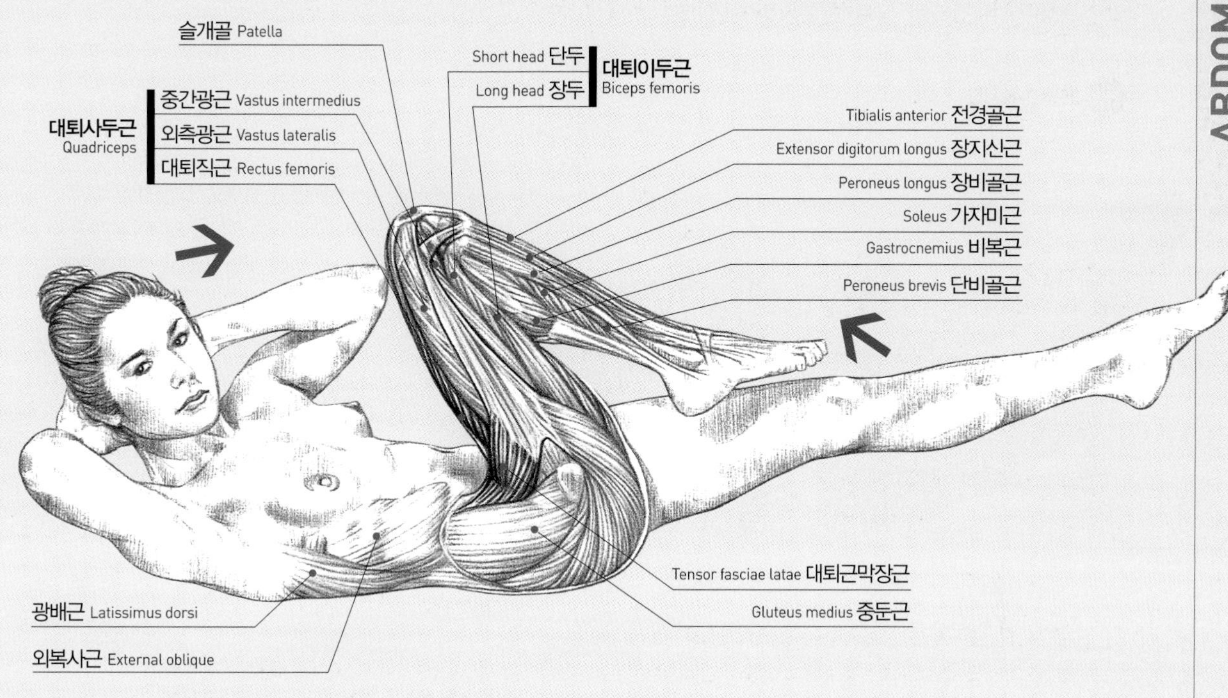
슬개골 Patella
대퇴사두근 Quadriceps
중간광근 Vastus intermedius
외측광근 Vastus lateralis
대퇴직근 Rectus femoris
Short head 단두
Long head 장두
대퇴이두근 Biceps femoris
Tibialis anterior 전경골근
Extensor digitorum longus 장지신근
Peroneus longus 장비골근
Soleus 가자미근
Gastrocnemius 비복근
Peroneus brevis 단비골근
Tensor fasciae latae 대퇴근막장근
Gluteus medius 중둔근
광배근 Latissimus dorsi
외복사근 External oblique

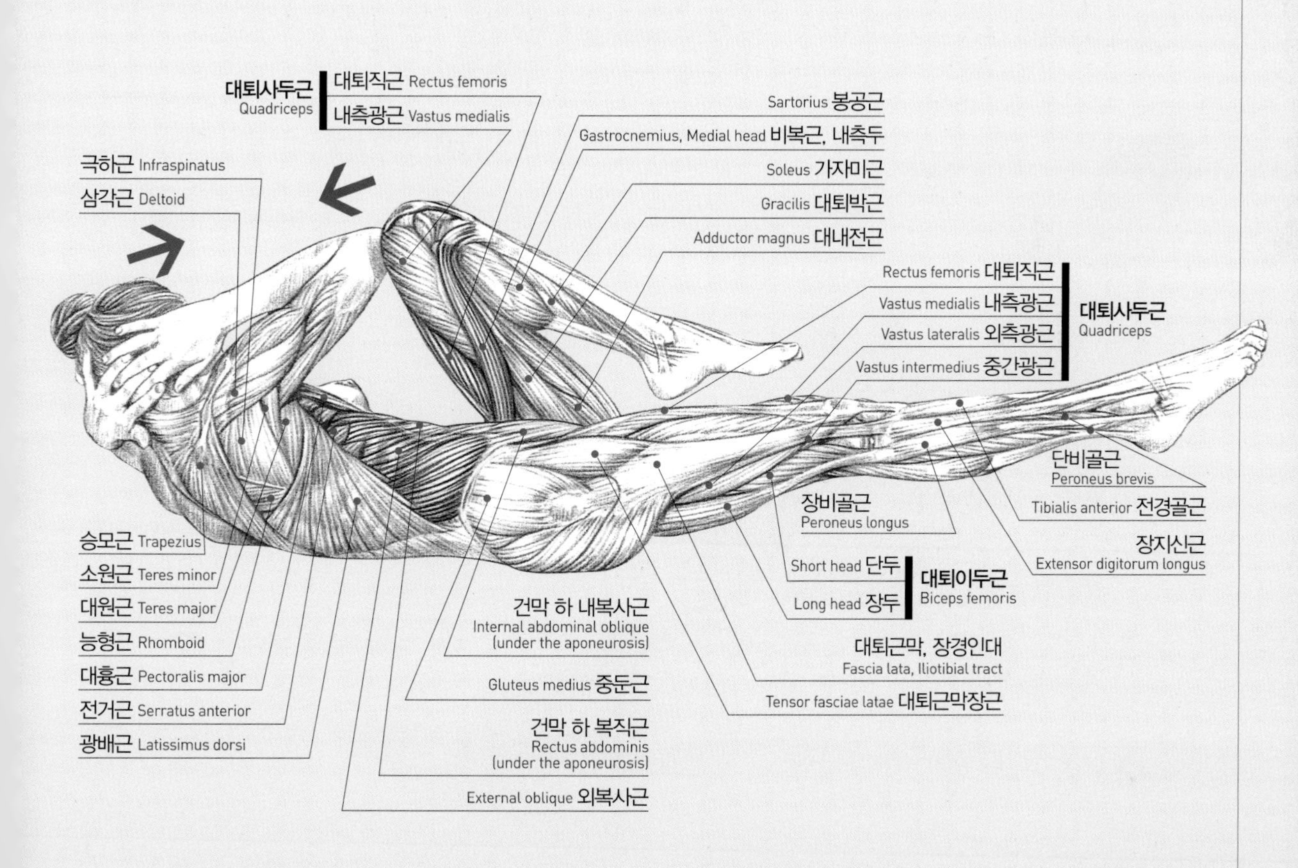
대퇴사두근 Quadriceps
대퇴직근 Rectus femoris
내측광근 Vastus medialis
극하근 Infraspinatus
삼각근 Deltoid
Sartorius 봉공근
Gastrocnemius, Medial head 비복근, 내측두
Soleus 가자미근
Gracilis 대퇴박근
Adductor magnus 대내전근
Rectus femoris 대퇴직근
Vastus medialis 내측광근
Vastus lateralis 외측광근
Vastus intermedius 중간광근
대퇴사두근 Quadriceps
단비골근 Peroneus brevis
Tibialis anterior 전경골근
장지신근 Extensor digitorum longus
장비골근 Peroneus longus
Short head 단두
Long head 장두
대퇴이두근 Biceps femoris
대퇴근막, 장경인대 Fascia lata, Iliotibial tract
Tensor fasciae latae 대퇴근막장근
승모근 Trapezius
소원근 Teres minor
대원근 Teres major
능형근 Rhomboid
대흉근 Pectoralis major
전거근 Serratus anterior
광배근 Latissimus dorsi
건막 하 내복사근 Internal abdominal oblique (under the aponeurosis)
Gluteus medius 중둔근
건막 하 복직근 Rectus abdominis (under the aponeurosis)
External oblique 외복사근

4 레그 레이즈

하복부를 단련하는 대표적인 운동이다. 바닥에서 발등을 펴고 다리를 들어 올리는 동작으로, 복근을 탄력 있게 해주며 건강한 실루엣을 만들어 준다.

등이 휘지 않도록
복부에 힘을 준다.
다리를 높이
들어 올린다.
목에 무리가 가지 않게
어깨 밑으로 팔꿈치를 바
닥에 직각으로 세운다.
30회 4세트

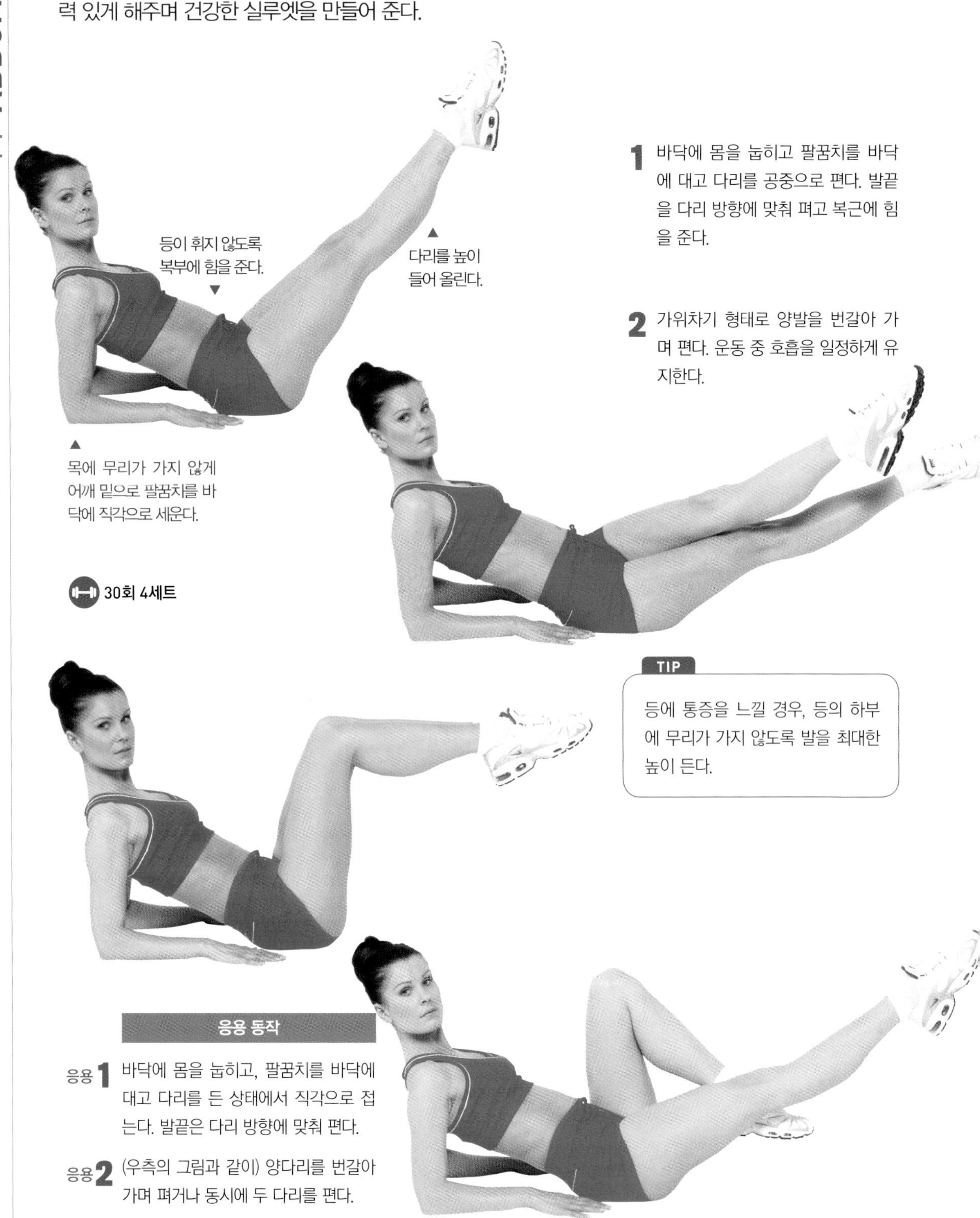

1 바닥에 몸을 눕히고 팔꿈치를 바닥에 대고 다리를 공중으로 편다. 발끝을 다리 방향에 맞춰 펴고 복근에 힘을 준다.

2 가위차기 형태로 양발을 번갈아 가며 편다. 운동 중 호흡을 일정하게 유지한다.

TIP

등에 통증을 느낄 경우, 등의 하부에 무리가 가지 않도록 발을 최대한 높이 든다.

응용 동작

응용 **1** 바닥에 몸을 눕히고, 팔꿈치를 바닥에 대고 다리를 든 상태에서 직각으로 접는다. 발끝은 다리 방향에 맞춰 편다.

응용 **2** (우측의 그림과 같이) 양다리를 번갈아 가며 펴거나 동시에 두 다리를 편다.

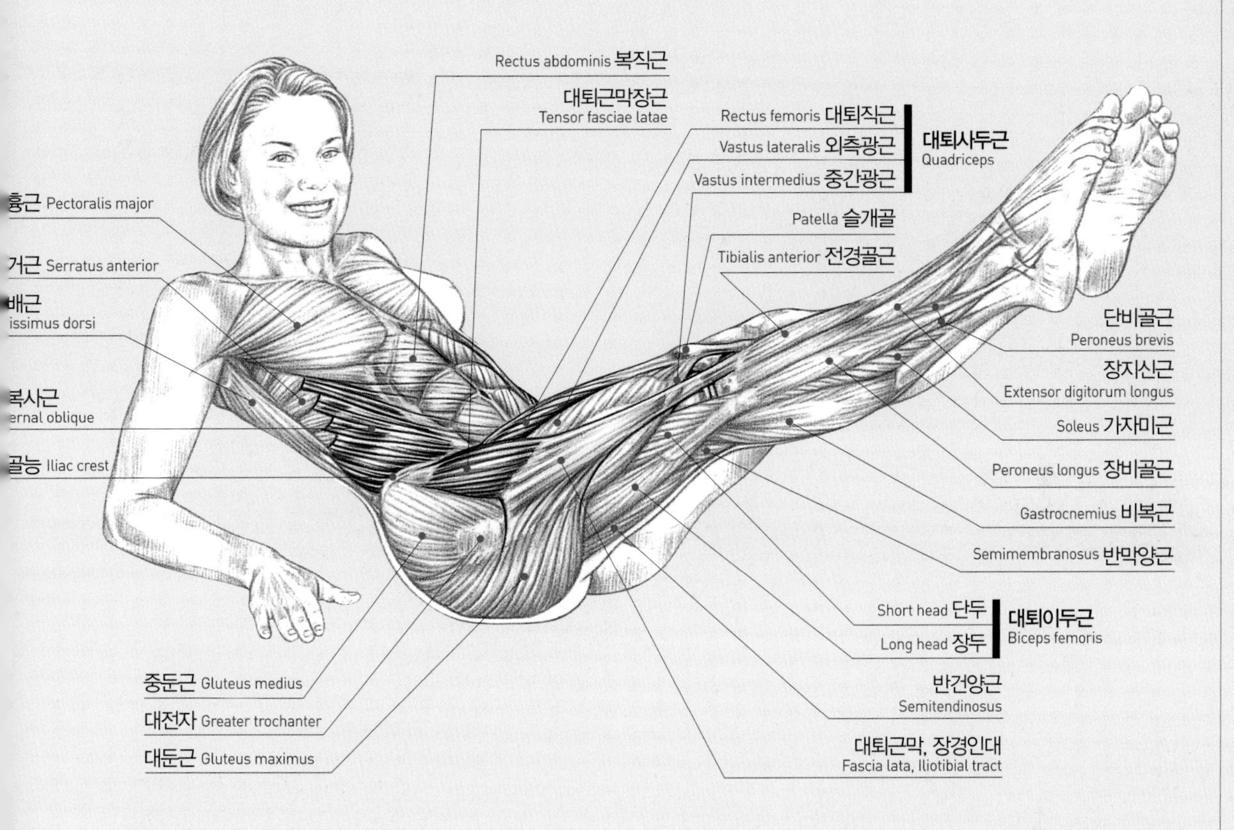
Rectus abdominis 복직근
대퇴근막장근
Tensor fasciae latae
Rectus femoris 대퇴직근
Vastus lateralis 외측광근
Vastus intermedius 중간광근
대퇴사두근
Quadriceps
Patella 슬개골
Tibialis anterior 전경골근
흉근 Pectoralis major
거근 Serratus anterior
배근
issimus dorsi
복사근
ernal oblique
골능 Iliac crest
단비골근
Peroneus brevis
장지신근
Extensor digitorum longus
Soleus 가자미근
Peroneus longus 장비골근
Gastrocnemius 비복근
Semimembranosus 반막양근
Short head 단두
Long head 장두
대퇴이두근
Biceps femoris
반건양근
Semitendinosus
대퇴근막, 장경인대
Fascia lata, Iliotibial tract
중둔근 Gluteus medius
대전자 Greater trochanter
대둔근 Gluteus maximus

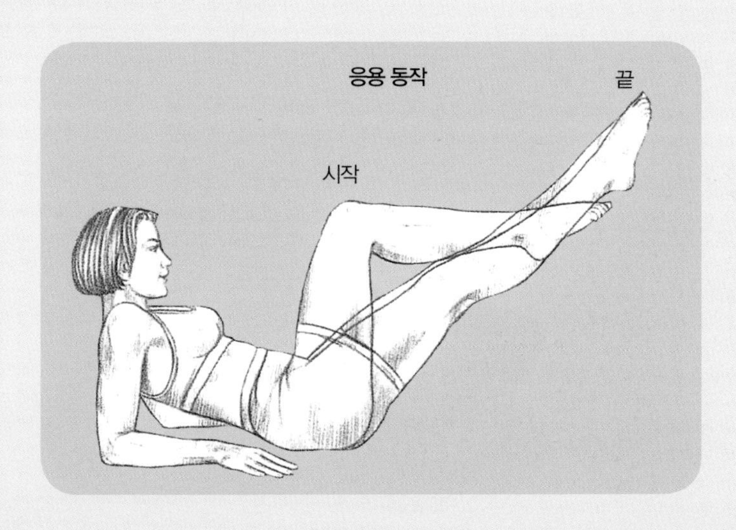
응용 동작
끝
시작

5 라잉 레그 레이즈

복근과 내외복사근 운동이다. 바닥에서 골반을 들어 올리는 동작으로, 복근을 단련시키기 위한 가장 일반적인 형태의 운동이다.

20회 4세트

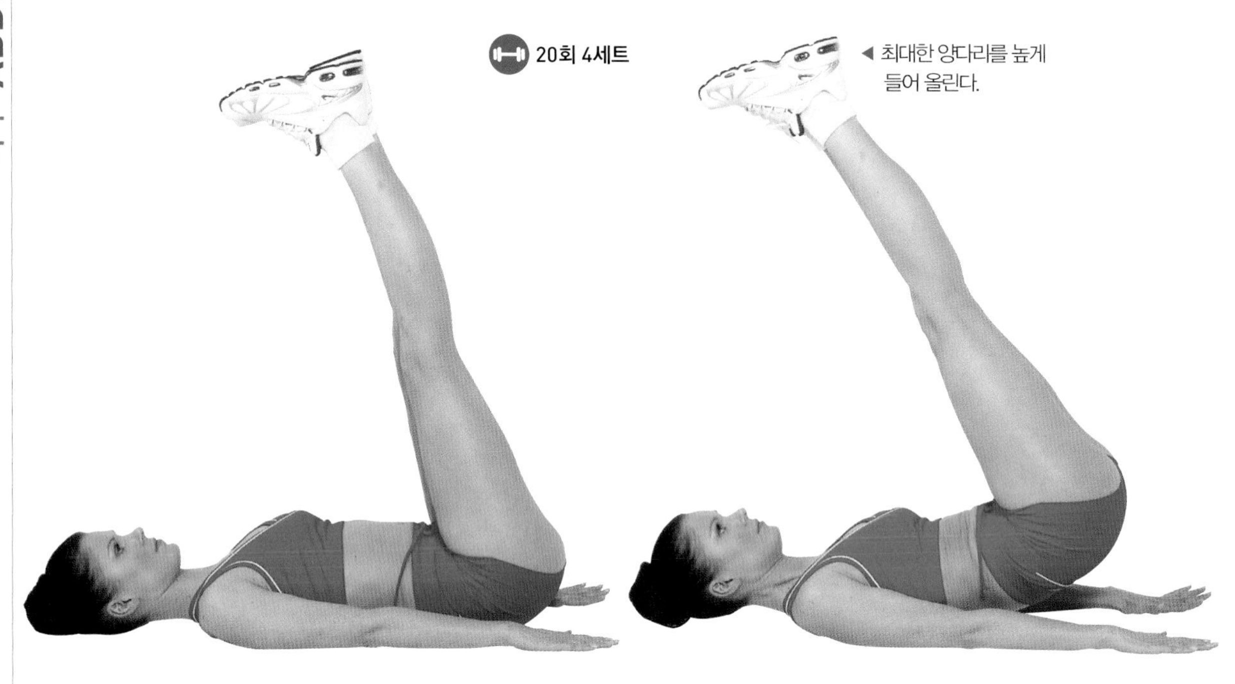

◀ 최대한 양다리를 높게 들어 올린다.

1 바닥에 등을 대고 누운 상태에서, 몸 옆으로 양팔을 뻗고(안정감을 높이고자 할 경우 양팔을 십자 모양으로 벌린다), 양다리를 골반 위로 수직으로 들어 올린다.

2 복근에 힘을 준 상태에서, 숨을 들이마시면서 팔로 바닥을 지지한 채 허벅지를 바닥에서 들어 올린다. 숨을 내쉬면서 원래 상태로 천천히 돌아온다.

TIP

허리가 약한 사람들은, 허리를 보호하기 위해 양손을 엉덩이 밑에 위치시킨다.

응용 동작

상복근과 하복근을 동시에 단련시키고자 할 경우, 양손을 목덜미 뒤에 대고 상체를 살짝 들어 올린 상태에서 실시한다.

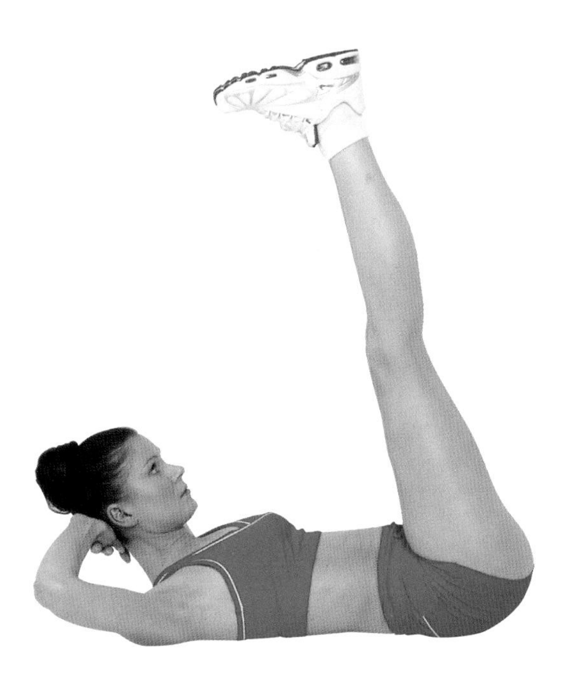

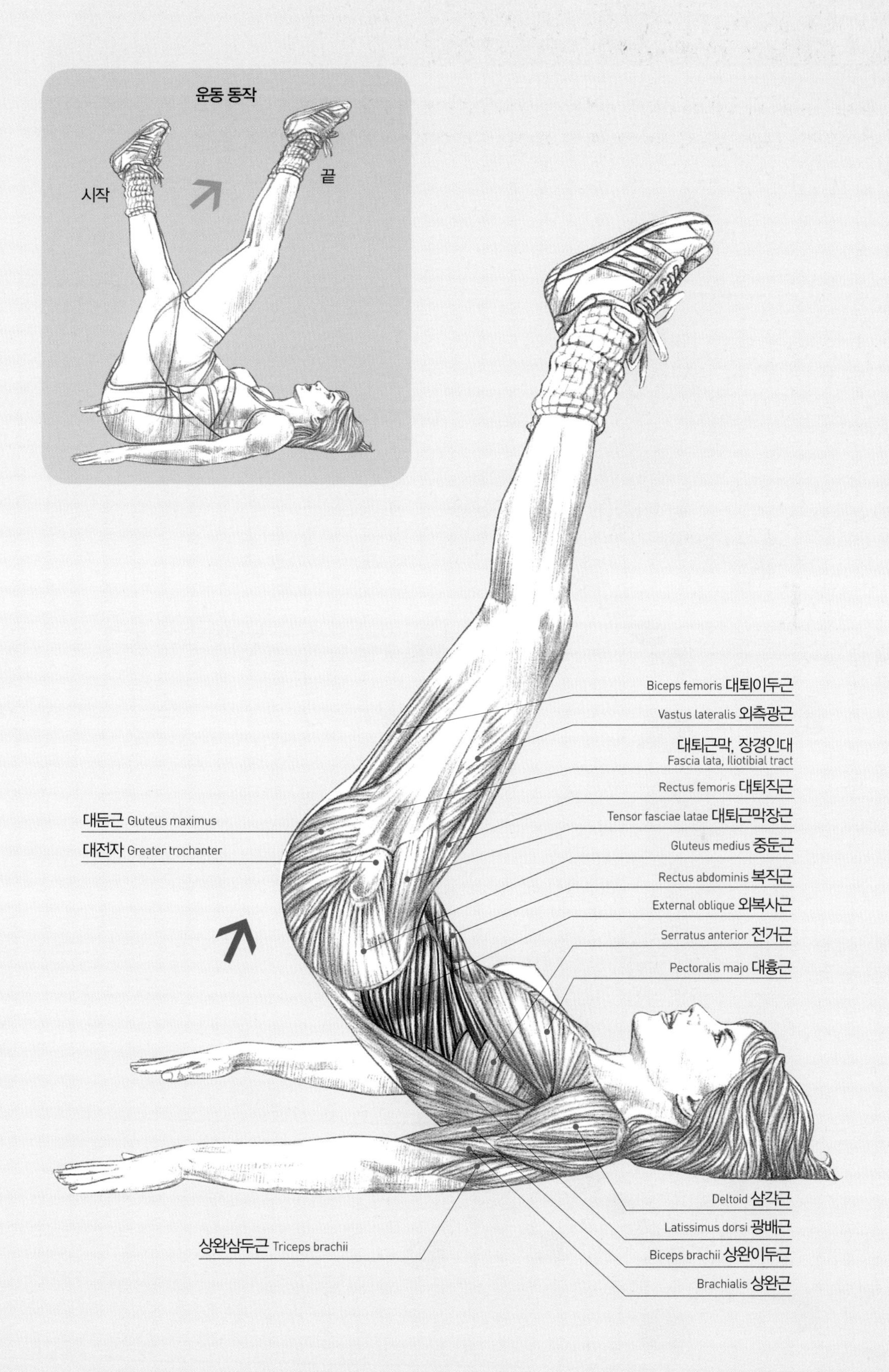
운동 동작
시작
끝
Biceps femoris 대퇴이두근
Vastus lateralis 외측광근
대퇴근막, 장경인대
Fascia lata, Iliotibial tract
Rectus femoris 대퇴직근
Tensor fasciae latae 대퇴근막장근
Gluteus medius 중둔근
Rectus abdominis 복직근
External oblique 외복사근
Serratus anterior 전거근
Pectoralis majo 대흉근
대둔근 Gluteus maximus
대전자 Greater trochanter
Deltoid 삼각근
Latissimus dorsi 광배근
Biceps brachii 상완이두근
Brachialis 상완근
상완삼두근 Triceps brachii

6 시티드 니업

복직근 운동이다. 벤치에 앉아서 실시하는 동작으로 바른 자세로 정확하게 운동해야 복근을 만들 수 있다. 상복부와 하복부를 동시에 발달시킬 수 있어 초보자들에게 추천하는 복근 운동이다.

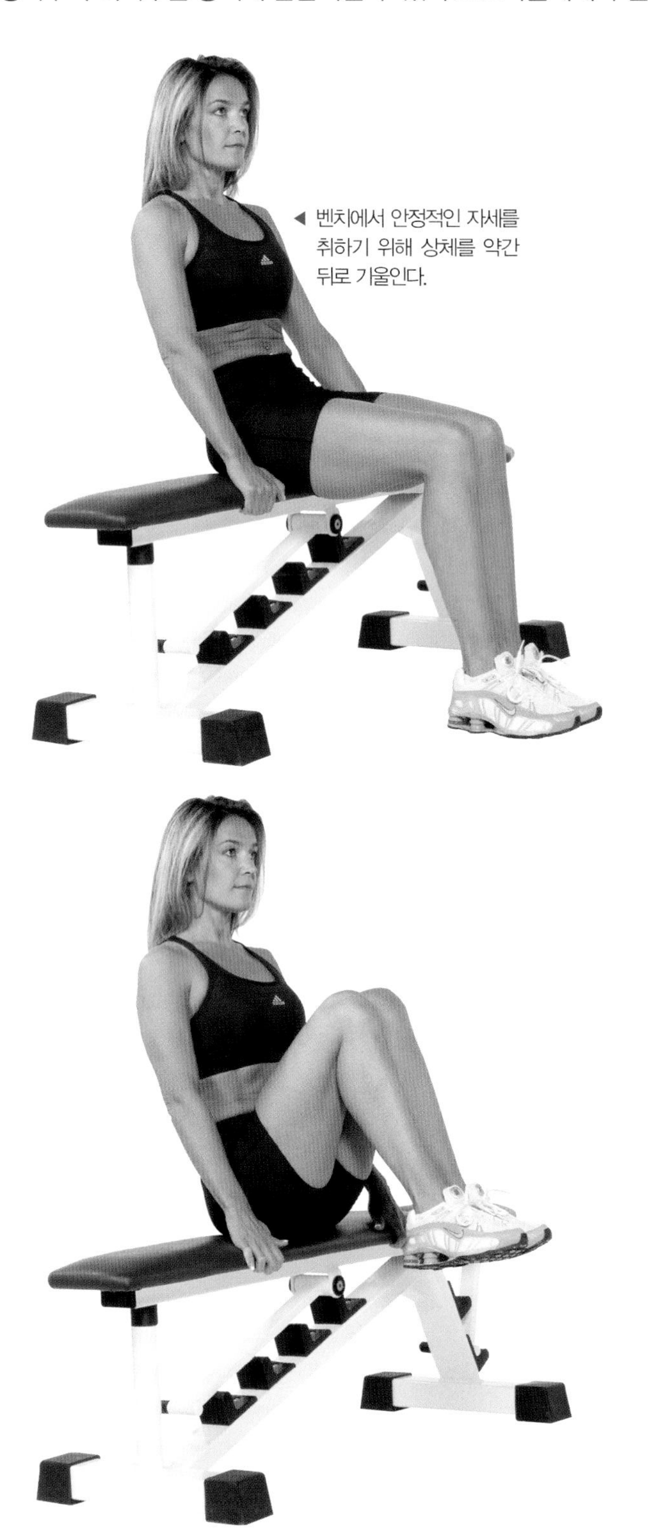

◀ 벤치에서 안정적인 자세를 취하기 위해 상체를 약간 뒤로 기울인다.

15회 3세트

1 벤치에 앉은 상태에서, 양손을 허벅지 옆에 두고 복근에 힘을 준 상태로 무릎을 붙인다.

2 숨을 들이쉬면서 가슴 높이까지 무릎을 들어 올린다. 숨을 내쉬면서 발을 지면에 닿을 정도로 내린다.

TIP

복근 운동을 제대로 하기 위해서는 근육이 땅기는 느낌이 들 때까지 여러 세트를 이어서 해야 한다.

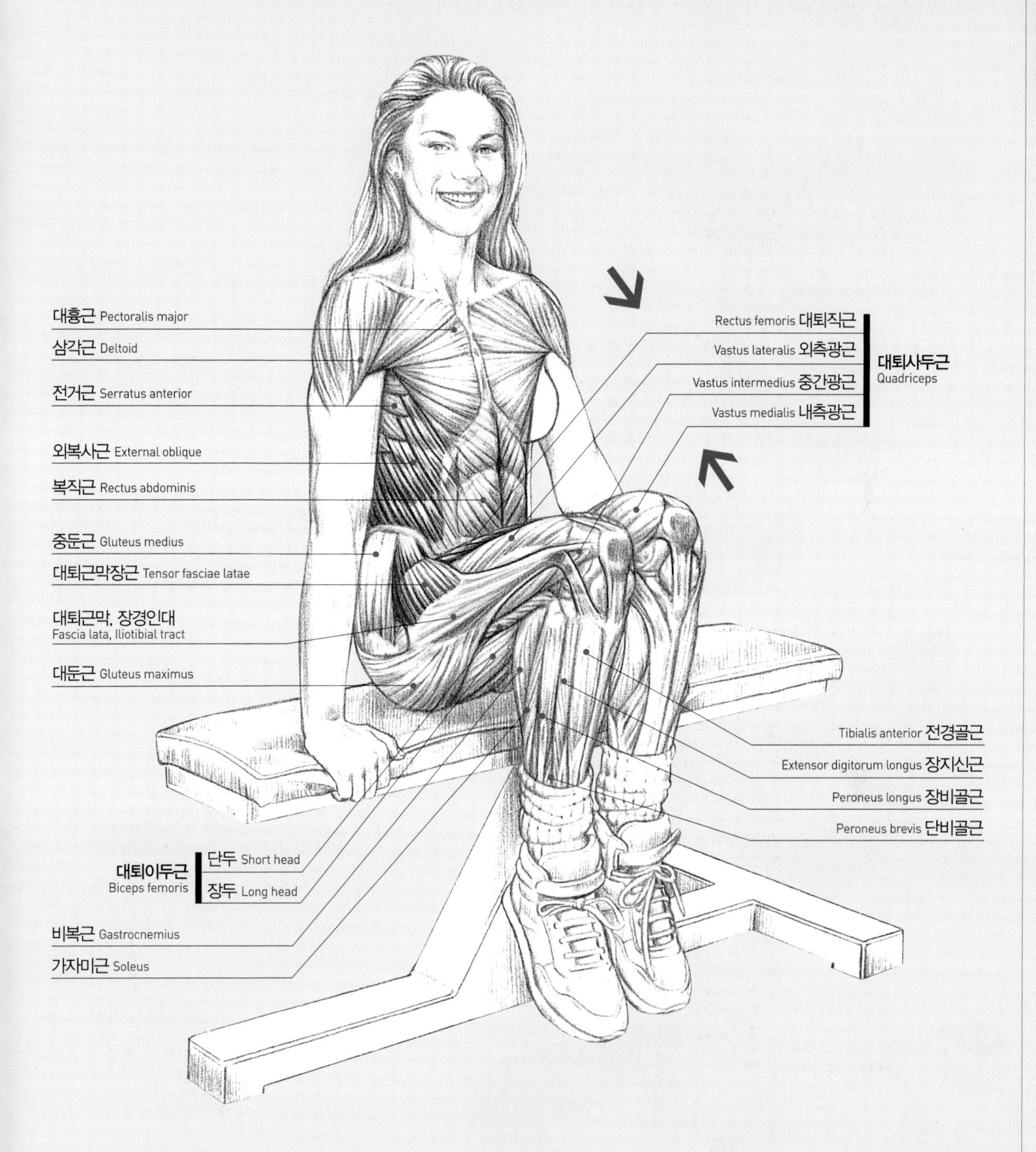

대흉근 Pectoralis major
삼각근 Deltoid
전거근 Serratus anterior
외복사근 External oblique
복직근 Rectus abdominis
중둔근 Gluteus medius
대퇴근막장근 Tensor fasciae latae
대퇴근막, 장경인대
Fascia lata, Iliotibial tract
대둔근 Gluteus maximus
대퇴이두근
Biceps femoris
단두 Short head
장두 Long head
비복근 Gastrocnemius
가자미근 Soleus
Rectus femoris 대퇴직근
Vastus lateralis 외측광근
Vastus intermedius 중간광근
Vastus medialis 내측광근
대퇴사두근
Quadriceps
Tibialis anterior 전경골근
Extensor digitorum longus 장지신근
Peroneus longus 장비골근
Peroneus brevis 단비골근

7 싯업

엉덩이 굴근, 사근, 복직근 운동이다. 바닥에서 상체를 들어 올리는 가장 잘 알려진 형태의 복근 운동으로, 몸통의 전면과 후면을 동시에 단련해 단단한 복근을 만들 수 있다.

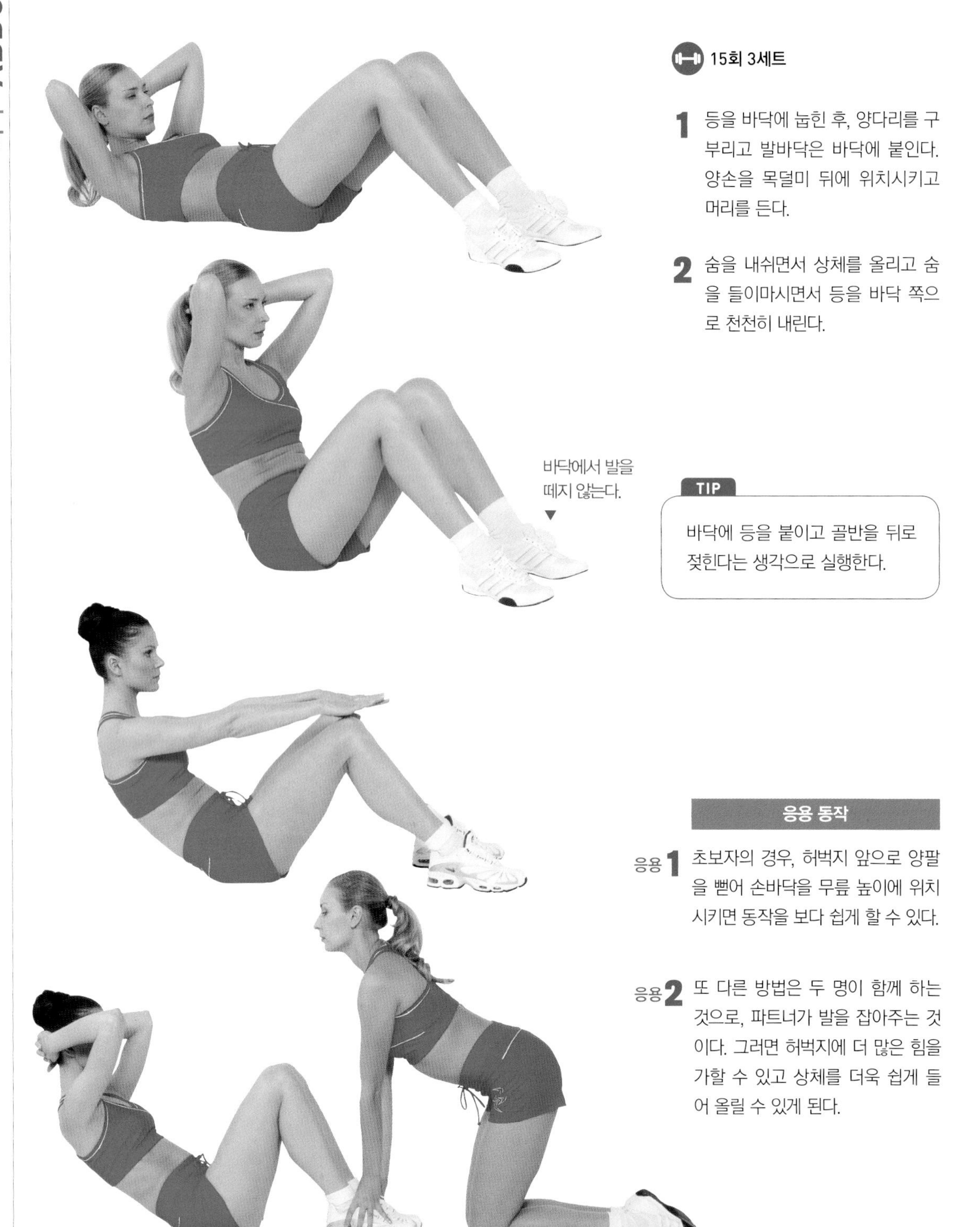

15회 3세트

1 등을 바닥에 눕힌 후, 양다리를 구부리고 발바닥은 바닥에 붙인다. 양손을 목덜미 뒤에 위치시키고 머리를 든다.

2 숨을 내쉬면서 상체를 올리고 숨을 들이마시면서 등을 바닥 쪽으로 천천히 내린다.

TIP

바닥에 등을 붙이고 골반을 뒤로 젖힌다는 생각으로 실행한다.

응용 동작

응용 1 초보자의 경우, 허벅지 앞으로 양팔을 뻗어 손바닥을 무릎 높이에 위치시키면 동작을 보다 쉽게 할 수 있다.

응용 2 또 다른 방법은 두 명이 함께 하는 것으로, 파트너가 발을 잡아주는 것이다. 그러면 허벅지에 더 많은 힘을 가할 수 있고 상체를 더욱 쉽게 들어 올릴 수 있게 된다.

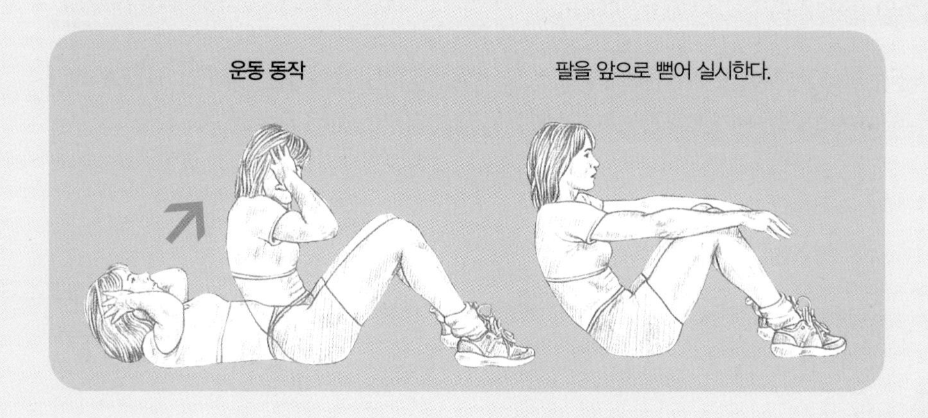
운동 동작
팔을 앞으로 뻗어 실시한다.

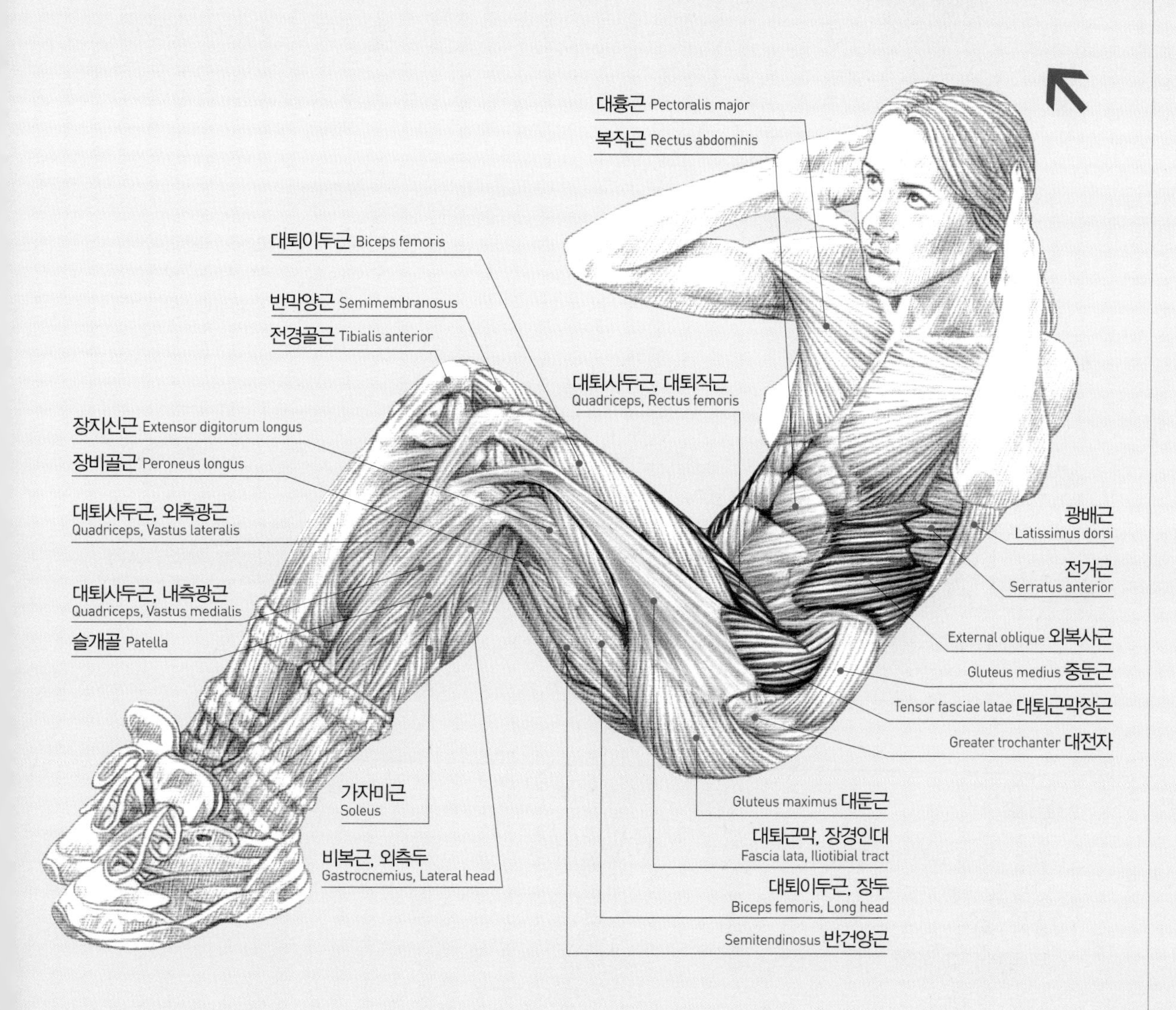
대흉근 Pectoralis major
복직근 Rectus abdominis
대퇴이두근 Biceps femoris
반막양근 Semimembranosus
전경골근 Tibialis anterior
대퇴사두근, 대퇴직근
Quadriceps, Rectus femoris
장지신근 Extensor digitorum longus
장비골근 Peroneus longus
대퇴사두근, 외측광근
Quadriceps, Vastus lateralis
대퇴사두근, 내측광근
Quadriceps, Vastus medialis
슬개골 Patella
광배근
Latissimus dorsi
전거근
Serratus anterior
External oblique 외복사근
Gluteus medius 중둔근
Tensor fasciae latae 대퇴근막장근
Greater trochanter 대전자
가자미근
Soleus
비복근, 외측두
Gastrocnemius, Lateral head
Gluteus maximus 대둔근
대퇴근막, 장경인대
Fascia lata, Iliotibial tract
대퇴이두근, 장두
Biceps femoris, Long head
Semitendinosus 반건양근

1 사이드 벤드

외복사근과 내복사근 운동이다. 덤벨과 바를 활용해 허리를 스트레칭하는 동작으로, 옆구리 군살을 제거하고 허리 곡선을 잘록하게 만드는 데 효과적이라서 특히 여성들에게 권장하는 운동이다.

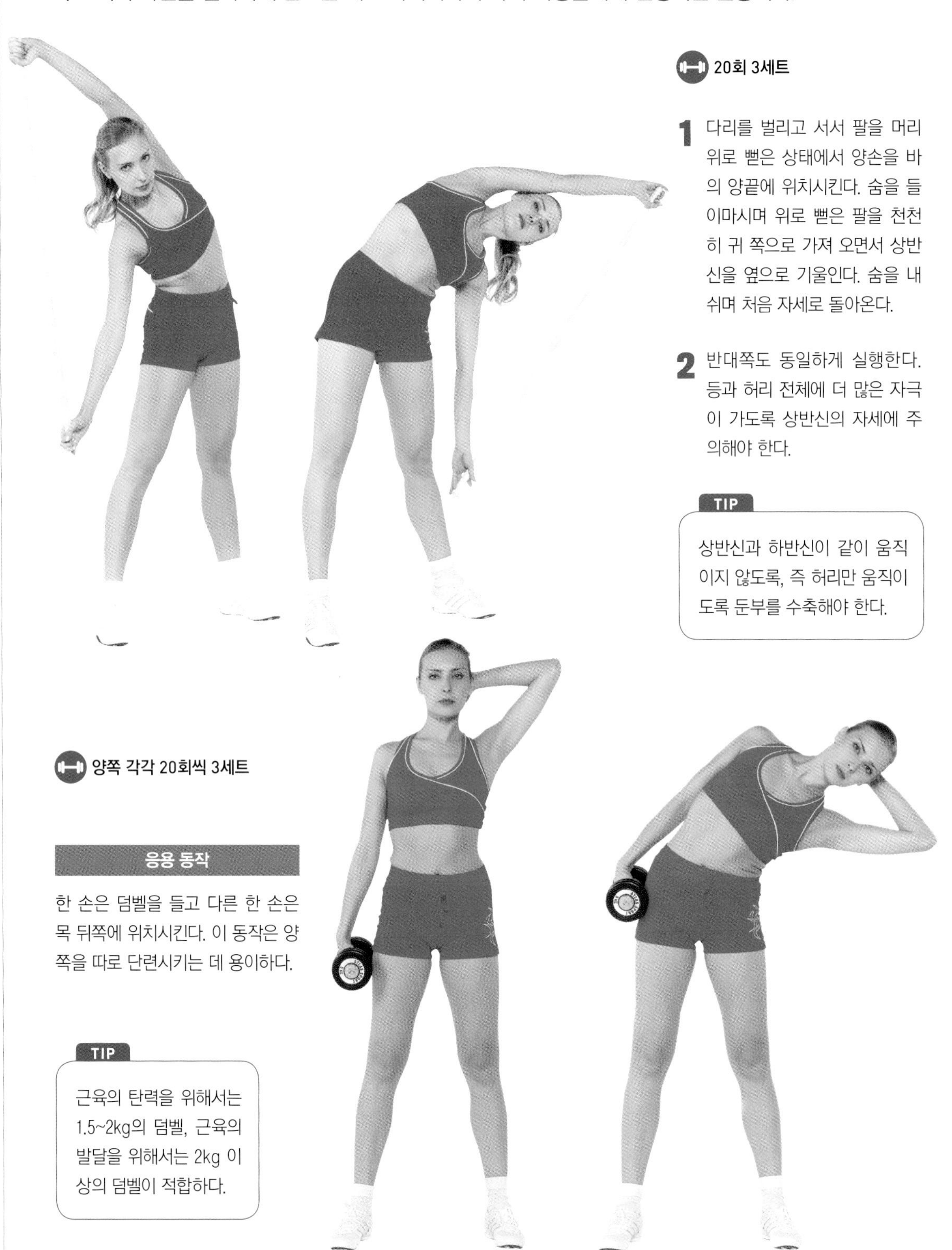

20회 3세트

1 다리를 벌리고 서서 팔을 머리 위로 뻗은 상태에서 양손을 바의 양끝에 위치시킨다. 숨을 들이마시며 위로 뻗은 팔을 천천히 귀 쪽으로 가져 오면서 상반신을 옆으로 기울인다. 숨을 내쉬며 처음 자세로 돌아온다.

2 반대쪽도 동일하게 실행한다. 등과 허리 전체에 더 많은 자극이 가도록 상반신의 자세에 주의해야 한다.

TIP

상반신과 하반신이 같이 움직이지 않도록, 즉 허리만 움직이도록 둔부를 수축해야 한다.

양쪽 각각 20회씩 3세트

응용 동작

한 손은 덤벨을 들고 다른 한 손은 목 뒤쪽에 위치시킨다. 이 동작은 양쪽을 따로 단련시키는 데 용이하다.

TIP

근육의 탄력을 위해서는 1.5~2kg의 덤벨, 근육의 발달을 위해서는 2kg 이상의 덤벨이 적합하다.

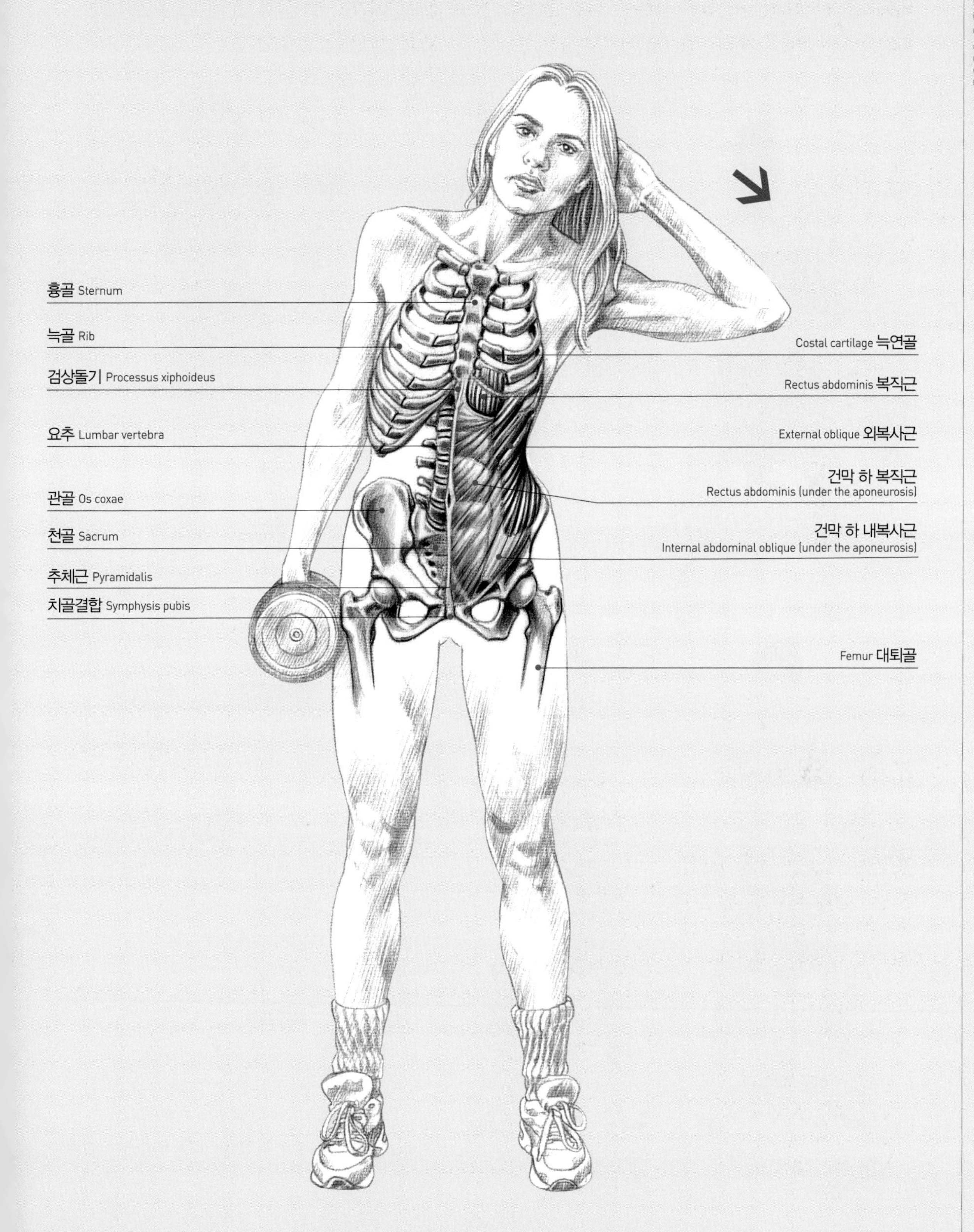

흉골 Sternum
늑골 Rib
검상돌기 Processus xiphoideus
요추 Lumbar vertebra
관골 Os coxae
천골 Sacrum
추체근 Pyramidalis
치골결합 Symphysis pubis
Costal cartilage 늑연골
Rectus abdominis 복직근
External oblique 외복사근
건막 하 복직근
Rectus abdominis (under the aponeurosis)
건막 하 내복사근
Internal abdominal oblique (under the aponeurosis)
Femur 대퇴골

2 트렁크 로테이션

바를 이용해 상반신을 좌우로 비트는 복사근 운동이다. 허리를 날씬하게 하고 탄력 있게 만드는 데 적합하다.

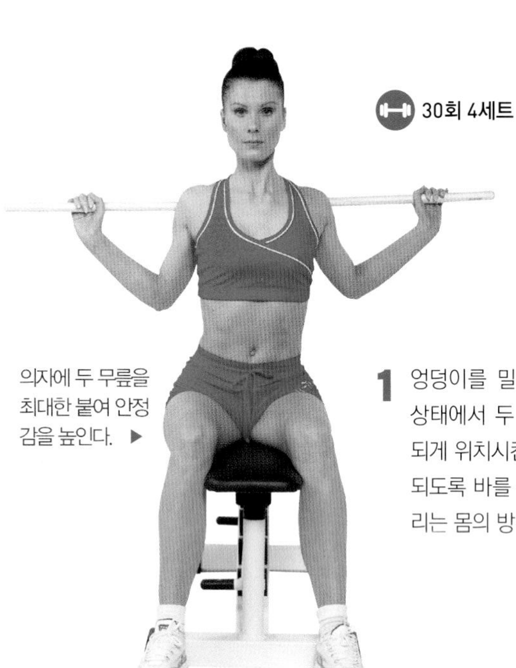

30회 4세트

의자에 두 무릎을 최대한 붙여 안정감을 높인다. ▶

1 엉덩이를 밀착시켜 의자에 앉은 상태에서 두 발을 바닥에 수평이 되게 위치시킨다. 어깨와 일직선이 되도록 바를 두 손으로 잡는다. 머리는 몸의 방향에 맞춘다.

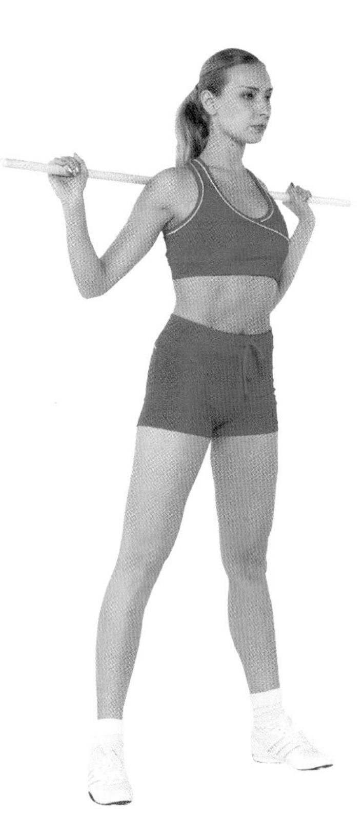

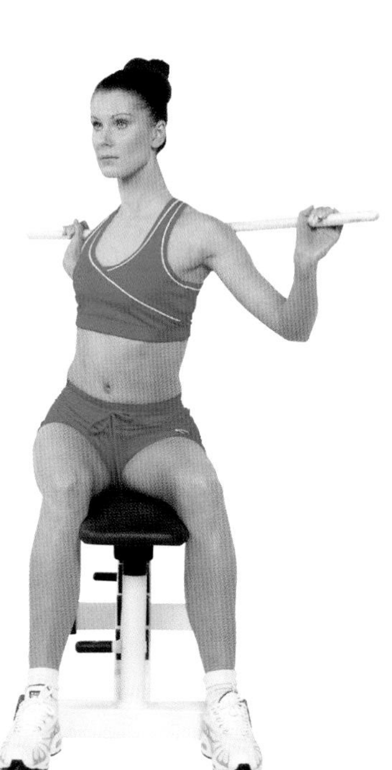

2 상반신을 왼쪽으로 회전시킨다.

3 상반신을 오른쪽으로 회전시킨다.

응용 동작

둔부를 더욱 수축시키고 상반신의 자세를 안정적으로 하기 위해, 일어선 자세에서 양발을 가볍게 바깥쪽으로 뻗는다.

TIP

이 동작을 하는 동안에는 상반신과 복부를 고정하기 위해 계속해서 둔부를 수축한다. 회전을 할 때마다 숨을 들이마시고 내쉰다.

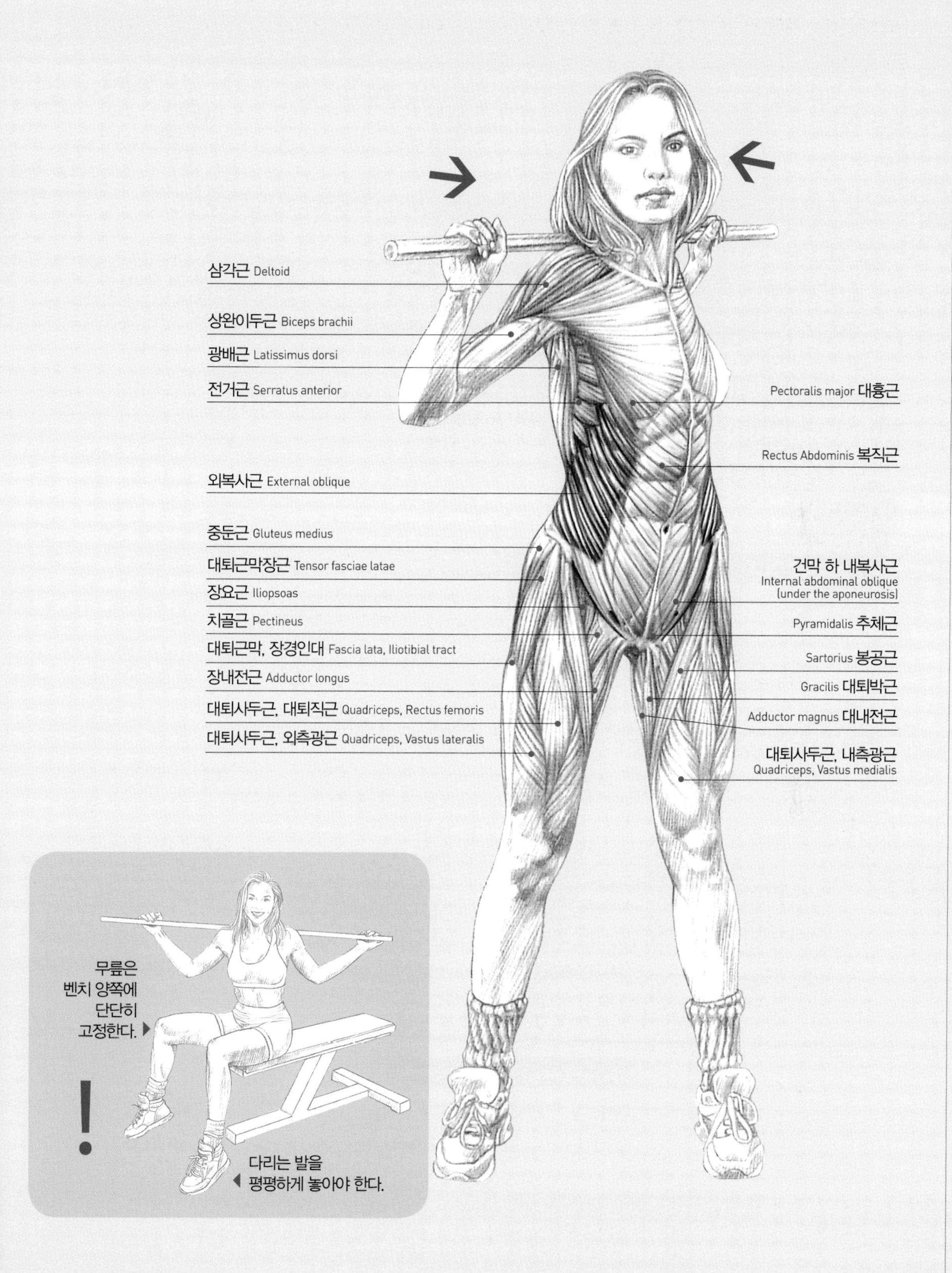

삼각근 Deltoid
상완이두근 Biceps brachii
광배근 Latissimus dorsi
전거근 Serratus anterior
외복사근 External oblique
중둔근 Gluteus medius
대퇴근막장근 Tensor fasciae latae
장요근 Iliopsoas
치골근 Pectineus
대퇴근막, 장경인대 Fascia lata, Iliotibial tract
장내전근 Adductor longus
대퇴사두근, 대퇴직근 Quadriceps, Rectus femoris
대퇴사두근, 외측광근 Quadriceps, Vastus lateralis
Pectoralis major 대흉근
Rectus Abdominis 복직근
건막 하 내복사근
Internal abdominal oblique
(under the aponeurosis)
Pyramidalis 추체근
Sartorius 봉공근
Gracilis 대퇴박근
Adductor magnus 대내전근
대퇴사두근, 내측광근
Quadriceps, Vastus medialis
무릎은
벤치 양쪽에
단단히
고정한다.
!
다리는 발을
평평하게 놓아야 한다.

3 사이드 크런치

외복사근과 복직근 운동이다. 허리를 날씬하고 탄력 있게 만들기 위한 동작으로, 스트레칭과 함께 교대로 실행한다. 옆으로 비트는 각도에 따라 안쪽과 바깥쪽 부분을 분리해서 발달시킬 수 있다.

20회 3세트

TIP

근육이 땅기는 것을 느끼면서, 20회씩 한 세트를 천천히 양쪽을 번갈아 가며 실행한다. 최대 정점 시 잠깐 멈추어 수축을 최대로 이끄는 것이 중요하다.

! 등이 좋지 않은 사람은 정지 상태에 머물러 있다가 천천히 이완한다.

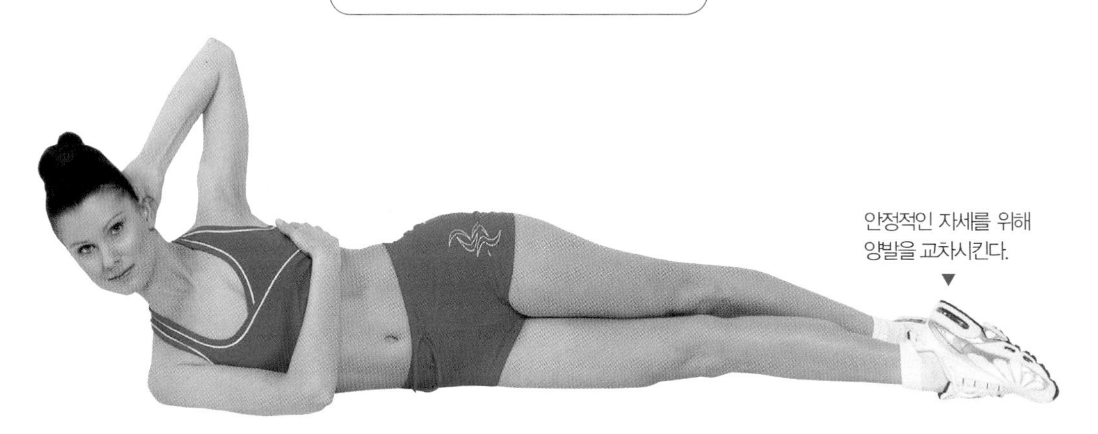

1 옆구리를 바닥에 대고 누워 다리를 뻗고, 한쪽 다리를 다른 쪽 다리 앞으로 둔다. 바닥 쪽 손은 허리에 놓고, 반대쪽 손은 목 뒤쪽에 위치시킨다. 허리의 측면 전체를 자극하기 위해, 복부를 수축시키고 상반신을 허리 쪽으로 가볍게 작은 폭으로 일으킨다. 숨을 들이마시며 들어 올리고, 숨을 내쉬며 돌아온다. 3세트를 실시한 후, 반대쪽도 동일하게 실행한다.

응용 동작

동작을 좀 더 쉽게 하기 위해, 두 다리를 도구에 고정하거나 파트너가 다리를 잡아줄 수 있다.

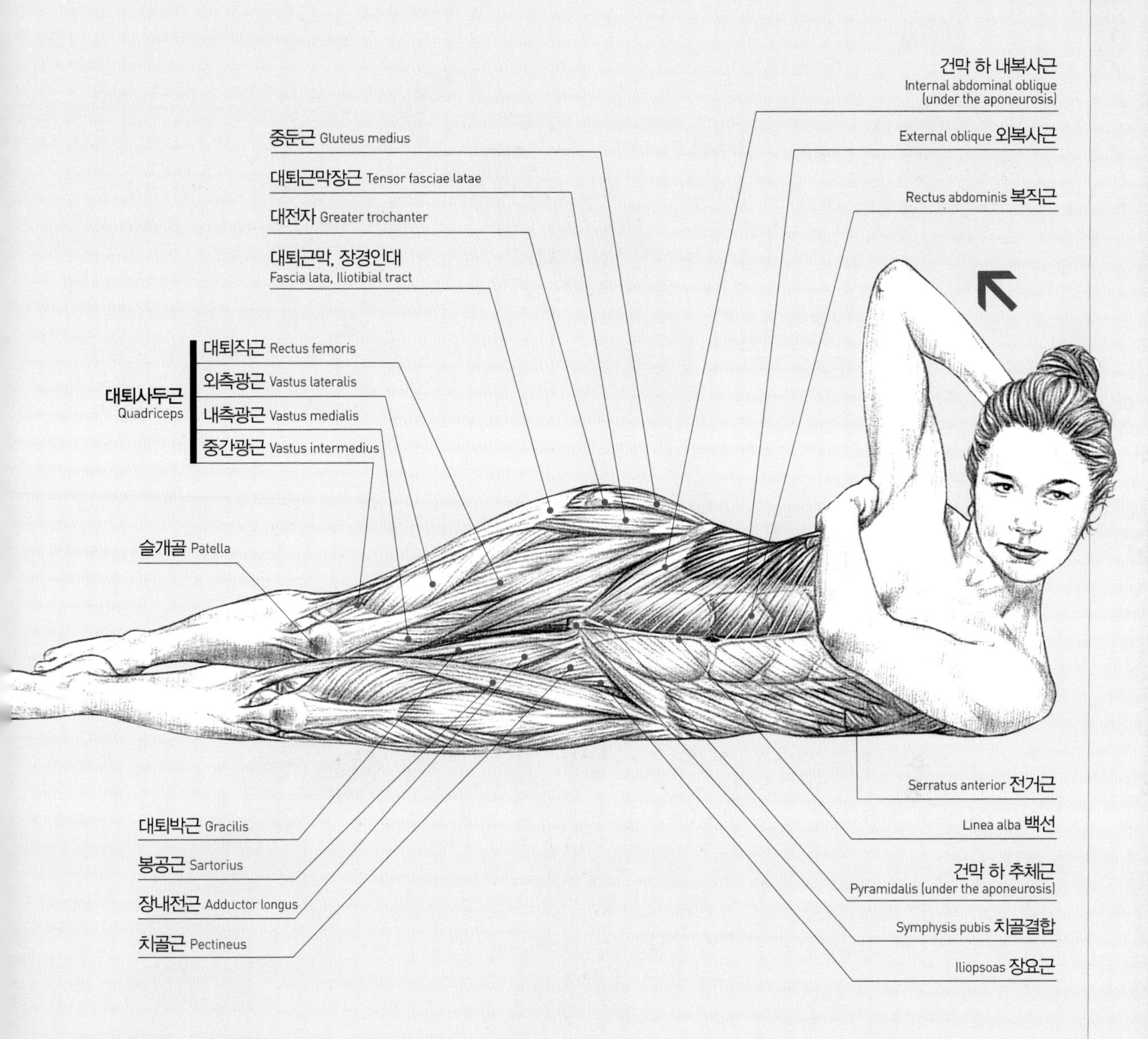

건막 하 내복사근
Internal abdominal oblique (under the aponeurosis)
External oblique 외복사근
Rectus abdominis 복직근
중둔근 Gluteus medius
대퇴근막장근 Tensor fasciae latae
대전자 Greater trochanter
대퇴근막, 장경인대
Fascia lata, Iliotibial tract
대퇴사두근
Quadriceps
대퇴직근 Rectus femoris
외측광근 Vastus lateralis
내측광근 Vastus medialis
중간광근 Vastus intermedius
슬개골 Patella
Serratus anterior 전거근
Linea alba 백선
건막 하 추체근
Pyramidalis (under the aponeurosis)
Symphysis pubis 치골결합
Iliopsoas 장요근
대퇴박근 Gracilis
봉공근 Sartorius
장내전근 Adductor longus
치골근 Pectineus

4 허리 스트레칭

허리, 팔, 어깨, 흉부 근육 운동이다. 최고의 스트레칭 동작으로, 운동을 시작하기 전의 준비 운동으로도 적합하다.

◀ 깍지 낀 손가락과 손바닥을 하늘로 향하게 하고, 손목의 근육을 늘린다.
◀ 복부를 밀어 넣은 상태에서 스트레칭하면 효과가 좋다.

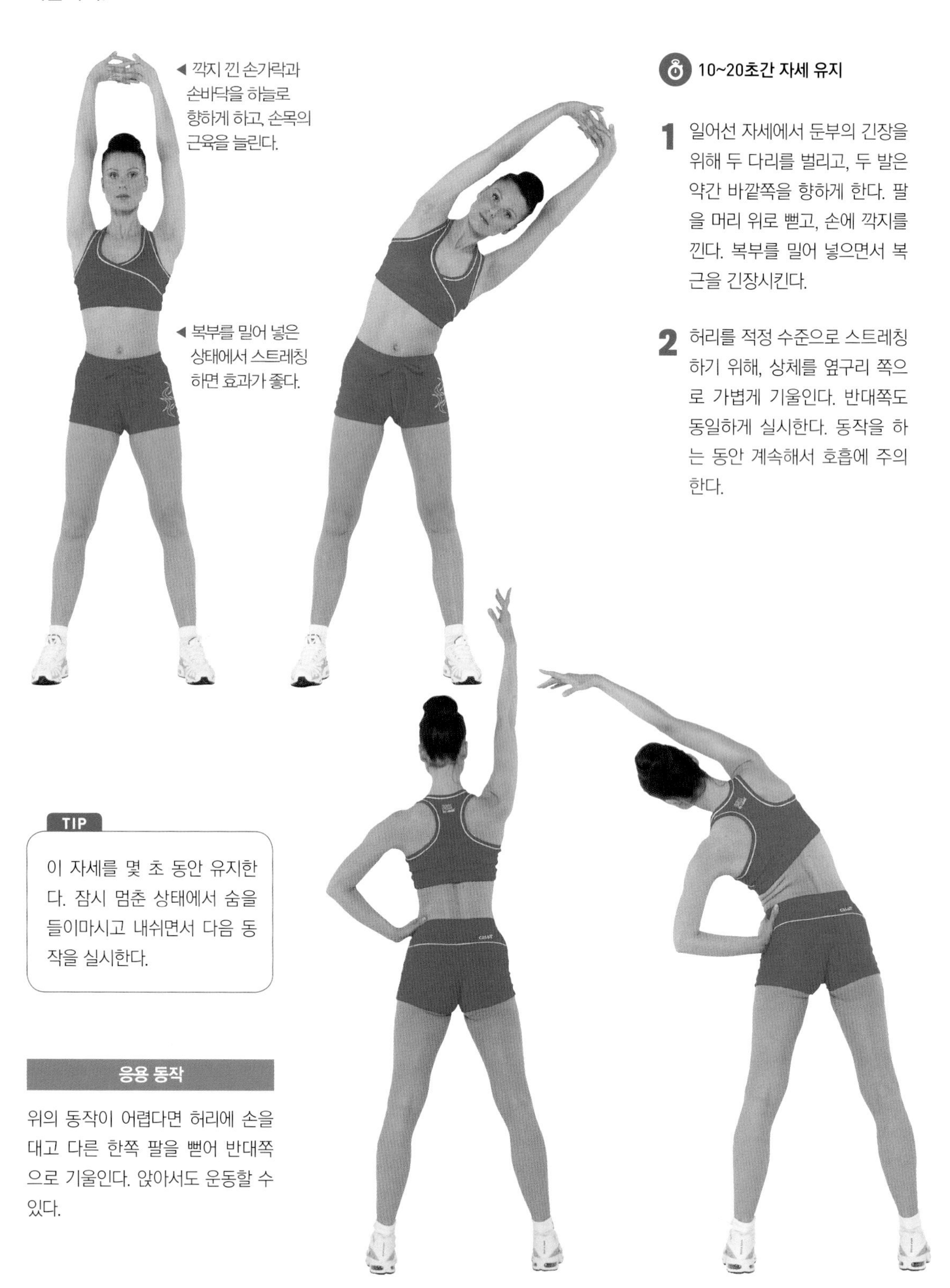

10~20초간 자세 유지

1 일어선 자세에서 둔부의 긴장을 위해 두 다리를 벌리고, 두 발은 약간 바깥쪽을 향하게 한다. 팔을 머리 위로 뻗고, 손에 깍지를 낀다. 복부를 밀어 넣으면서 복근을 긴장시킨다.

2 허리를 적정 수준으로 스트레칭하기 위해, 상체를 옆구리 쪽으로 가볍게 기울인다. 반대쪽도 동일하게 실시한다. 동작을 하는 동안 계속해서 호흡에 주의한다.

TIP

이 자세를 몇 초 동안 유지한다. 잠시 멈춘 상태에서 숨을 들이마시고 내쉬면서 다음 동작을 실시한다.

응용 동작

위의 동작이 어렵다면 허리에 손을 대고 다른 한쪽 팔을 뻗어 반대쪽으로 기울인다. 앉아서도 운동할 수 있다.

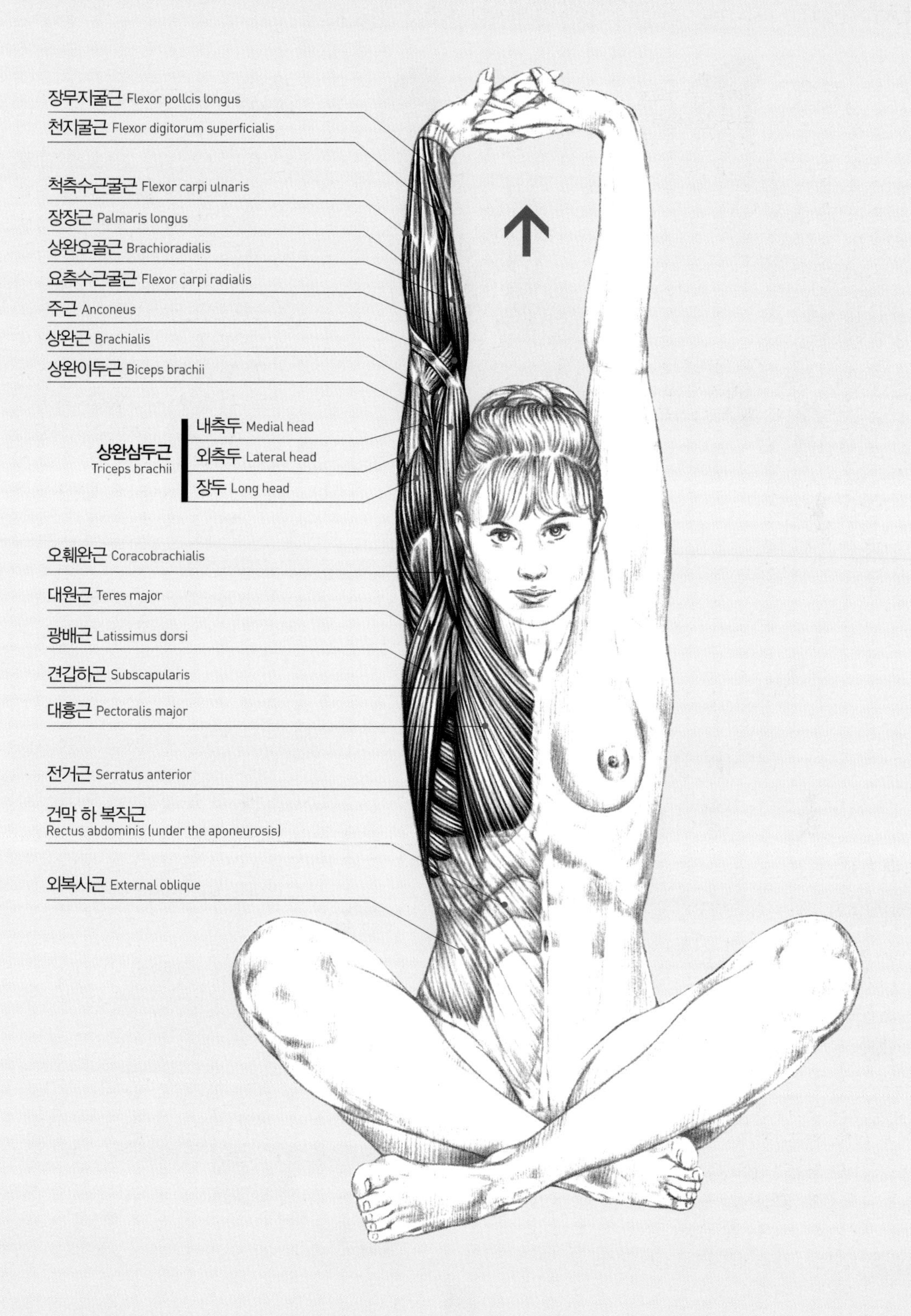
장무지굴근 Flexor pollcis longus
천지굴근 Flexor digitorum superficialis
척측수근굴근 Flexor carpi ulnaris
장장근 Palmaris longus
상완요골근 Brachioradialis
요측수근굴근 Flexor carpi radialis
주근 Anconeus
상완근 Brachialis
상완이두근 Biceps brachii
상완삼두근
Triceps brachii
내측두 Medial head
외측두 Lateral head
장두 Long head
오훼완근 Coracobrachialis
대원근 Teres major
광배근 Latissimus dorsi
견갑하근 Subscapularis
대흉근 Pectoralis major
전거근 Serratus anterior
건막 하 복직근
Rectus abdominis (under the aponeurosis)
외복사근 External oblique

1 덤벨 로우

등 중앙부를 집중적으로 발달시키고 등 라인을 정리해 주는 운동이다. 상체를 앞으로 기울이면 허리의 부담이 적어지고 광배근을 강화할 수 있어 더 완전한 수축이 가능하다.

등을 구부리지 않는다. ▶
팔꿈치를 뒤로 당긴다. ▶
어깨를 뒤로 당겨 몸의 방향과 일치시킨다. ▼

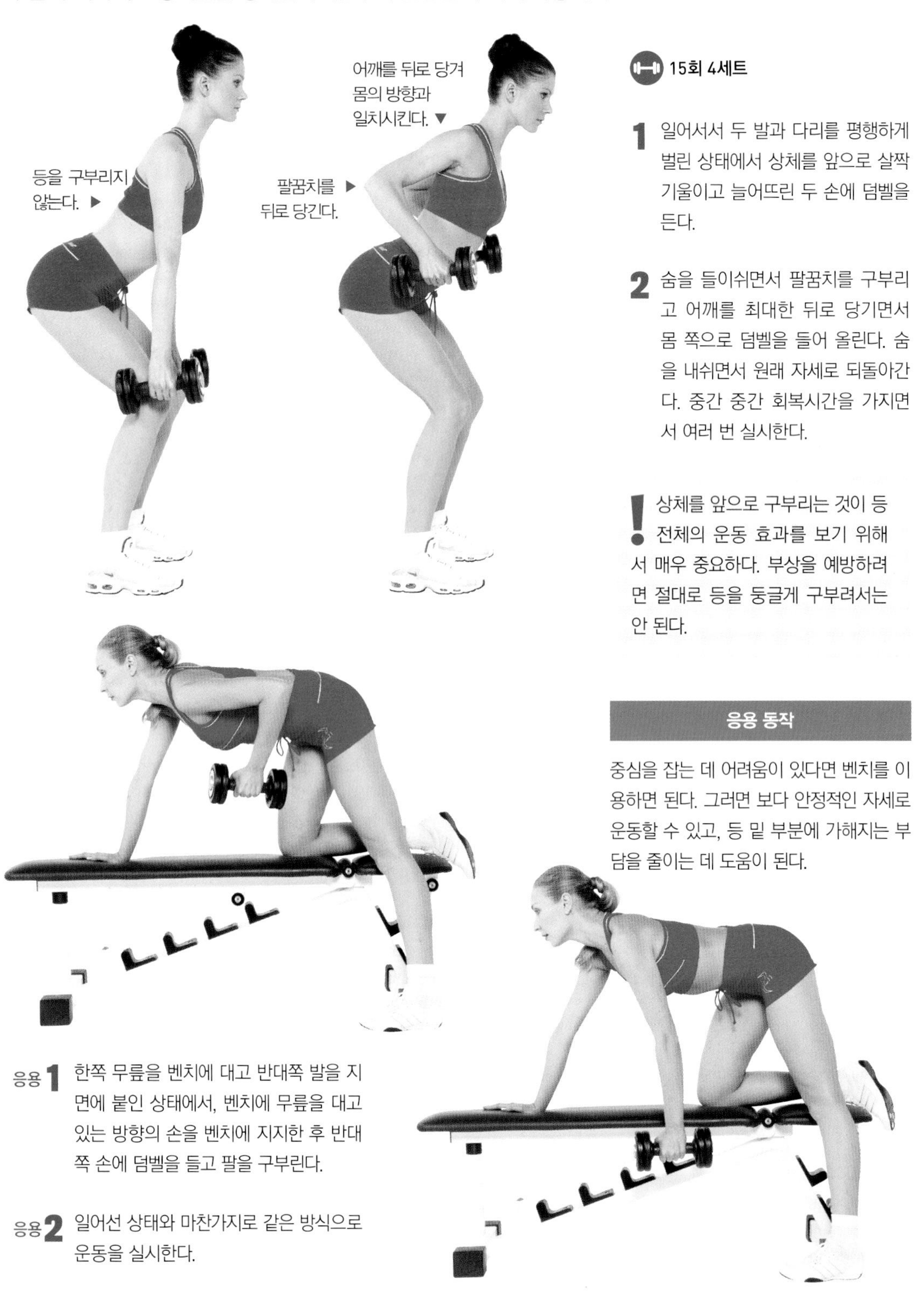

15회 4세트

1 일어서서 두 발과 다리를 평행하게 벌린 상태에서 상체를 앞으로 살짝 기울이고 늘어뜨린 두 손에 덤벨을 든다.

2 숨을 들이쉬면서 팔꿈치를 구부리고 어깨를 최대한 뒤로 당기면서 몸 쪽으로 덤벨을 들어 올린다. 숨을 내쉬면서 원래 자세로 되돌아간다. 중간 중간 회복시간을 가지면서 여러 번 실시한다.

! 상체를 앞으로 구부리는 것이 등 전체의 운동 효과를 보기 위해서 매우 중요하다. 부상을 예방하려면 절대로 등을 둥글게 구부려서는 안 된다.

응용 동작

중심을 잡는 데 어려움이 있다면 벤치를 이용하면 된다. 그러면 보다 안정적인 자세로 운동할 수 있고, 등 밑 부분에 가해지는 부담을 줄이는 데 도움이 된다.

응용 1 한쪽 무릎을 벤치에 대고 반대쪽 발을 지면에 붙인 상태에서, 벤치에 무릎을 대고 있는 방향의 손을 벤치에 지지한 후 반대쪽 손에 덤벨을 들고 팔을 구부린다.

응용 2 일어선 상태와 마찬가지로 같은 방식으로 운동을 실시한다.

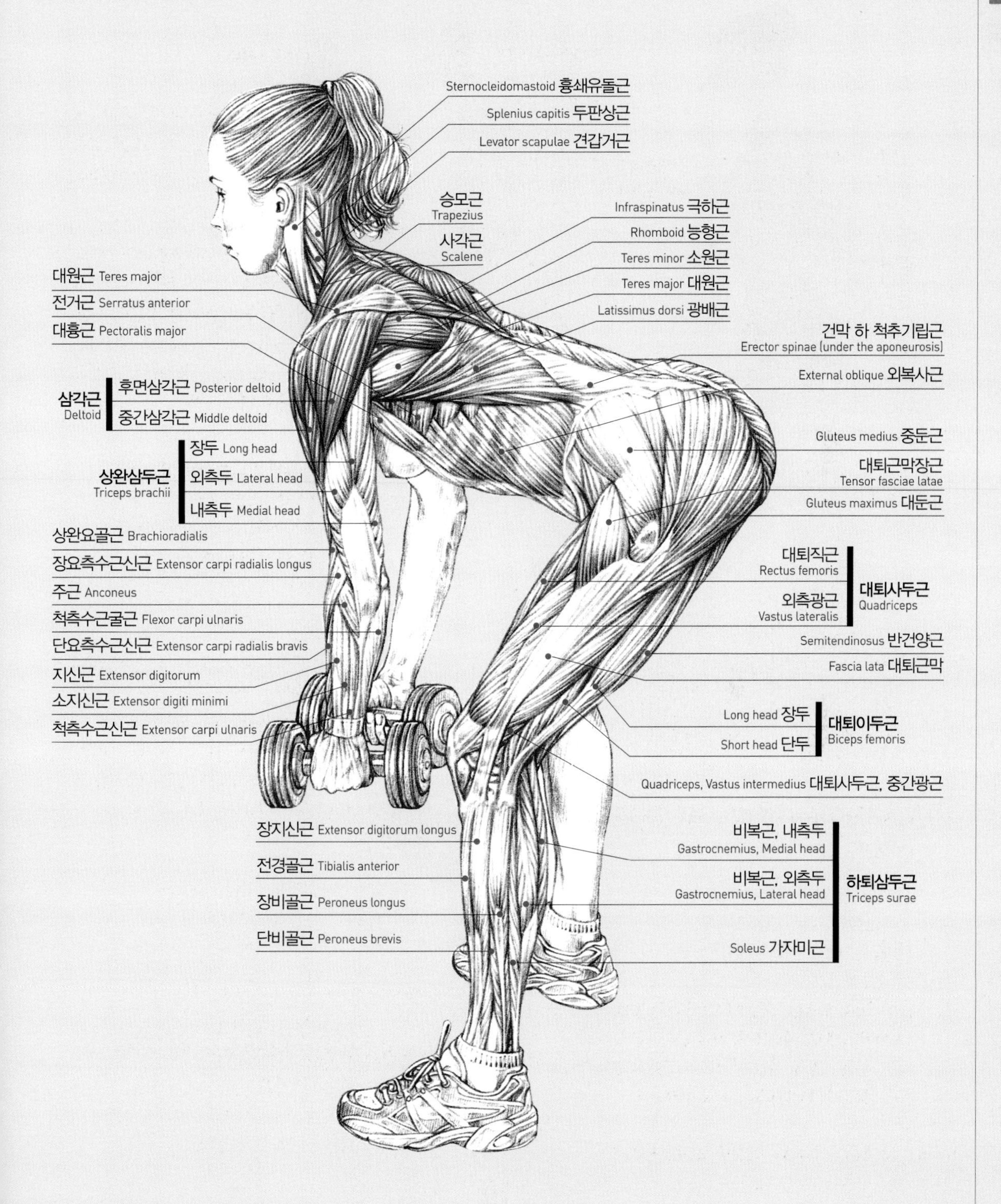
Sternocleidomastoid 흉쇄유돌근
Splenius capitis 두판상근
Levator scapulae 견갑거근
승모근
Trapezius
사각근
Scalene
Infraspinatus 극하근
Rhomboid 능형근
Teres minor 소원근
Teres major 대원근
Latissimus dorsi 광배근
건막 하 척추기립근
Erector spinae (under the aponeurosis)
External oblique 외복사근
Gluteus medius 중둔근
대퇴근막장근
Tensor fasciae latae
Gluteus maximus 대둔근
대퇴직근
Rectus femoris
외측광근
Vastus lateralis
대퇴사두근
Quadriceps
Semitendinosus 반건양근
Fascia lata 대퇴근막
Long head 장두
Short head 단두
대퇴이두근
Biceps femoris
Quadriceps, Vastus intermedius 대퇴사두근, 중간광근
비복근, 내측두
Gastrocnemius, Medial head
비복근, 외측두
Gastrocnemius, Lateral head
하퇴삼두근
Triceps surae
Soleus 가자미근
대원근 Teres major
전거근 Serratus anterior
대흉근 Pectoralis major
삼각근
Deltoid
후면삼각근 Posterior deltoid
중간삼각근 Middle deltoid
상완삼두근
Triceps brachii
장두 Long head
외측두 Lateral head
내측두 Medial head
상완요골근 Brachioradialis
장요측수근신근 Extensor carpi radialis longus
주근 Anconeus
척측수근굴근 Flexor carpi ulnaris
단요측수근신근 Extensor carpi radialis bravis
지신근 Extensor digitorum
소지신근 Extensor digiti minimi
척측수근신근 Extensor carpi ulnaris
장지신근 Extensor digitorum longus
전경골근 Tibialis anterior
장비골근 Peroneus longus
단비골근 Peroneus brevis

2 굿모닝

바를 이용한 허리와 등 운동이다. 등 근육을 이완시킴과 동시에 단련시켜 전신 후면에 탄력적인 라인을 만드는 데 효과적이다. 요통이 있는 경우에도 많은 도움이 되는 운동이다.

등을
구부리지 말 것. ▶
골반 너비에
맞춰 두 발을
벌린다. ▶
▲
머리를 과도하게
올리지 않는다.

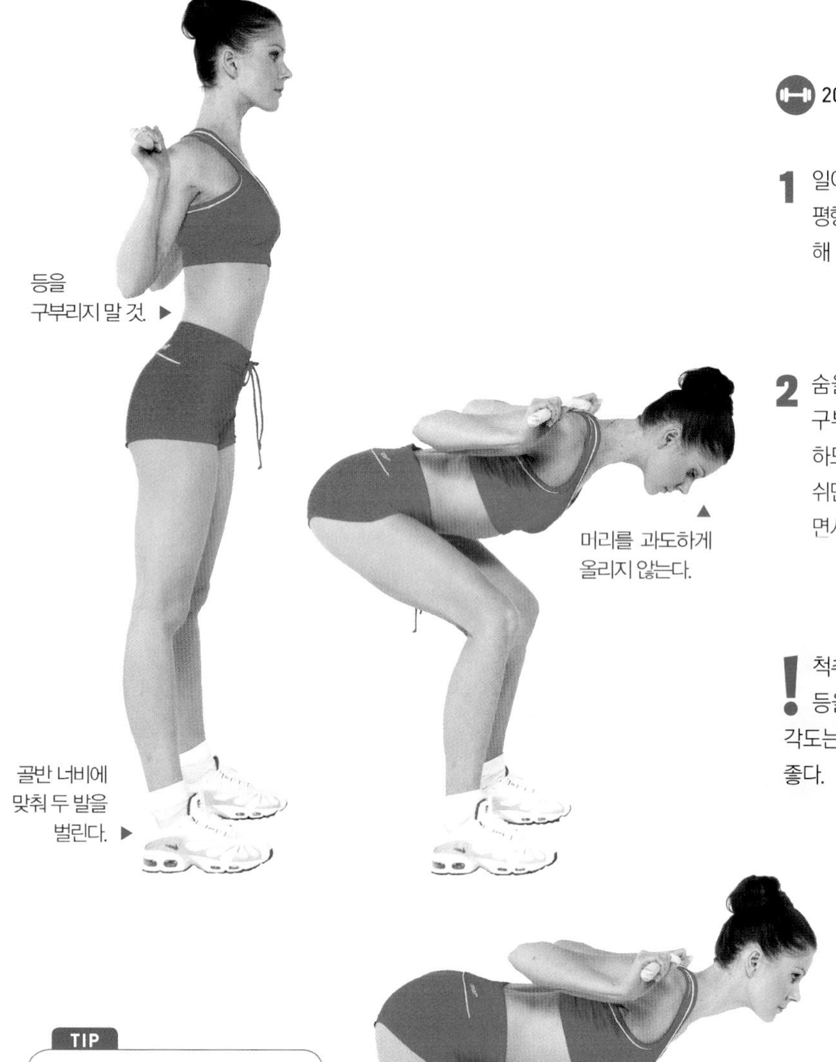

20회 3세트

1 일어선 상태에서 두 발과 다리를 평행하게 벌리고 등을 곧게 펴기 위해 날개뼈 위에 바를 위치시킨다.

2 숨을 들이마시면서 무릎을 약간 구부리면서 상체가 바닥과 평행하도록 앞으로 구부린다. 숨을 내쉬면서 엉덩이에 강하게 힘을 주면서 점차적으로 상체를 올린다.

! 척추의 손상을 방지하기 위해 등을 구부리지 않는다. 무릎의 각도는 일정하게 유지하는 것이 좋다.

TIP

허리에서부터 자극을 느끼고, 이어 엉덩이, 다리 뒤쪽까지 근육이 땅기는 느낌에 집중하면서 천천히 실시한다.

응용 동작

같은 방식으로 하되 다리에 힘을 준 상태에서 동작을 실시하면 허벅지 뒷부분에 더 많은 자극을 줄 수 있다.

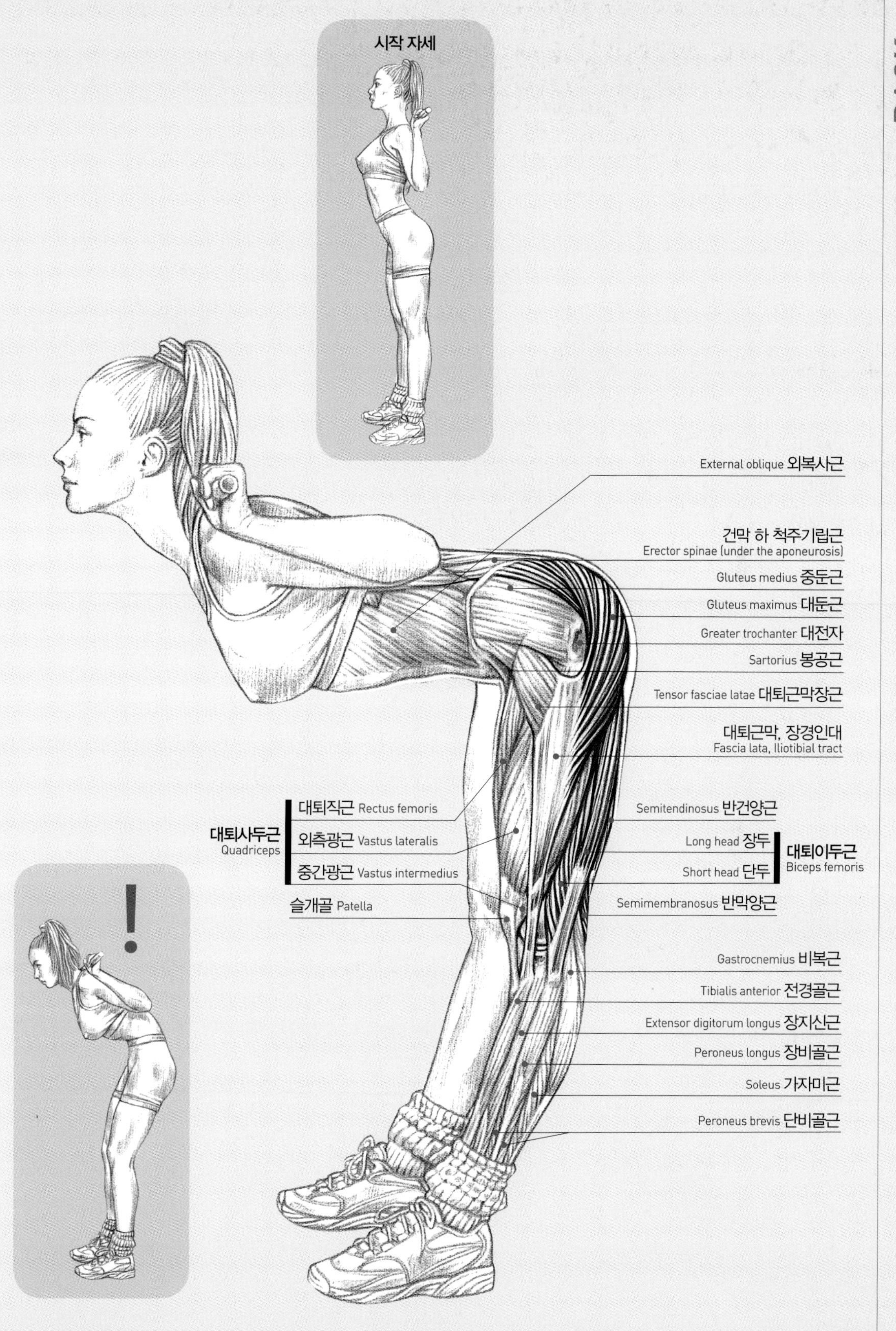
시작 자세
External oblique 외복사근
건막 하 척주기립근
Erector spinae (under the aponeurosis)
Gluteus medius 중둔근
Gluteus maximus 대둔근
Greater trochanter 대전자
Sartorius 봉공근
Tensor fasciae latae 대퇴근막장근
대퇴근막, 장경인대
Fascia lata, Iliotibial tract
대퇴사두근
Quadriceps
대퇴직근 Rectus femoris
외측광근 Vastus lateralis
중간광근 Vastus intermedius
슬개골 Patella
Semitendinosus 반건양근
Long head 장두
Short head 단두
대퇴이두근
Biceps femoris
Semimembranosus 반막양근
Gastrocnemius 비복근
Tibialis anterior 전경골근
Extensor digitorum longus 장지신근
Peroneus longus 장비골근
Soleus 가자미근
Peroneus brevis 단비골근
!

3 슈퍼맨

허리와 어깨 운동이다. 허리와 엉덩이를 중심으로 전신 후면의 근육을 자극하여 탄력적인 뒷모습을 만들어 주는 동작이다. 근육의 긴장감을 유지하면서 반복 횟수를 늘리면 유산소 운동의 효과를 볼 수 있다.

20회 3세트

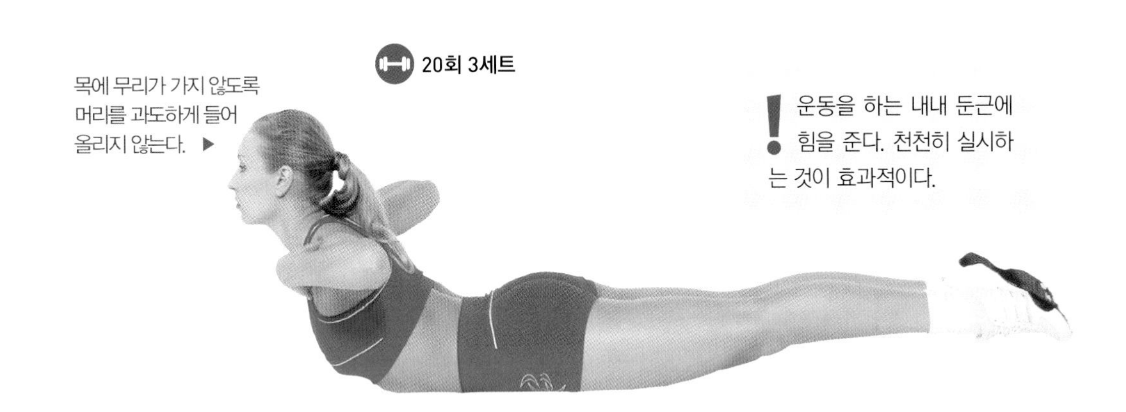

목에 무리가 가지 않도록 머리를 과도하게 들어 올리지 않는다. ▶

! 운동을 하는 내내 둔근에 힘을 준다. 천천히 실시하는 것이 효과적이다.

1 배를 바닥에 대고 머리를 살짝 올린 상태에서 두 손을 양 어깨에 올리고 두 발과 무릎을 바닥에서 살짝 뗀다.

응용 동작

같은 방식으로 하되 다리를 더 높이 든다. 그러면 허벅지 뒷부분에 더 많은 운동 효과가 있다.

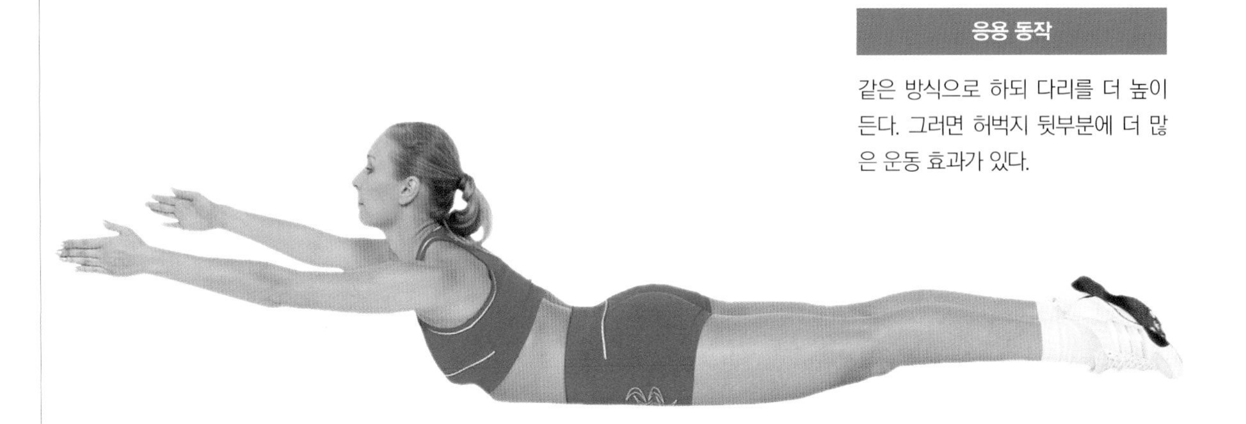

TIP

팔을 최대한 길게 뻗어 근육을 늘리면서 탄력 있게 만든다.

2 숨을 들이마시면서 두 팔이 땅기는 느낌이 들 정도로 앞으로 뻗는다. 두 발과 무릎을 항상 바닥에서 뗀 상태에서 숨을 내쉬면서 처음 자세로 돌아온다.

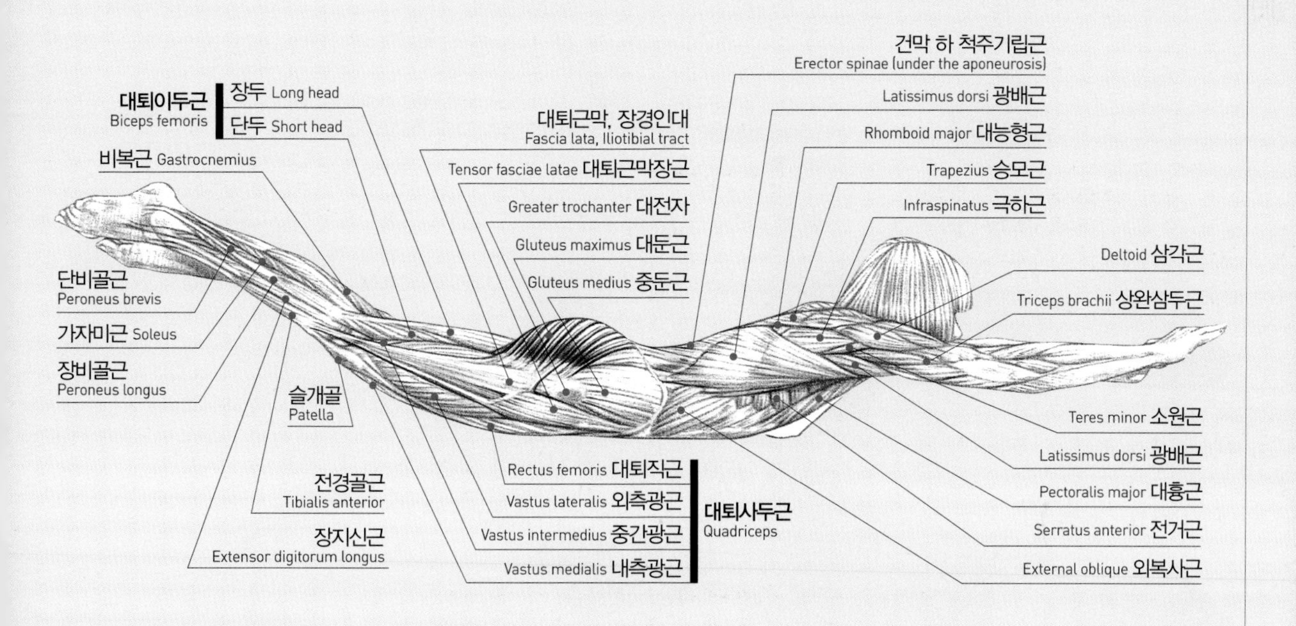

응용 동작

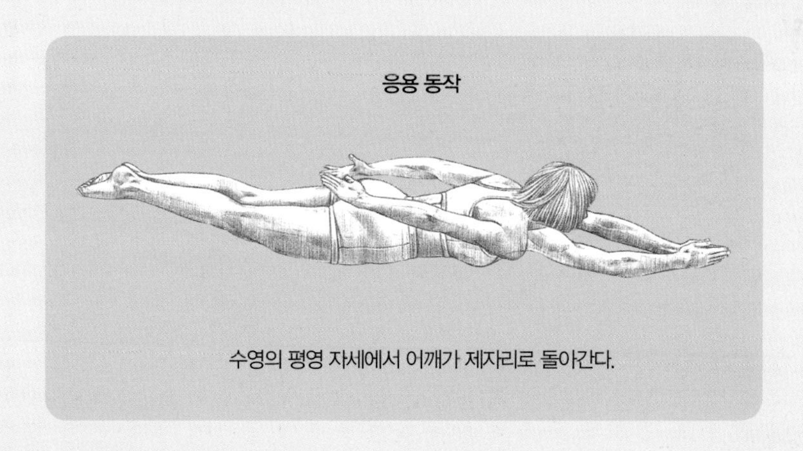

수영의 평영 자세에서 어깨가 제자리로 돌아간다.

4 바닥에서 골반 돌리기

척추 운동이다. 척추를 늘려주고 근육을 이완시켜 등의 통증을 완화시키는 효과가 있다.

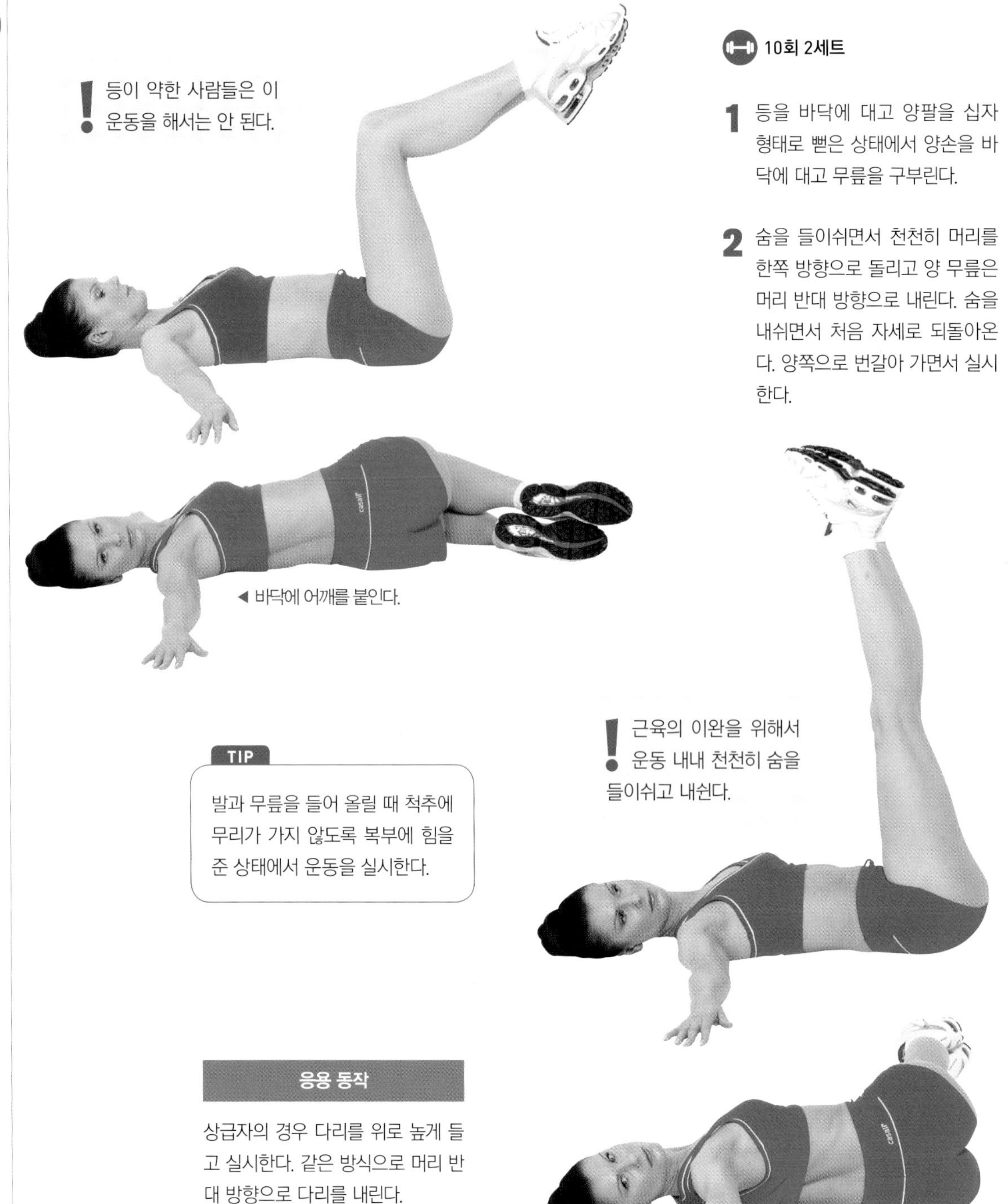

10회 2세트

1 등을 바닥에 대고 양팔을 십자 형태로 뻗은 상태에서 양손을 바닥에 대고 무릎을 구부린다.

2 숨을 들이쉬면서 천천히 머리를 한쪽 방향으로 돌리고 양 무릎은 머리 반대 방향으로 내린다. 숨을 내쉬면서 처음 자세로 되돌아온다. 양쪽으로 번갈아 가면서 실시한다.

! 등이 약한 사람들은 이 운동을 해서는 안 된다.

◀ 바닥에 어깨를 붙인다.

! 근육의 이완을 위해서 운동 내내 천천히 숨을 들이쉬고 내쉰다.

TIP

발과 무릎을 들어 올릴 때 척추에 무리가 가지 않도록 복부에 힘을 준 상태에서 운동을 실시한다.

응용 동작

상급자의 경우 다리를 위로 높게 들고 실시한다. 같은 방식으로 머리 반대 방향으로 다리를 내린다.

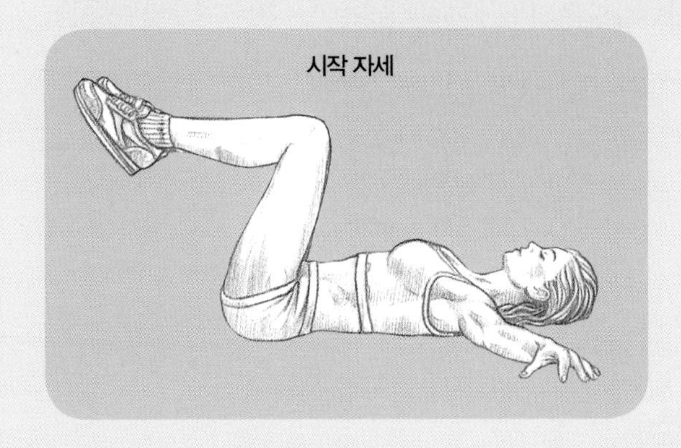
시작 자세

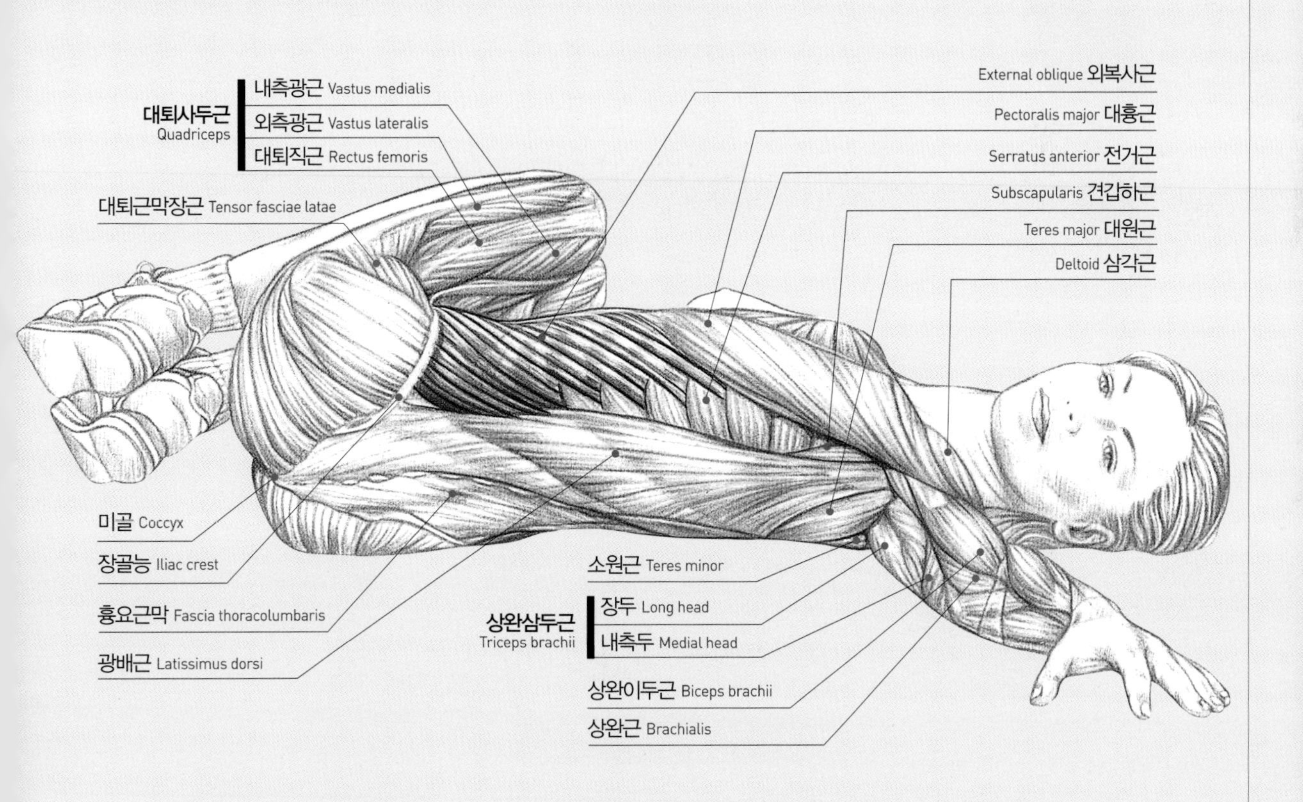
대퇴사두근 Quadriceps
내측광근 Vastus medialis
외측광근 Vastus lateralis
대퇴직근 Rectus femoris
대퇴근막장근 Tensor fasciae latae
미골 Coccyx
장골능 Iliac crest
흉요근막 Fascia thoracolumbaris
광배근 Latissimus dorsi
External oblique 외복사근
Pectoralis major 대흉근
Serratus anterior 전거근
Subscapularis 견갑하근
Teres major 대원근
Deltoid 삼각근
소원근 Teres minor
상완삼두근 Triceps brachii
장두 Long head
내측두 Medial head
상완이두근 Biceps brachii
상완근 Brachialis

1 바벨 런지

대둔근과 허벅지 운동이다. 균형감각을 높이고, 단단하고 볼륨감 있는 허벅지를 만드는 데 효과적이다. 바벨 대신 덤벨을 이용해 실시할 수도 있다.

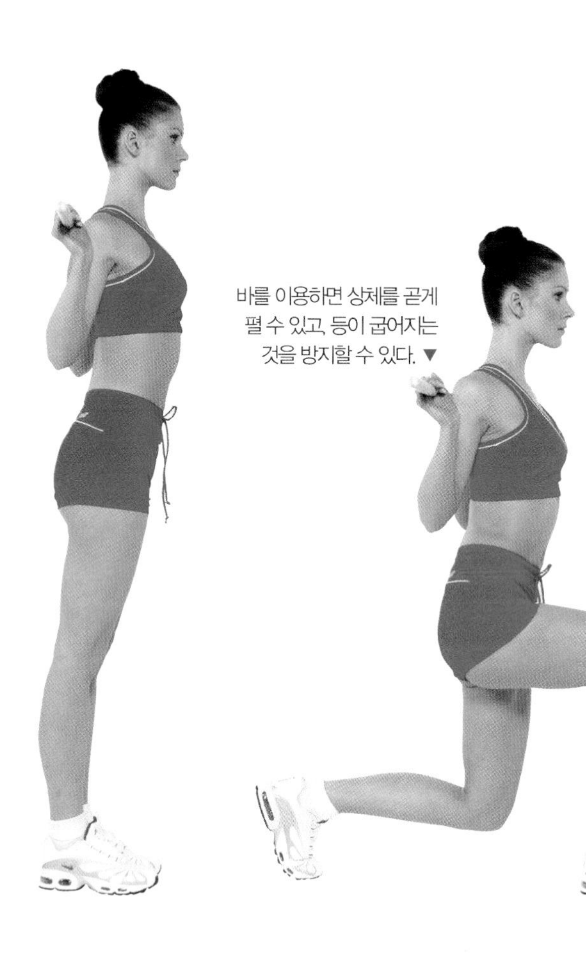

바를 이용하면 상체를 곧게 펼 수 있고, 등이 굽어지는 것을 방지할 수 있다. ▼

◀ 앉을 때에 무릎 위치가 너무 앞으로 쏠리지 않도록 한다.

10회 5세트

1 일어선 상태에서 두 발을 모으고 운동 중에 등을 곧게 펴기 위해 양손으로 바를 잡고 어깨 뒤쪽에 위치시킨다.

2 숨을 들이쉬면서 한쪽 무릎을 앞으로 구부리고, 반대쪽 무릎을 지면에 닿을 듯이 직각으로 구부리면서 발은 까치발을 만든다. 몸의 무게를 둔근과 허벅지가 온전히 받을 수 있도록 상체를 편다. 숨을 내쉬면서 복부에 힘을 준 상태에서 처음 자세로 돌아온다. 방향을 바꿔가며 실시한다.

TIP

대부분의 체중이 다리 한쪽에 실리기 때문에 무릎이 좋지 않은 사람은 조심해서 진행해야 한다.

15회 3세트

응용 동작

상급자는 뒤로 뻗은 다리를 좀 더 길게 뻗으면 대둔근에 더 많은 자극을 줄 수 있다.

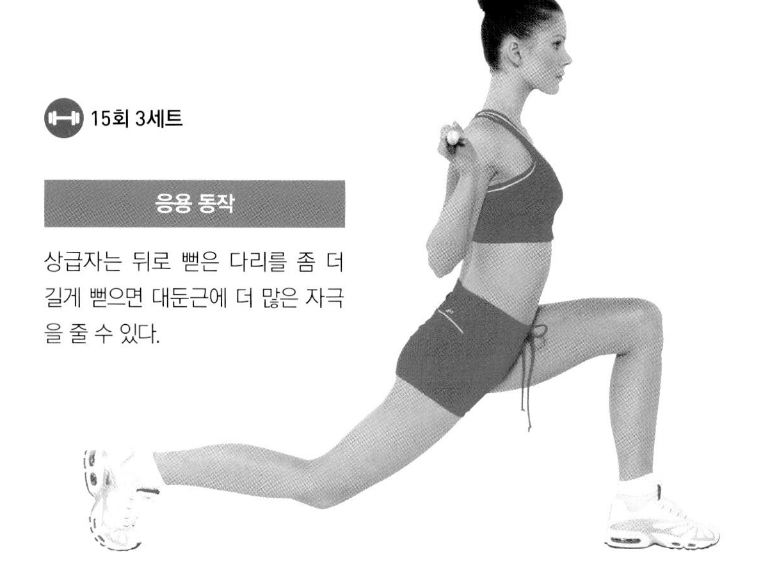

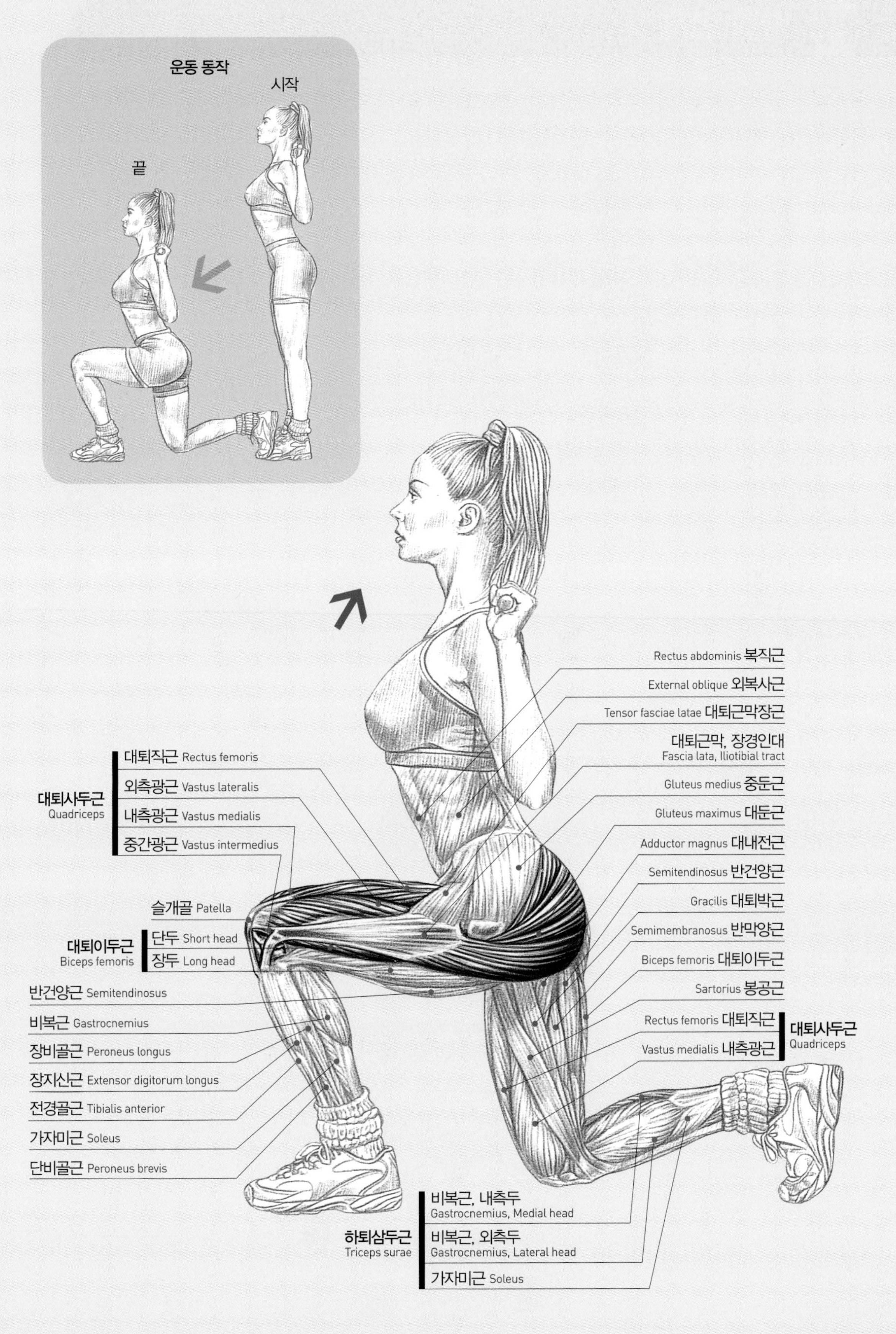
운동 동작
시작
끝
Rectus abdominis 복직근
External oblique 외복사근
Tensor fasciae latae 대퇴근막장근
대퇴근막, 장경인대
Fascia lata, Iliotibial tract
Gluteus medius 중둔근
Gluteus maximus 대둔근
Adductor magnus 대내전근
Semitendinosus 반건양근
Gracilis 대퇴박근
Semimembranosus 반막양근
Biceps femoris 대퇴이두근
Sartorius 봉공근
Rectus femoris 대퇴직근
Vastus medialis 내측광근
대퇴사두근
Quadriceps
대퇴직근 Rectus femoris
외측광근 Vastus lateralis
내측광근 Vastus medialis
중간광근 Vastus intermedius
대퇴사두근
Quadriceps
슬개골 Patella
단두 Short head
장두 Long head
대퇴이두근
Biceps femoris
반건양근 Semitendinosus
비복근 Gastrocnemius
장비골근 Peroneus longus
장지신근 Extensor digitorum longus
전경골근 Tibialis anterior
가자미근 Soleus
단비골근 Peroneus brevis
비복근, 내측두
Gastrocnemius, Medial head
비복근, 외측두
Gastrocnemius, Lateral head
가자미근 Soleus
하퇴삼두근
Triceps surae

2 벤치 스텝업

대둔근과 대퇴부 운동이다. 탄력 있는 엉덩이와 허벅지를 만들어 주며 심혈관 강화에도 도움이 된다.

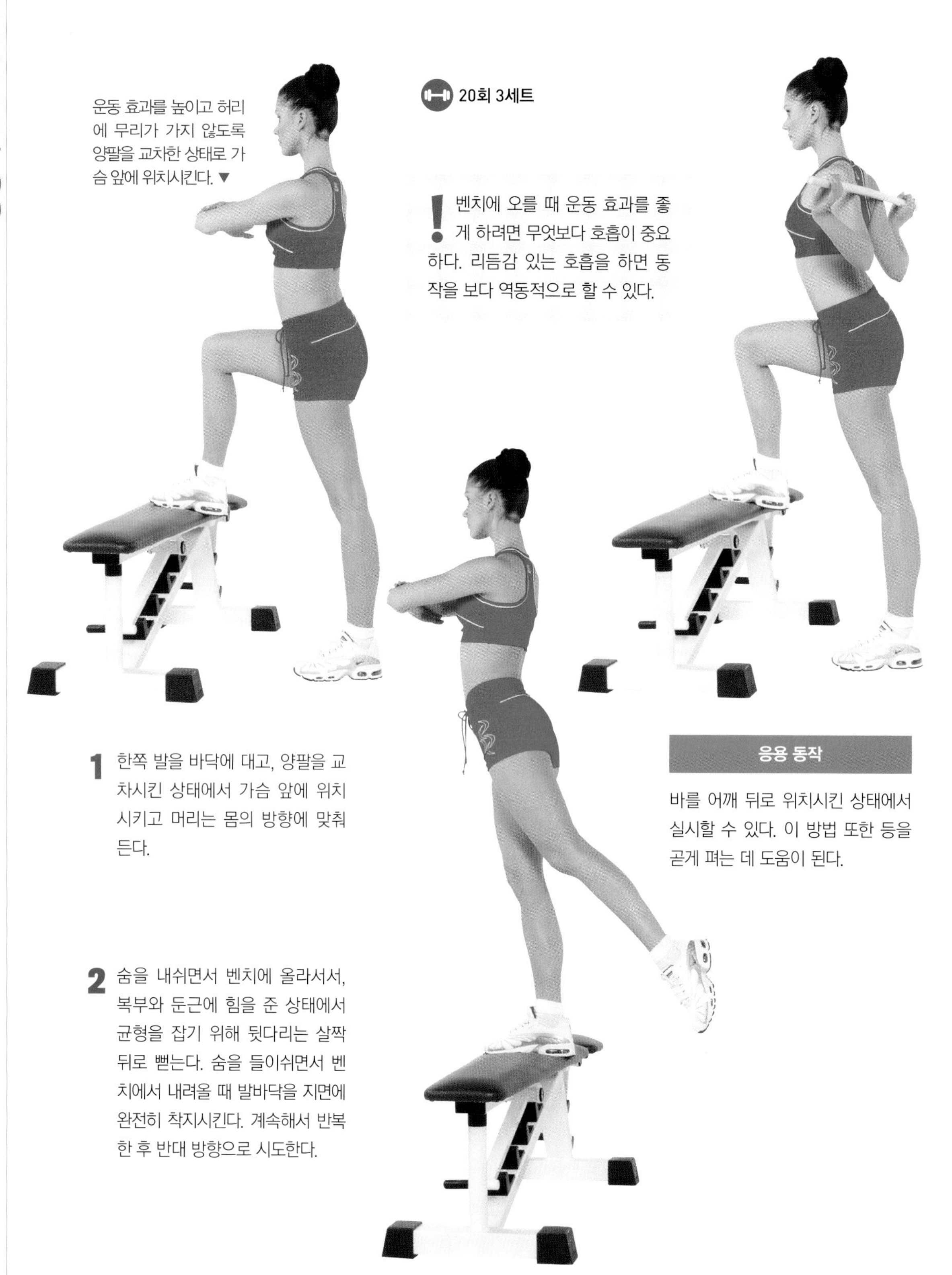

운동 효과를 높이고 허리에 무리가 가지 않도록 양팔을 교차한 상태로 가슴 앞에 위치시킨다. ▼

20회 3세트

! 벤치에 오를 때 운동 효과를 좋게 하려면 무엇보다 호흡이 중요하다. 리듬감 있는 호흡을 하면 동작을 보다 역동적으로 할 수 있다.

1 한쪽 발을 바닥에 대고, 양팔을 교차시킨 상태에서 가슴 앞에 위치시키고 머리는 몸의 방향에 맞춰 든다.

2 숨을 내쉬면서 벤치에 올라서서, 복부와 둔근에 힘을 준 상태에서 균형을 잡기 위해 뒷다리는 살짝 뒤로 뻗는다. 숨을 들이쉬면서 벤치에서 내려올 때 발바닥을 지면에 완전히 착지시킨다. 계속해서 반복한 후 반대 방향으로 시도한다.

응용 동작

바를 어깨 뒤로 위치시킨 상태에서 실시할 수 있다. 이 방법 또한 등을 곧게 펴는 데 도움이 된다.

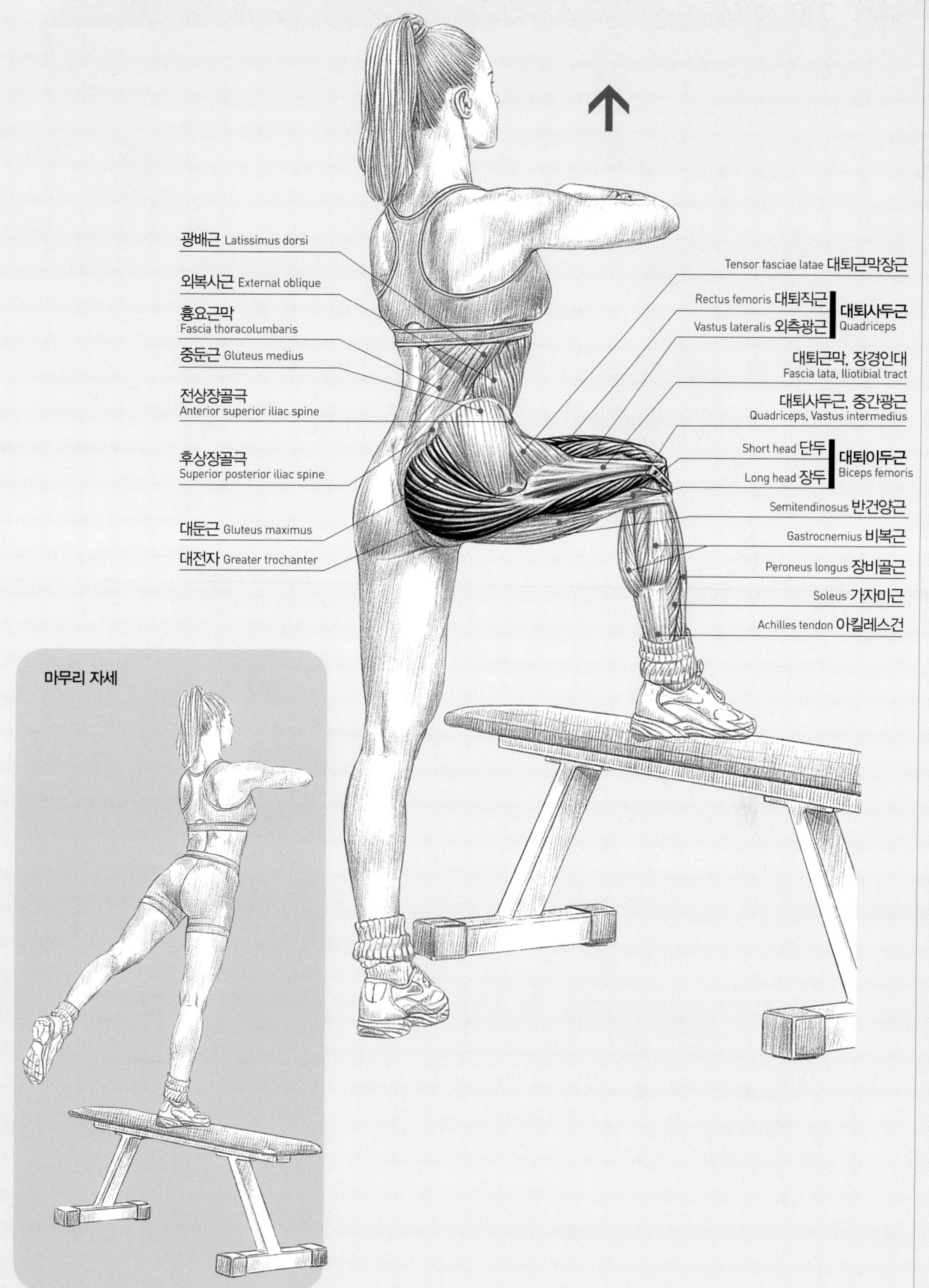
광배근 Latissimus dorsi
외복사근 External oblique
흉요근막
Fascia thoracolumbaris
중둔근 Gluteus medius
전상장골극
Anterior superior iliac spine
후상장골극
Superior posterior iliac spine
대둔근 Gluteus maximus
대전자 Greater trochanter
Tensor fasciae latae 대퇴근막장근
Rectus femoris 대퇴직근
Vastus lateralis 외측광근
대퇴사두근
Quadriceps
대퇴근막, 장경인대
Fascia lata, Iliotibial tract
대퇴사두근, 중간광근
Quadriceps, Vastus intermedius
Short head 단두
Long head 장두
대퇴이두근
Biceps femoris
Semitendinosus 반건양근
Gastrocnemius 비복근
Peroneus longus 장비골근
Soleus 가자미근
Achilles tendon 아킬레스건
마무리 자세

3 덤벨 와이드 스쿼트

엉덩이와 허벅지 안쪽 운동이다. 둔근은 몸에서 가장 큰 근육으로, 효과적으로 운동해야 한다. 운동 효과를 높이기 위해서는 중량이 많이 나가는 기구를 이용해야 한다. (아래 운동에서 사용한 덤벨 무게는 12kg이다.)

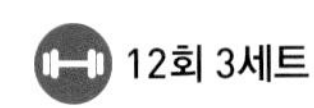
12회 3세트

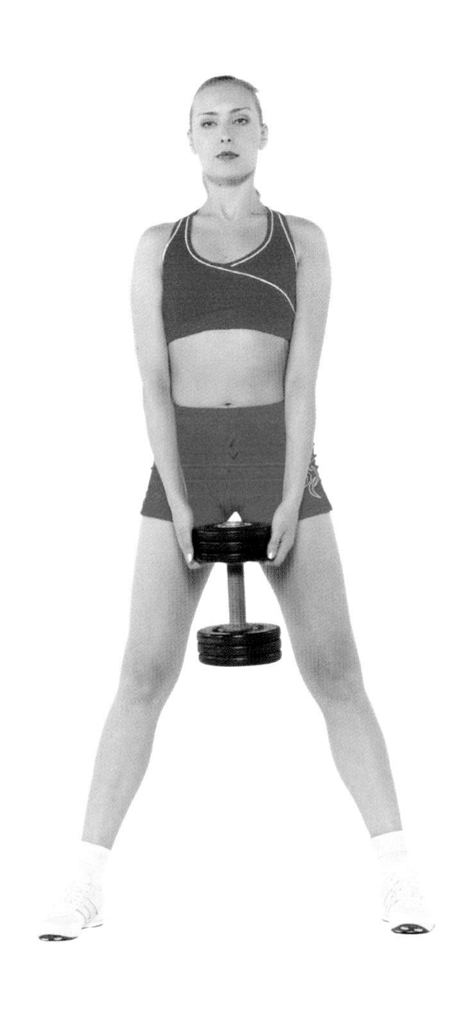

! 목에 무리가 가는 것을 피하기 위해 머리는 몸의 방향에 맞춰 들고 등의 하부를 구부려서는 안 된다.

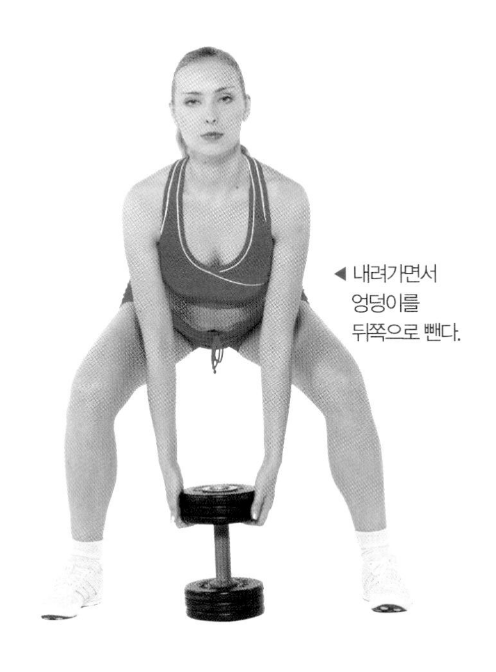

◀ 내려가면서 엉덩이를 뒤쪽으로 뺀다.

1 발끝이 앞을 향하도록 다리를 조금 넓게 벌리고 선 상태에서, 양팔을 다리 사이로 편하게 내리고 손으로 덤벨의 한쪽 머리를 잡는다.

2 숨을 들이쉬면서 덤벨을 지면에 닿을 듯이 내리기 위해 상체를 앞으로 기울이며 무릎을 구부린다. 등의 하부에 무리가 가지 않도록 엉덩이에 힘을 준 상태에서 숨을 내쉬면서 덤벨을 들어 올린다.

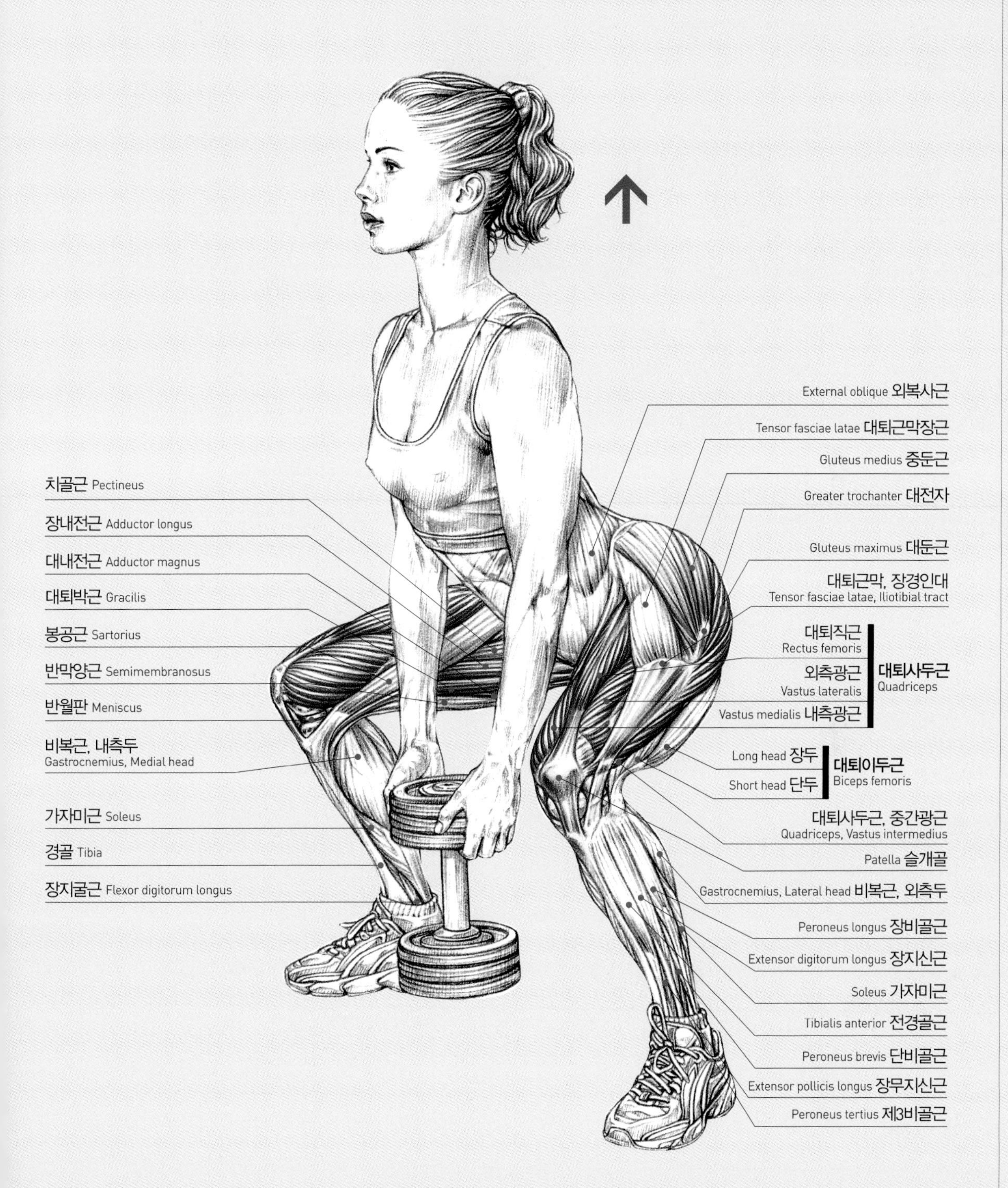
External oblique 외복사근
Tensor fasciae latae 대퇴근막장근
Gluteus medius 중둔근
Greater trochanter 대전자
Gluteus maximus 대둔근
대퇴근막, 장경인대
Tensor fasciae latae, Iliotibial tract
대퇴직근
Rectus femoris
외측광근
Vastus lateralis
Vastus medialis 내측광근
대퇴사두근
Quadriceps
Long head 장두
Short head 단두
대퇴이두근
Biceps femoris
대퇴사두근, 중간광근
Quadriceps, Vastus intermedius
Patella 슬개골
Gastrocnemius, Lateral head 비복근, 외측두
Peroneus longus 장비골근
Extensor digitorum longus 장지신근
Soleus 가자미근
Tibialis anterior 전경골근
Peroneus brevis 단비골근
Extensor pollicis longus 장무지신근
Peroneus tertius 제3비골근
치골근 Pectineus
장내전근 Adductor longus
대내전근 Adductor magnus
대퇴박근 Gracilis
봉공근 Sartorius
반막양근 Semimembranosus
반월판 Meniscus
비복근, 내측두
Gastrocnemius, Medial head
가자미근 Soleus
경골 Tibia
장지굴근 Flexor digitorum longus

4 플로어 힙 익스텐션

허벅지와 둔근 운동이다. 이 운동은 허벅지와 엉덩이 뒷부분을 탄력 있게 하여 건강한 라인을 만들어 준다. 간단하면서도 운동 효과가 좋아서 초보자들이 하기에도 적합하다.

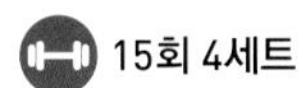
15회 4세트

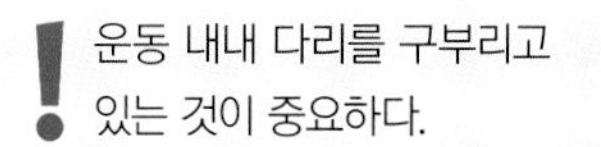
! 운동 내내 다리를 구부리고 있는 것이 중요하다.

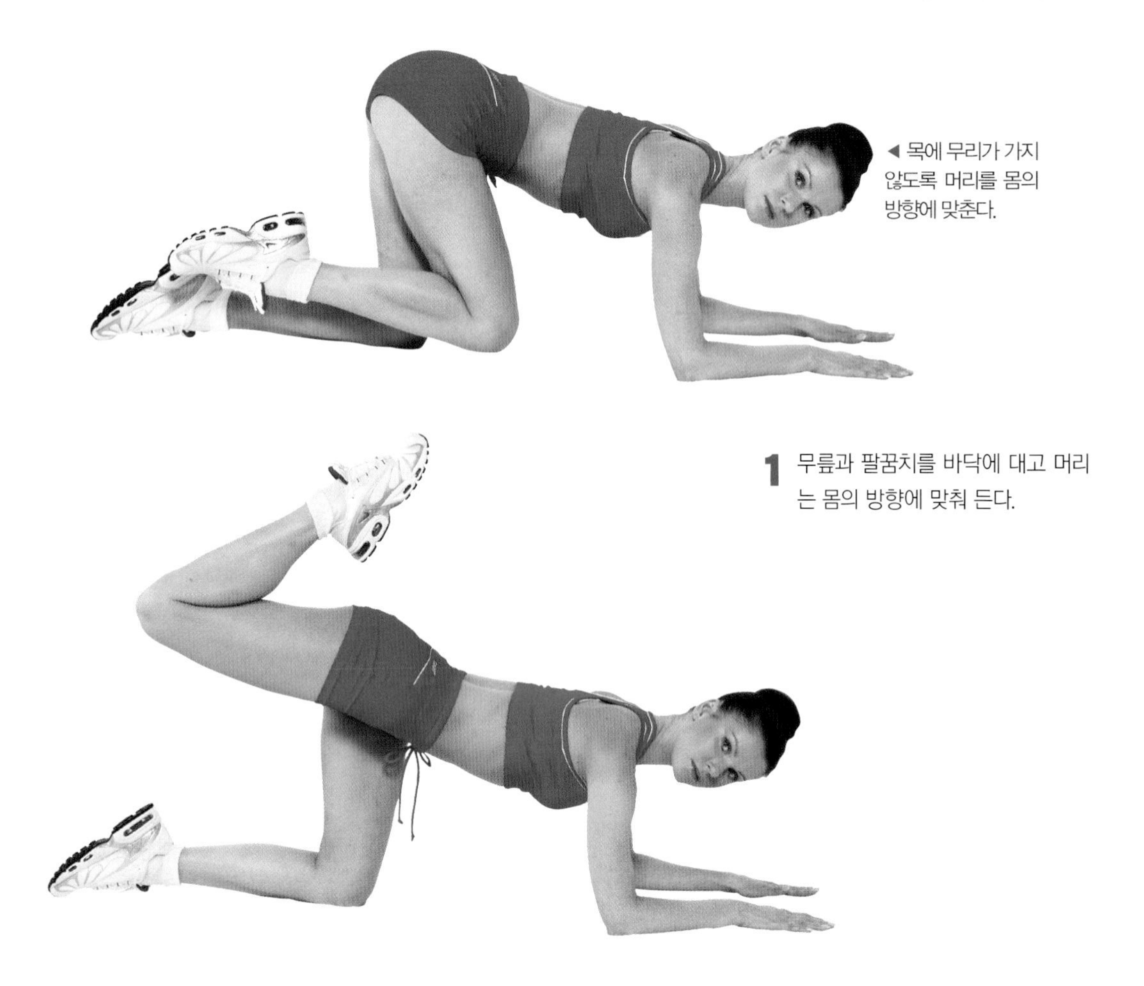

◀ 목에 무리가 가지 않도록 머리를 몸의 방향에 맞춘다.

1 무릎과 팔꿈치를 바닥에 대고 머리는 몸의 방향에 맞춰 든다.

2 숨을 들이쉬면서 발뒤꿈치를 엉덩이에 닿게 한다는 생각으로 구부린다. 무릎을 지면에 닿을 듯이 내리면서 숨을 내쉰다. 반대쪽도 같은 방식으로 실시한다.

TIP

대둔근과 햄스트링의 효과적인 수축을 위해서는 천천히, 그리고 점진적으로 수행하는 것이 중요하다.

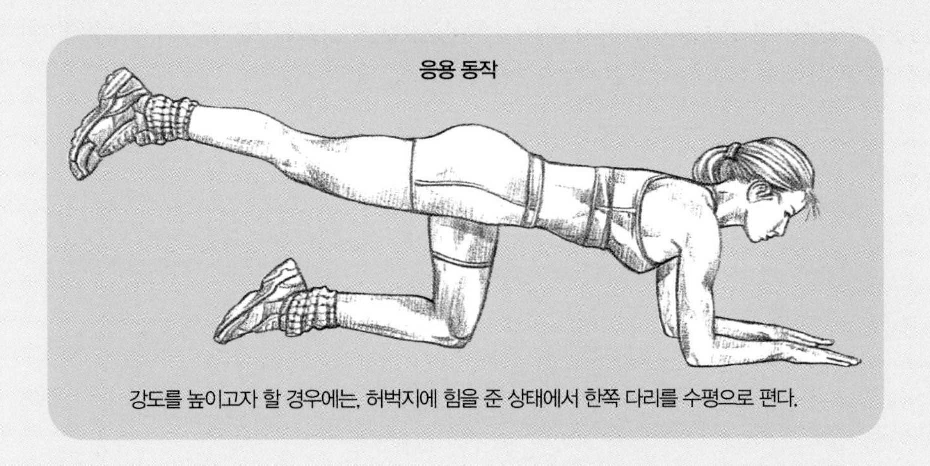
응용 동작
강도를 높이고자 할 경우에는, 허벅지에 힘을 준 상태에서 한쪽 다리를 수평으로 편다.

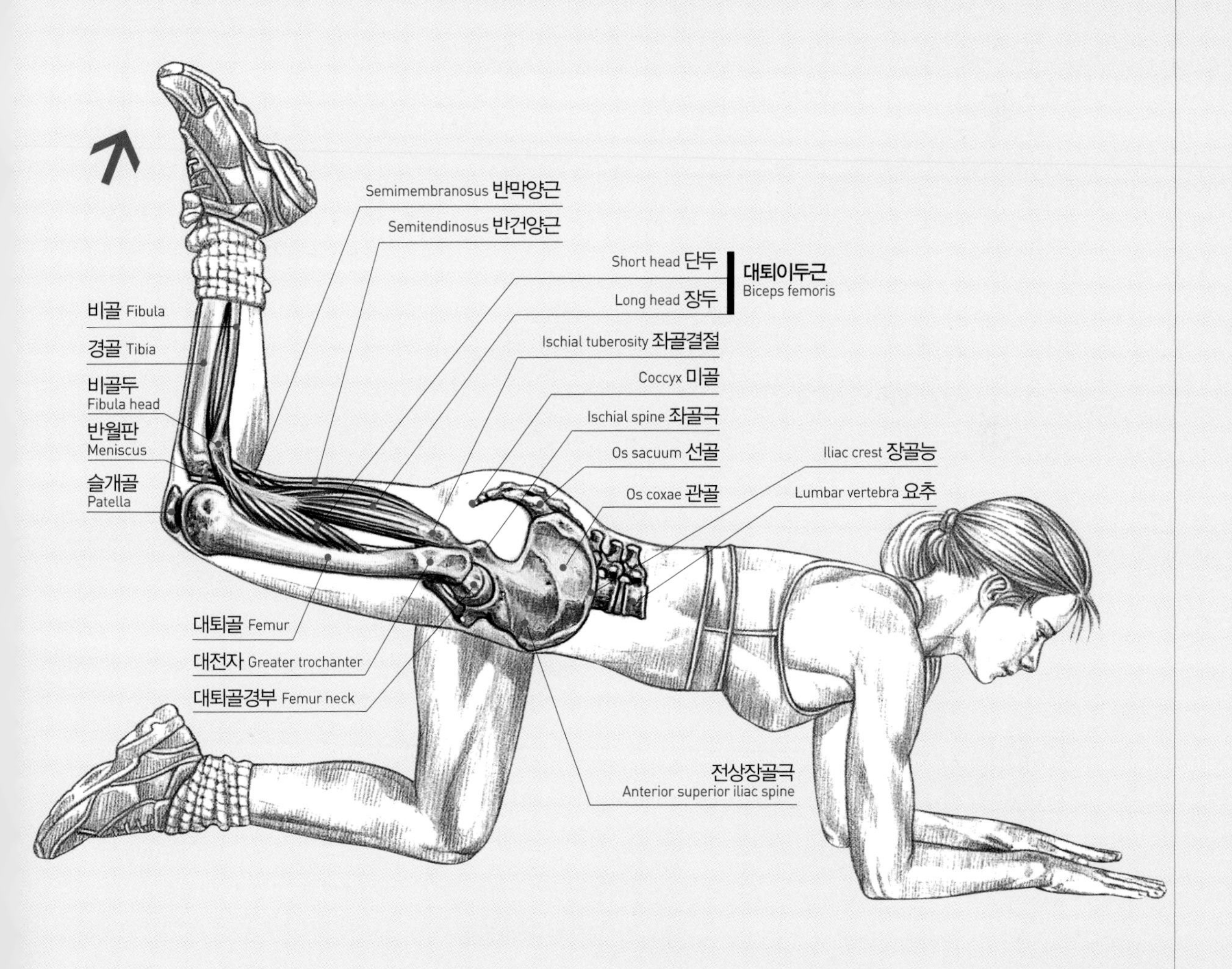
Semimembranosus 반막양근
Semitendinosus 반건양근
Short head 단두
Long head 장두
대퇴이두근
Biceps femoris
Ischial tuberosity 좌골결절
Coccyx 미골
Ischial spine 좌골극
Os sacuum 선골
Os coxae 관골
Iliac crest 장골능
Lumbar vertebra 요추
비골 Fibula
경골 Tibia
비골두
Fibula head
반월판
Meniscus
슬개골
Patella
대퇴골 Femur
대전자 Greater trochanter
대퇴골경부 Femur neck
전상장골극
Anterior superior iliac spine

5 브릿지

햄스트링과 대둔근 운동이다. 엉덩이 스트레칭의 기본이 되는 동작으로 쉬우면서도 효과적이다.

20회 3세트

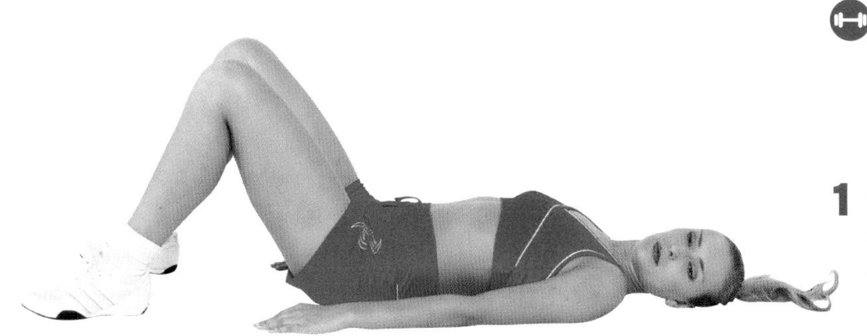

1 등을 바닥에 대고 눕고 양발을 지면에 붙인 상태에서 양팔을 몸의 방향에 맞춰 편다.

복부와 허벅지 안쪽을 수축시키기 위해 양 무릎을 붙인다.
▼

허리가 무리가 가지 않도록 허벅지에 힘을 준다.
▼

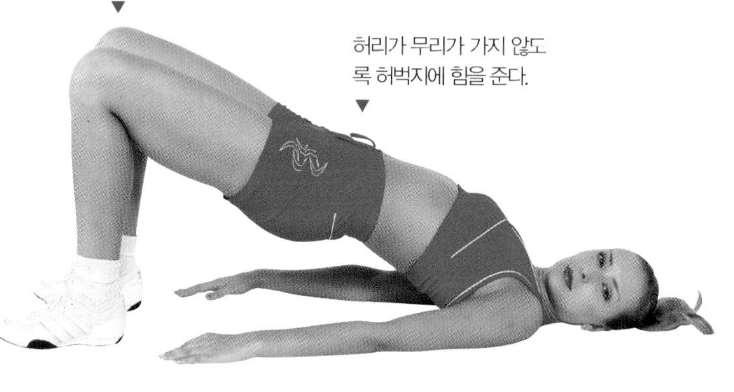

2 숨을 들이쉬면서 허벅지를 최대한 올린다. 더 많은 자극을 주기 위해 그 상태에서 몇 초간 그대로 머무른다. 숨을 내쉬면서 천천히 허벅지와 엉덩이를 지면에 닿지 않게 내린다. 동작을 반복한다.

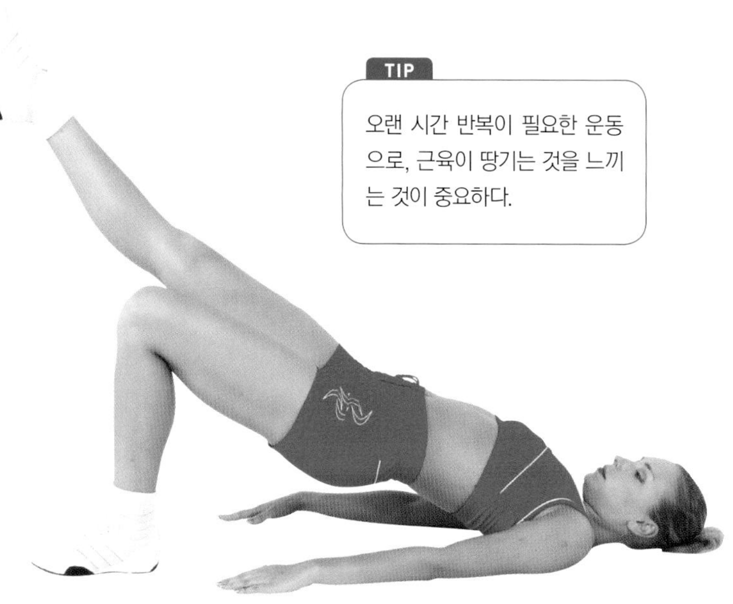

TIP

오랜 시간 반복이 필요한 운동으로, 근육이 땅기는 것을 느끼는 것이 중요하다.

응용 동작

운동의 강도를 높이고자 할 경우에는 허벅지에 힘을 준 상태에서 한쪽 다리를 수평으로 편다.

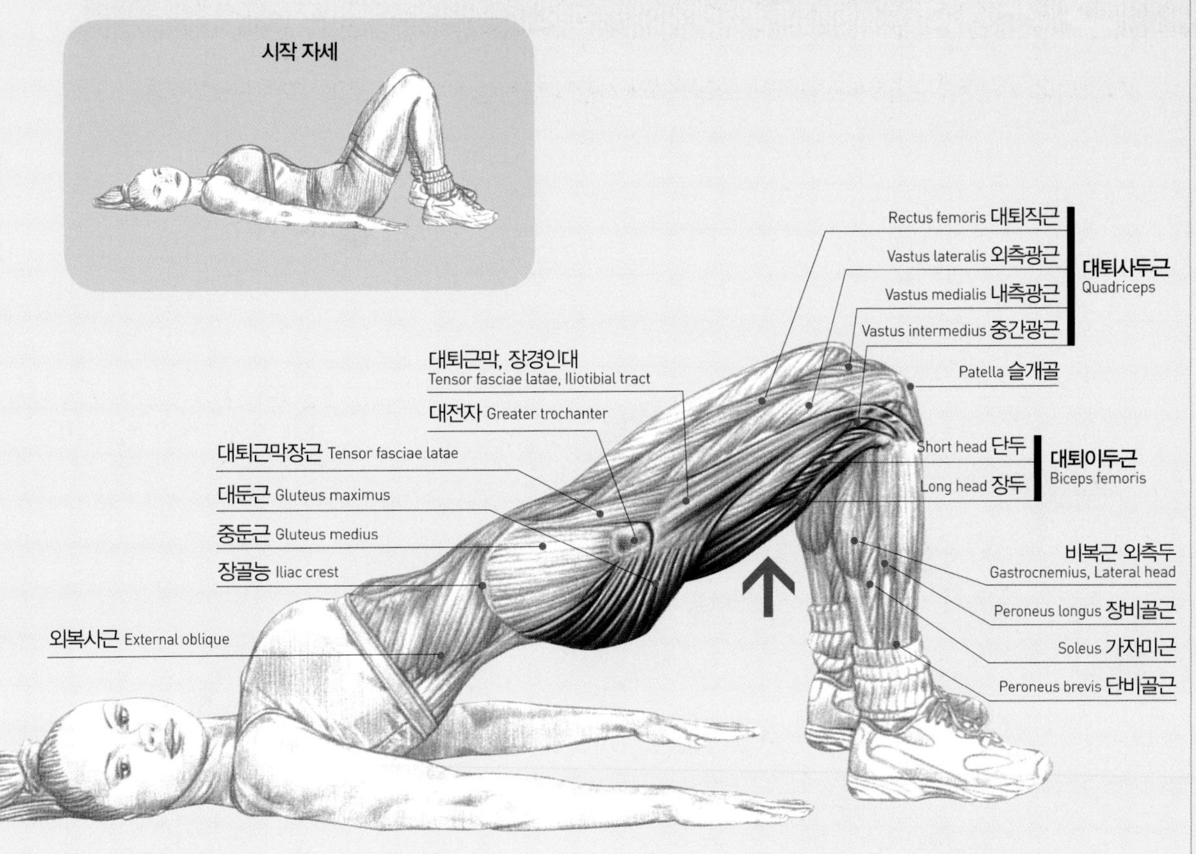

시작 자세
Rectus femoris 대퇴직근
Vastus lateralis 외측광근
Vastus medialis 내측광근
Vastus intermedius 중간광근
대퇴사두근
Quadriceps
Patella 슬개골
대퇴근막, 장경인대
Tensor fasciae latae, Iliotibial tract
대전자 Greater trochanter
대퇴근막장근 Tensor fasciae latae
대둔근 Gluteus maximus
중둔근 Gluteus medius
장골능 Iliac crest
외복사근 External oblique
Short head 단두
Long head 장두
대퇴이두근
Biceps femoris
비복근 외측두
Gastrocnemius, Lateral head
Peroneus longus 장비골근
Soleus 가자미근
Peroneus brevis 단비골근

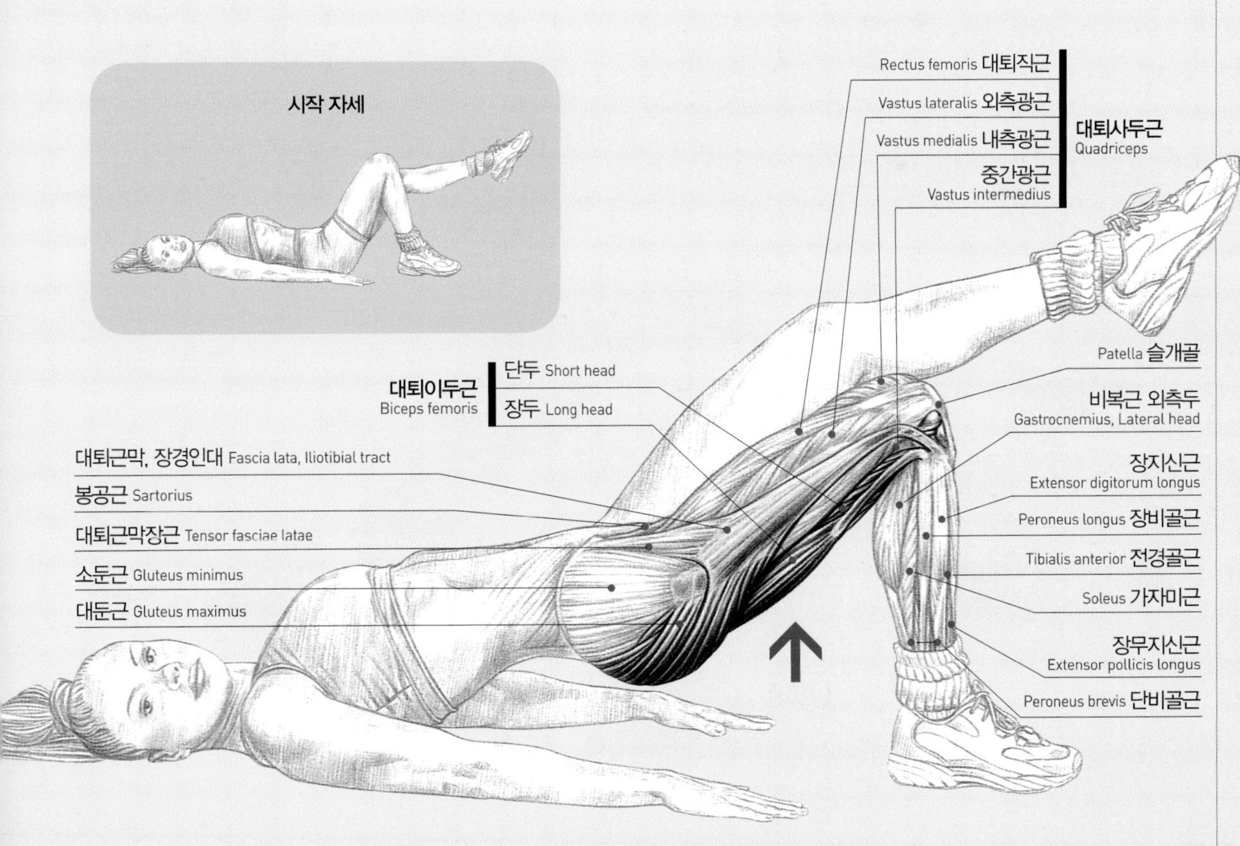

시작 자세
Rectus femoris 대퇴직근
Vastus lateralis 외측광근
Vastus medialis 내측광근
중간광근
Vastus intermedius
대퇴사두근
Quadriceps
Patella 슬개골
대퇴이두근
Biceps femoris
단두 Short head
장두 Long head
비복근 외측두
Gastrocnemius, Lateral head
대퇴근막, 장경인대 Fascia lata, Iliotibial tract
봉공근 Sartorius
대퇴근막장근 Tensor fasciae latae
소둔근 Gluteus minimus
대둔근 Gluteus maximus
장지신근
Extensor digitorum longus
Peroneus longus 장비골근
Tibialis anterior 전경골근
Soleus 가자미근
장무지신근
Extensor pollicis longus
Peroneus brevis 단비골근

6 벤치 브릿지

대둔근과 햄스트링 운동으로, 허벅지 밑 부분을 자극해 애플 힙을 만들기 위한 동작이다. 바닥에서 실시하는 기본 브릿지보다 슬와부 근육군이 더 많이 자극된다.

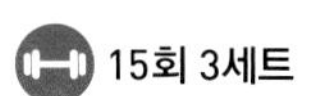
15회 3세트

1 바닥에 등을 대고 누워 양팔은 몸의 방향에 맞춰 위치시키고 손바닥을 바닥에 댄 상태에서 머리는 몸의 방향에 맞춰 위치시킨 후 양발을 벤치에 올린다.

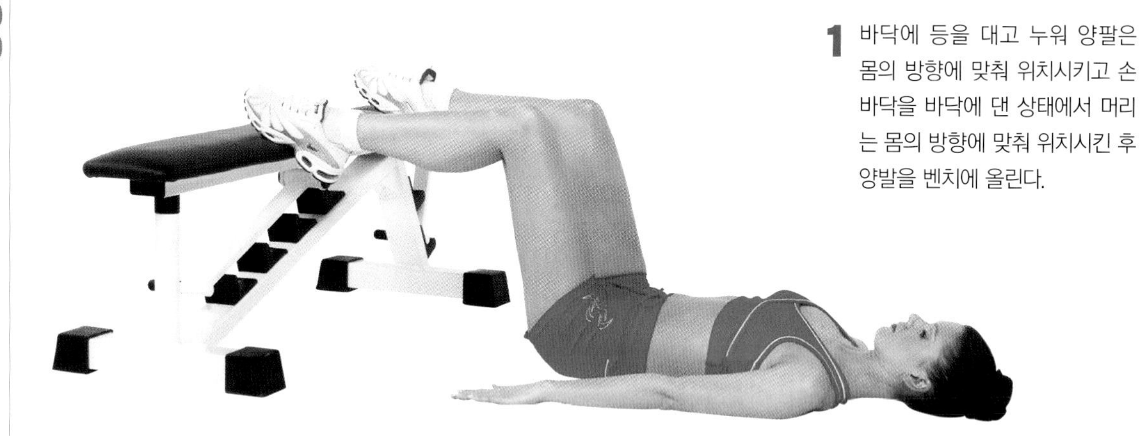

TIP

운동 중에 등의 하부에 무리가 가지 않게 엉덩이와 복근에 최대한 힘을 준다.

2 숨을 들이쉬면서 엉덩이를 최대한 들어 올린다. 이 상태를 몇 초간 유지한 후에 숨을 내쉬면서 엉덩이를 바닥에 닿을 듯이 내린다. 동작을 반복한다.

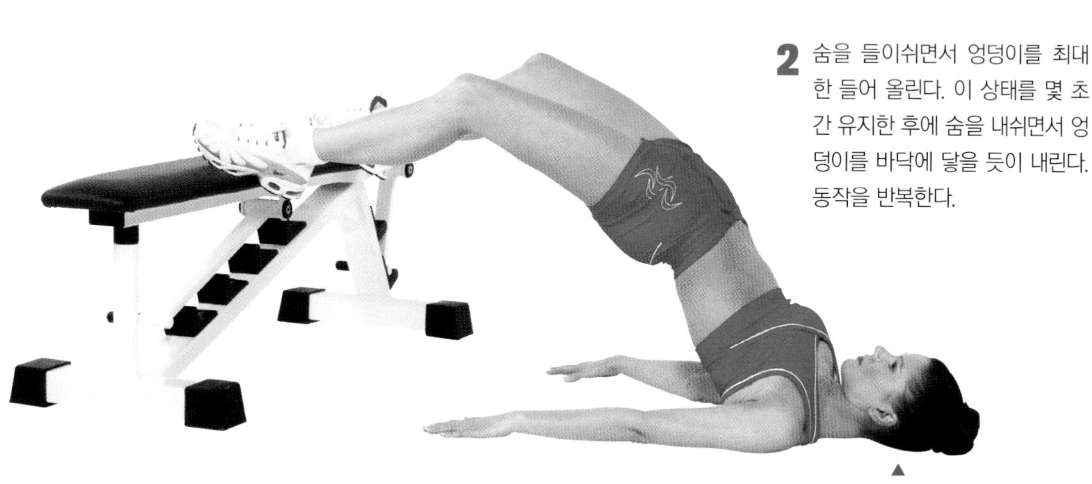

▲
머리와 어깨를
바닥에 붙인다.

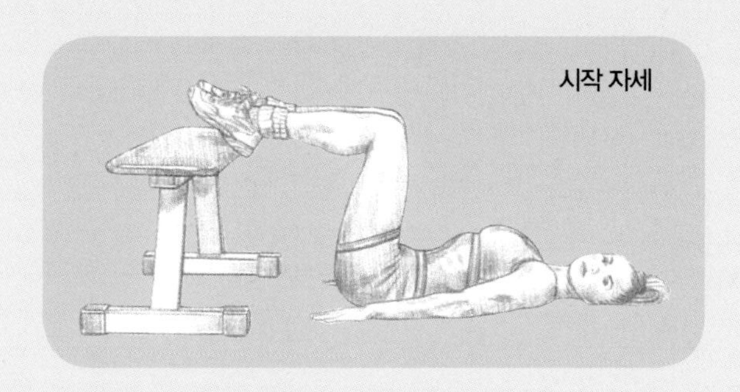
시작 자세

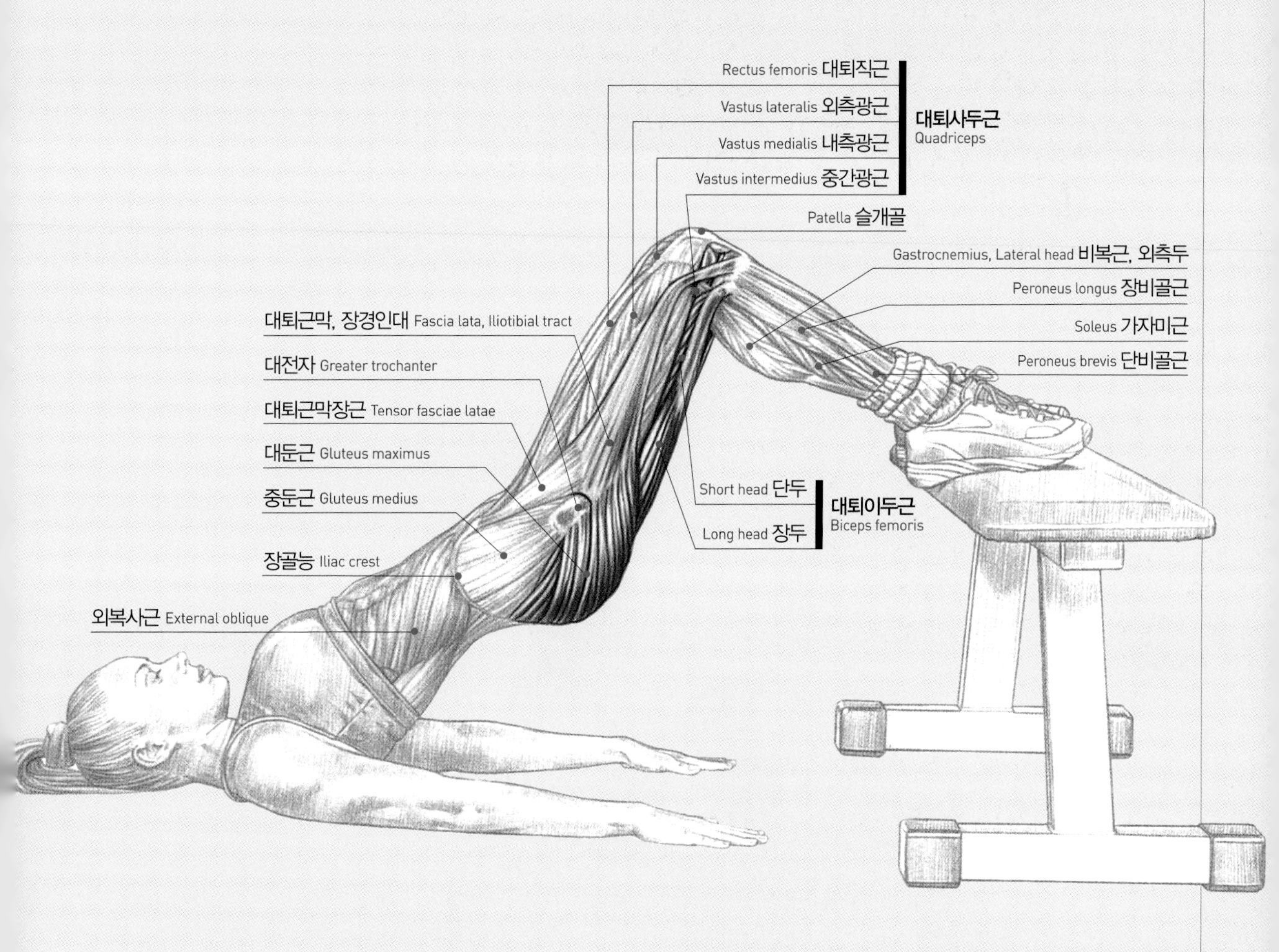
Rectus femoris 대퇴직근
Vastus lateralis 외측광근
Vastus medialis 내측광근
Vastus intermedius 중간광근
대퇴사두근 Quadriceps
Patella 슬개골
Gastrocnemius, Lateral head 비복근, 외측두
Peroneus longus 장비골근
Soleus 가자미근
Peroneus brevis 단비골근
대퇴근막, 장경인대 Fascia lata, Iliotibial tract
대전자 Greater trochanter
대퇴근막장근 Tensor fasciae latae
대둔근 Gluteus maximus
중둔근 Gluteus medius
장골능 Iliac crest
외복사근 External oblique
Short head 단두
Long head 장두
대퇴이두근 Biceps femoris

7 사이드 힙 킥

대둔근, 중둔근, 허벅지 바깥쪽 근육을 단련하는 운동이다. '더티 도그'라고도 부르는 동작으로, 측면 엉덩이를 단련시키고 날씬하게 하여 군살 없는 엉덩이 라인을 만들어준다.

20회 3세트

종아리를 단련시키기 위해 발을 앞으로 구부린다.
▼

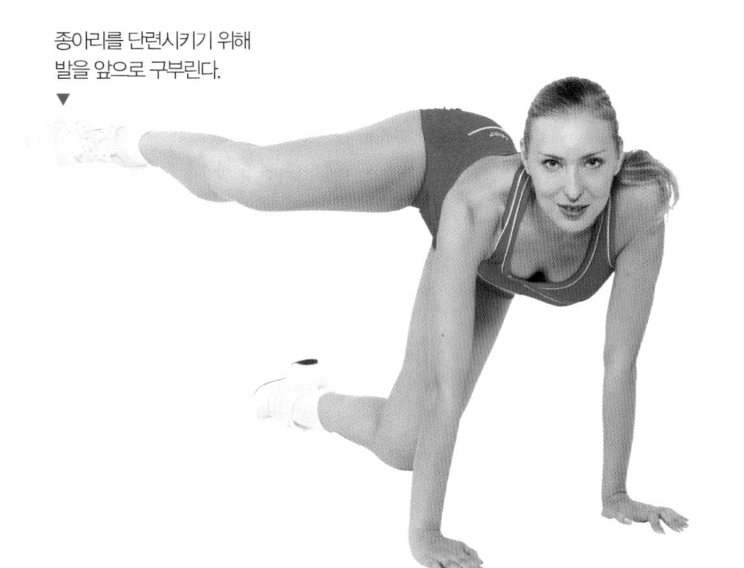

1 무릎을 바닥에 대고 양팔을 편 상태에서 어깨보다 살짝 넓게 양손을 바닥에 위치시킨다. 발을 앞으로 구부린 상태에서 숨을 들이쉬면서 한쪽 다리를 구부린 채로 측면으로 들어 올린다. 무릎을 골반 높이까지 올린 후에 다리를 쭉 뻗는다.

앞으로 구부린 발은 허벅지에 무리가 가지 않게 하는 데 도움이 되며, 엉덩이와 허벅지 바깥쪽 근육을 단련시키는 데 도움이 된다.
▼

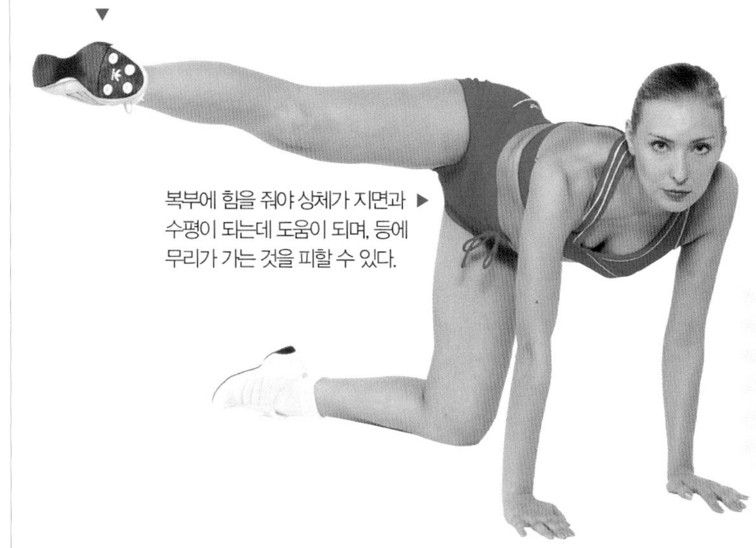

복부에 힘을 줘야 상체가 지면과 수평이 되는데 도움이 되며, 등에 무리가 가는 것을 피할 수 있다. ▶

2 숨을 내쉬면서 뻗은 다리의 무릎을 구부려 처음 자세로 돌아온다.

! 허벅지 외전 운동은 대퇴골 지지대로 인해 생리학적으로 높이가 제한될 수밖에 없으므로 수평 이상으로 허벅지를 들어 올리는 것은 무의미하다.

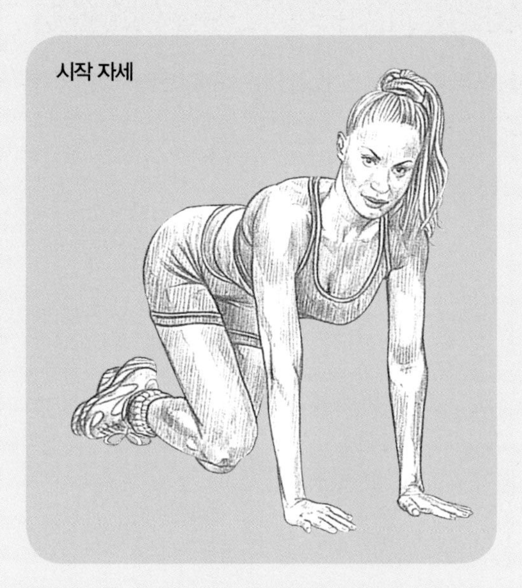
시작 자세

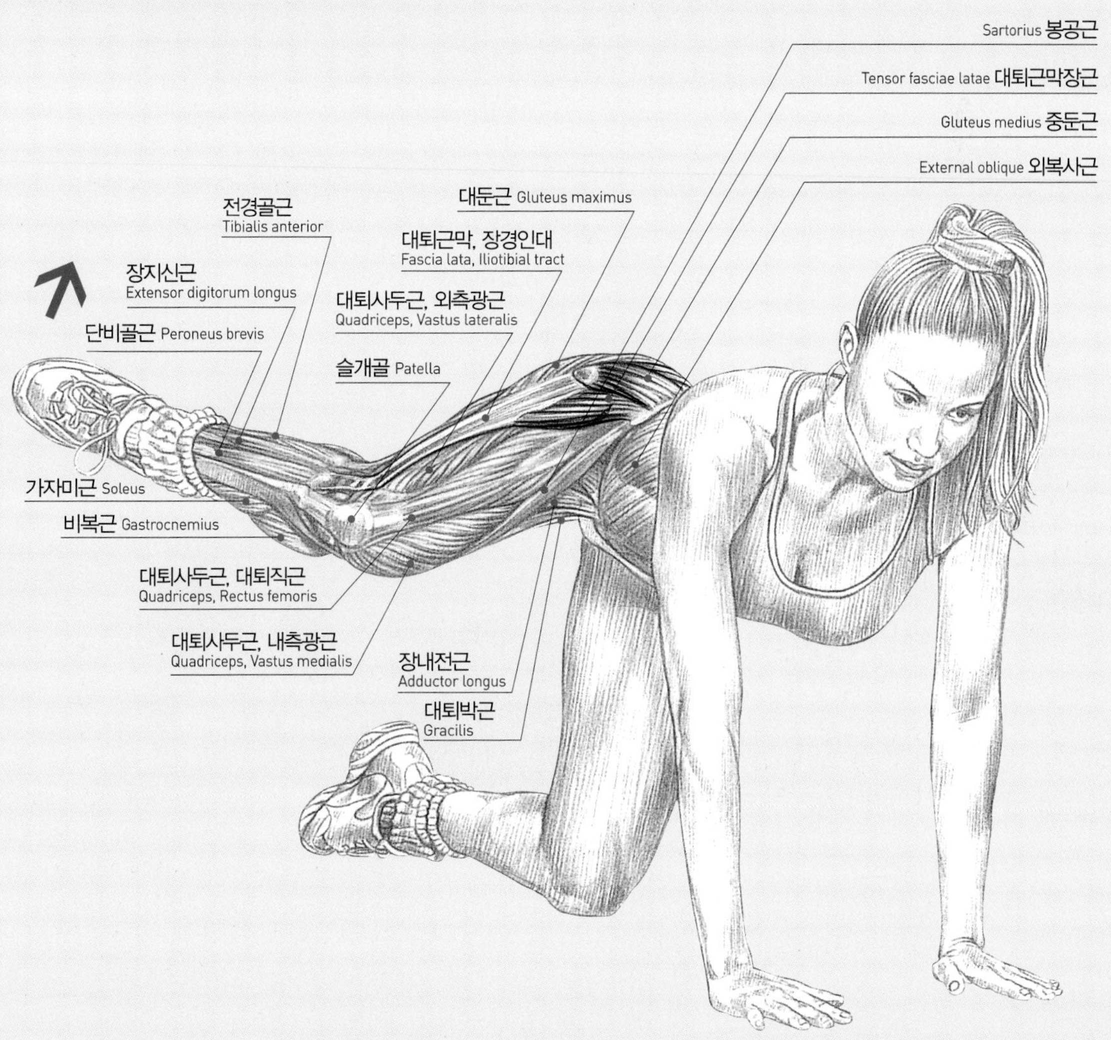
Sartorius 봉공근
Tensor fasciae latae 대퇴근막장근
Gluteus medius 중둔근
External oblique 외복사근
대둔근 Gluteus maximus
전경골근
Tibialis anterior
대퇴근막, 장경인대
Fascia lata, Iliotibial tract
장지신근
Extensor digitorum longus
대퇴사두근, 외측광근
Quadriceps, Vastus lateralis
단비골근 Peroneus brevis
슬개골 Patella
가자미근 Soleus
비복근 Gastrocnemius
대퇴사두근, 대퇴직근
Quadriceps, Rectus femoris
대퇴사두근, 내측광근
Quadriceps, Vastus medialis
장내전근
Adductor longus
대퇴박근
Gracilis

8 라잉 힙 어브덕션

중둔근과 소둔근 운동이다. 보기 흉한 허벅지 바깥쪽 살을 없애고 아름답고 탄탄한 위쪽 허벅지를 만들어 준다.

20회 4세트

팔꿈치를 상체에 붙이고
복부에 힘을 준다.

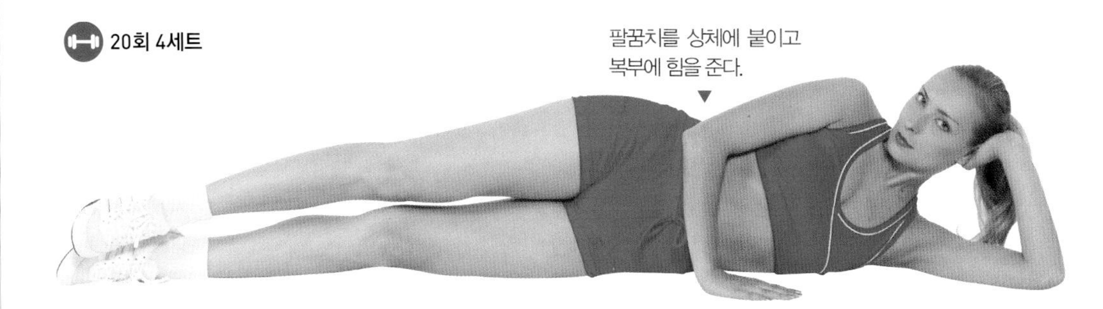

1 옆으로 누운 채 두 다리를 몸의 방향에 맞춰 편다. 한쪽 팔꿈치는 바닥에 대고 손바닥으로 머리를 지탱한다. 반대쪽 팔은 구부려 복부 앞에 위치시키고 균형을 잡기 위해 손바닥을 바닥에 붙인다.

2 숨을 들이쉬면서 복부와 엉덩이에 힘을 주고 발을 앞으로 구부린 상태로 한쪽 다리를 들어 올린다. 숨을 내쉬면서 처음 자세로 돌아온다.

다리를 펴기 위해
발을 앞으로 구부린다.
다리를 너무 높이
들어 올리지 않는다.

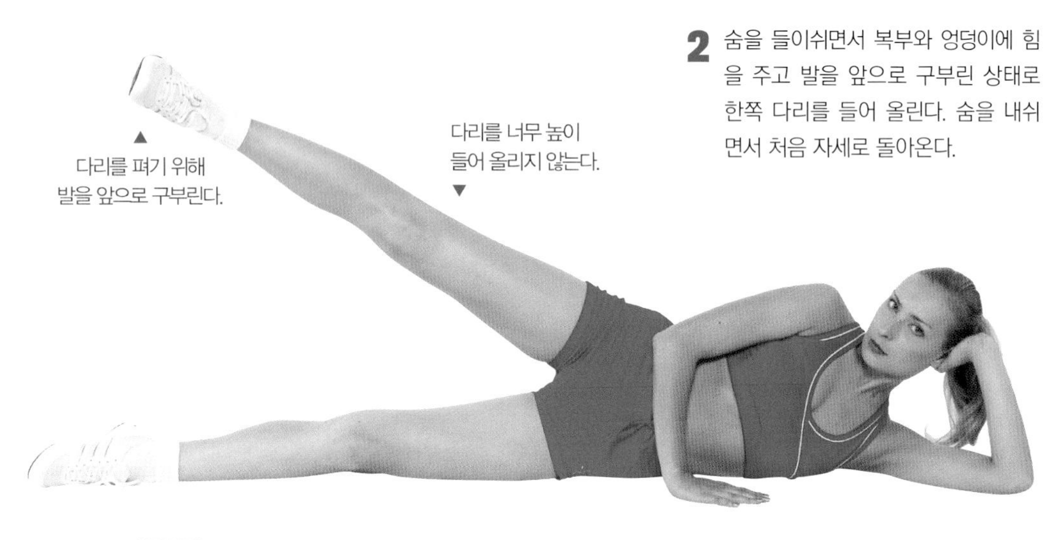

TIP

허벅지 바깥쪽 근육을 집중적으로 단련시키기 위해서 발을 앞으로 구부리는 것이 중요하다.

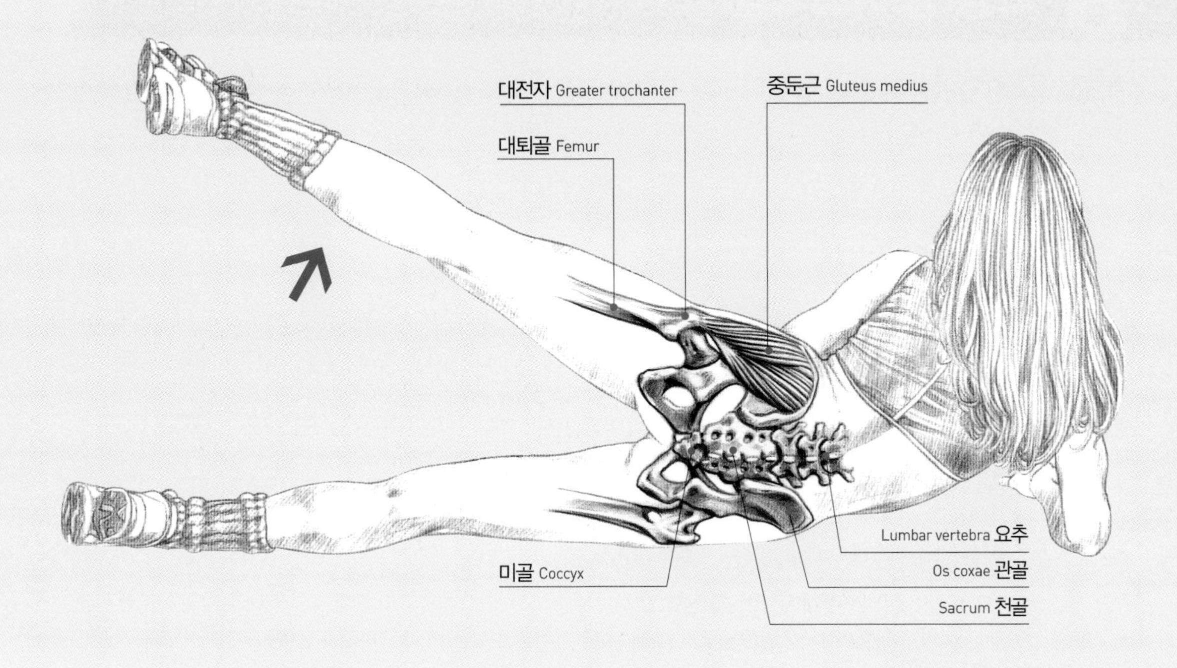

운동 동작

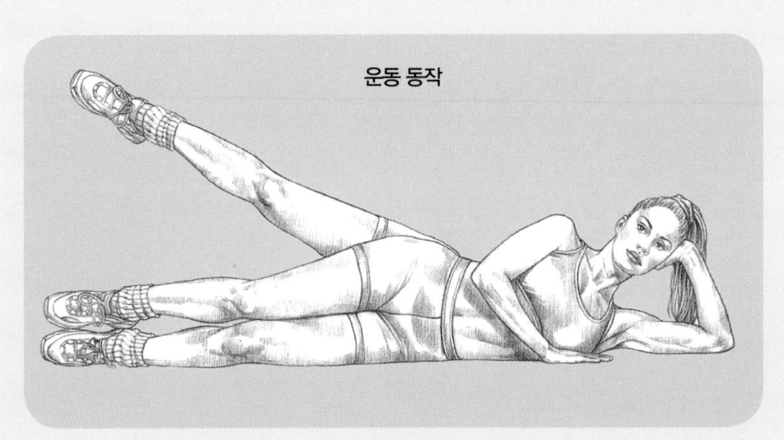

다리를 올리는 세 가지 방향

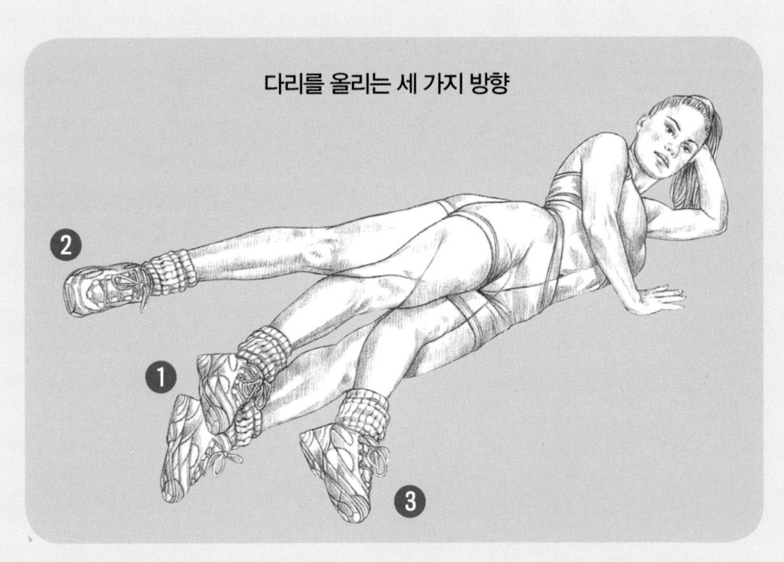

자극되는 부위

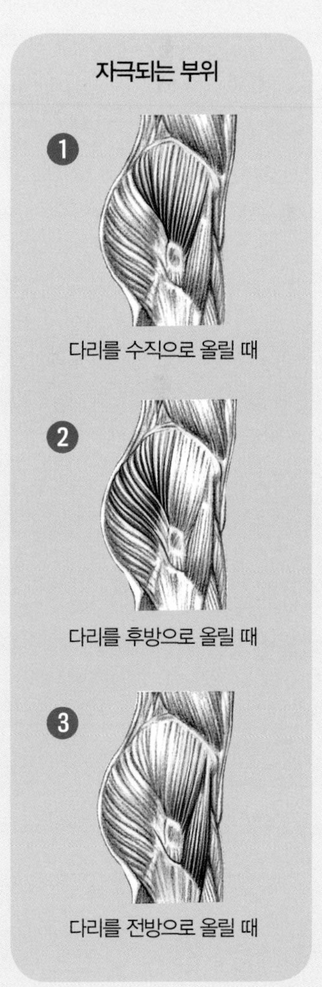

9 벤치 힙 익스텐션

중둔근 운동이다. 덩키킥 운동이라고도 하며, 애플 힙을 만드는 최고의 운동으로 탄력 있는 엉덩이를 만들어 준다. 스쿼트, 런지 등 엉덩이 큰 근육을 강화하는 운동 다음에 실시하면 더욱 효과가 좋다.

한쪽당 20회 3세트

TIP

허리에 무리가 가지 않도록 복부에 힘을 줘야 한다. 목에 무리가 가는 것을 피하기 위해 몸의 방향에 맞춰 머리를 들고 시선은 전방을 바라본다.

허리에 무리가 가지
않도록 엉덩이에
힘을 준다.
다리를 최대한
높이 올린다.

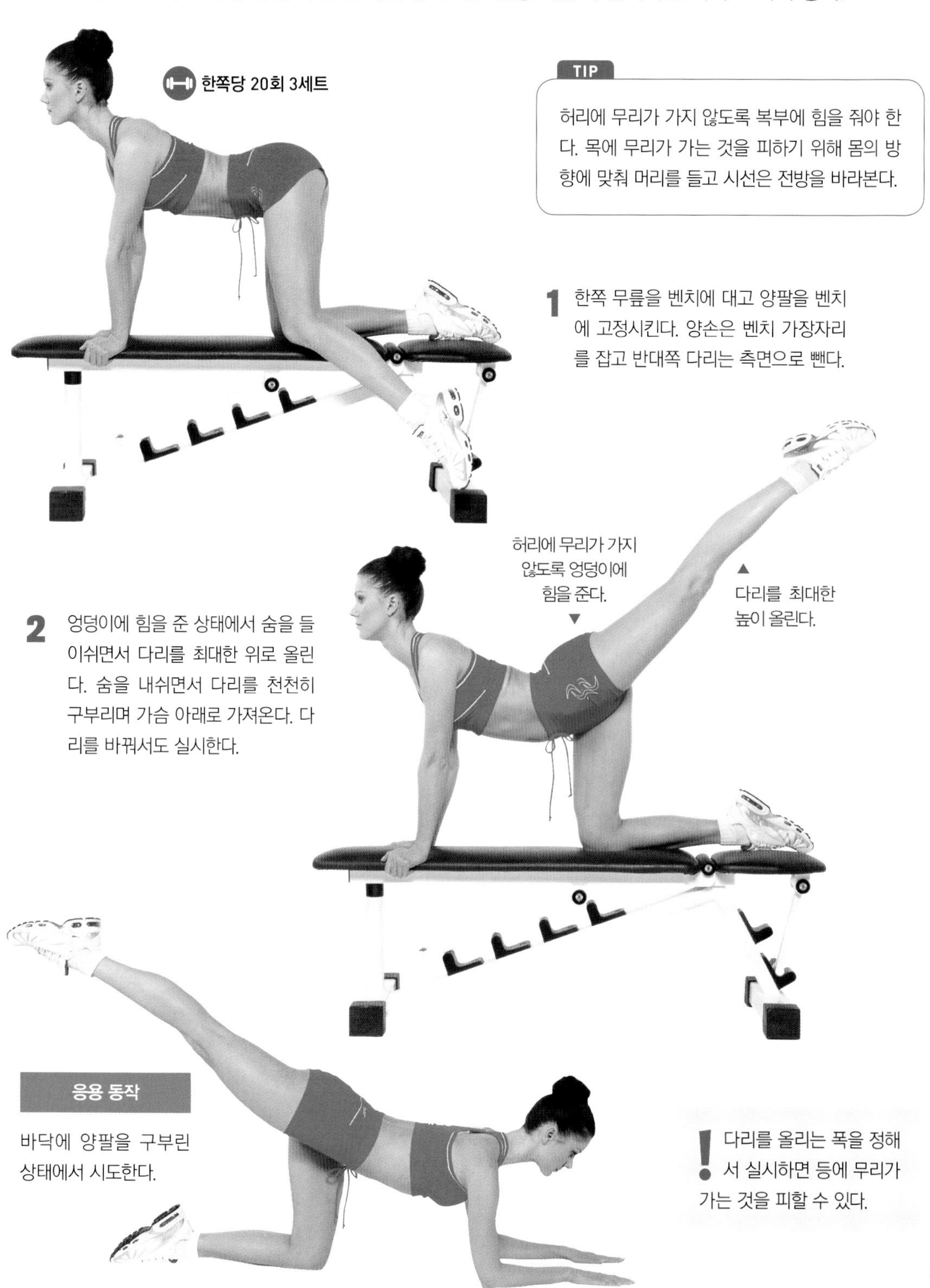

1 한쪽 무릎을 벤치에 대고 양팔을 벤치에 고정시킨다. 양손은 벤치 가장자리를 잡고 반대쪽 다리는 측면으로 뺀다.

2 엉덩이에 힘을 준 상태에서 숨을 들이쉬면서 다리를 최대한 위로 올린다. 숨을 내쉬면서 다리를 천천히 구부리며 가슴 아래로 가져온다. 다리를 바꿔서도 실시한다.

응용 동작

바닥에 양팔을 구부린 상태에서 시도한다.

! 다리를 올리는 폭을 정해서 실시하면 등에 무리가 가는 것을 피할 수 있다.

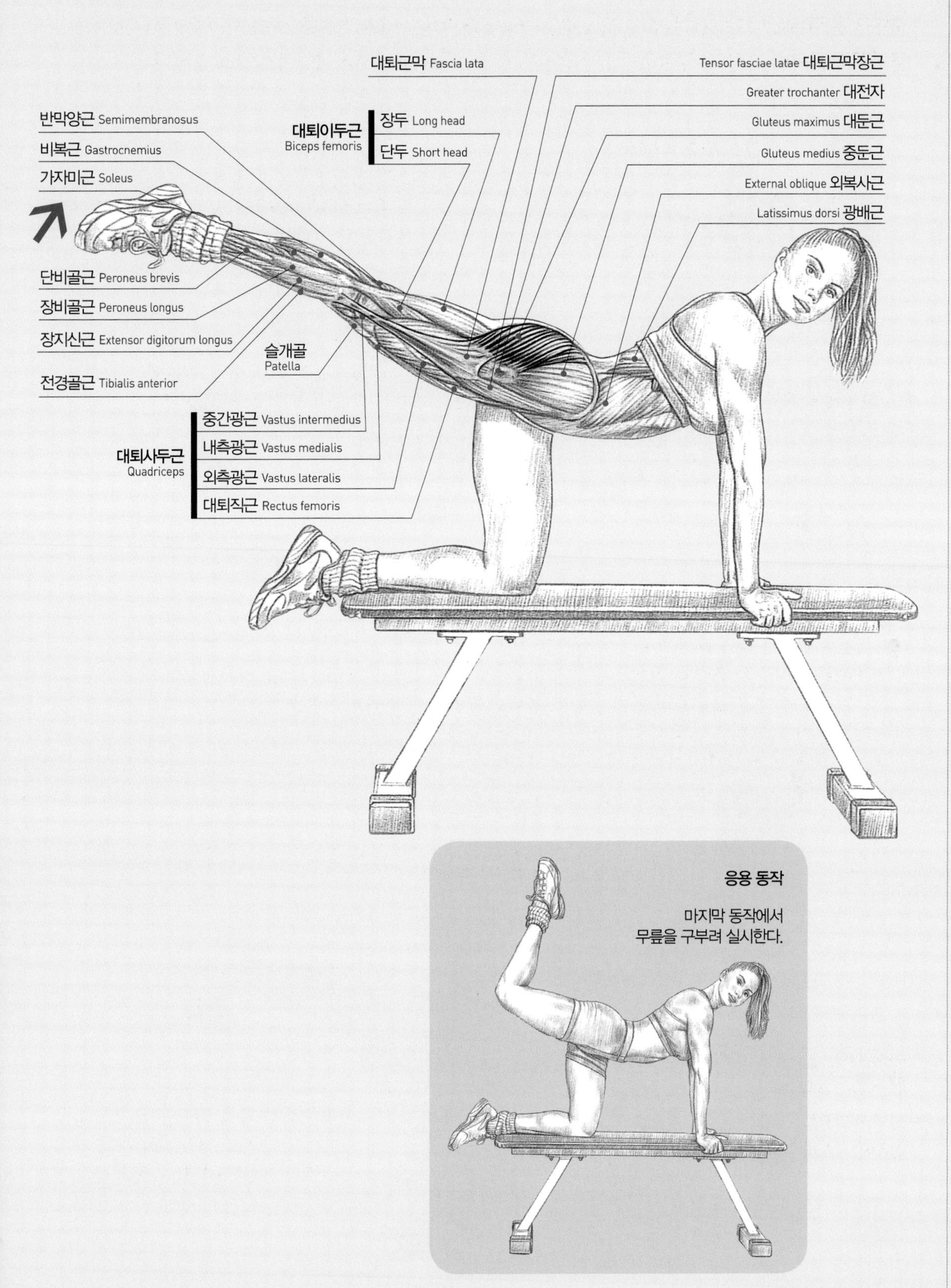
대퇴근막 Fascia lata
Tensor fasciae latae 대퇴근막장근
Greater trochanter 대전자
Gluteus maximus 대둔근
Gluteus medius 중둔근
External oblique 외복사근
Latissimus dorsi 광배근
반막양근 Semimembranosus
비복근 Gastrocnemius
가자미근 Soleus
대퇴이두근 Biceps femoris
장두 Long head
단두 Short head
단비골근 Peroneus brevis
장비골근 Peroneus longus
장지신근 Extensor digitorum longus
슬개골 Patella
전경골근 Tibialis anterior
대퇴사두근 Quadriceps
중간광근 Vastus intermedius
내측광근 Vastus medialis
외측광근 Vastus lateralis
대퇴직근 Rectus femoris
응용 동작
마지막 동작에서
무릎을 구부려 실시한다.

10 라잉 레그 컬

햄스트링 운동. 허벅지 뒷부분과 엉덩이를 자극해서 각선미를 살려주는 운동이다.

20회 4세트

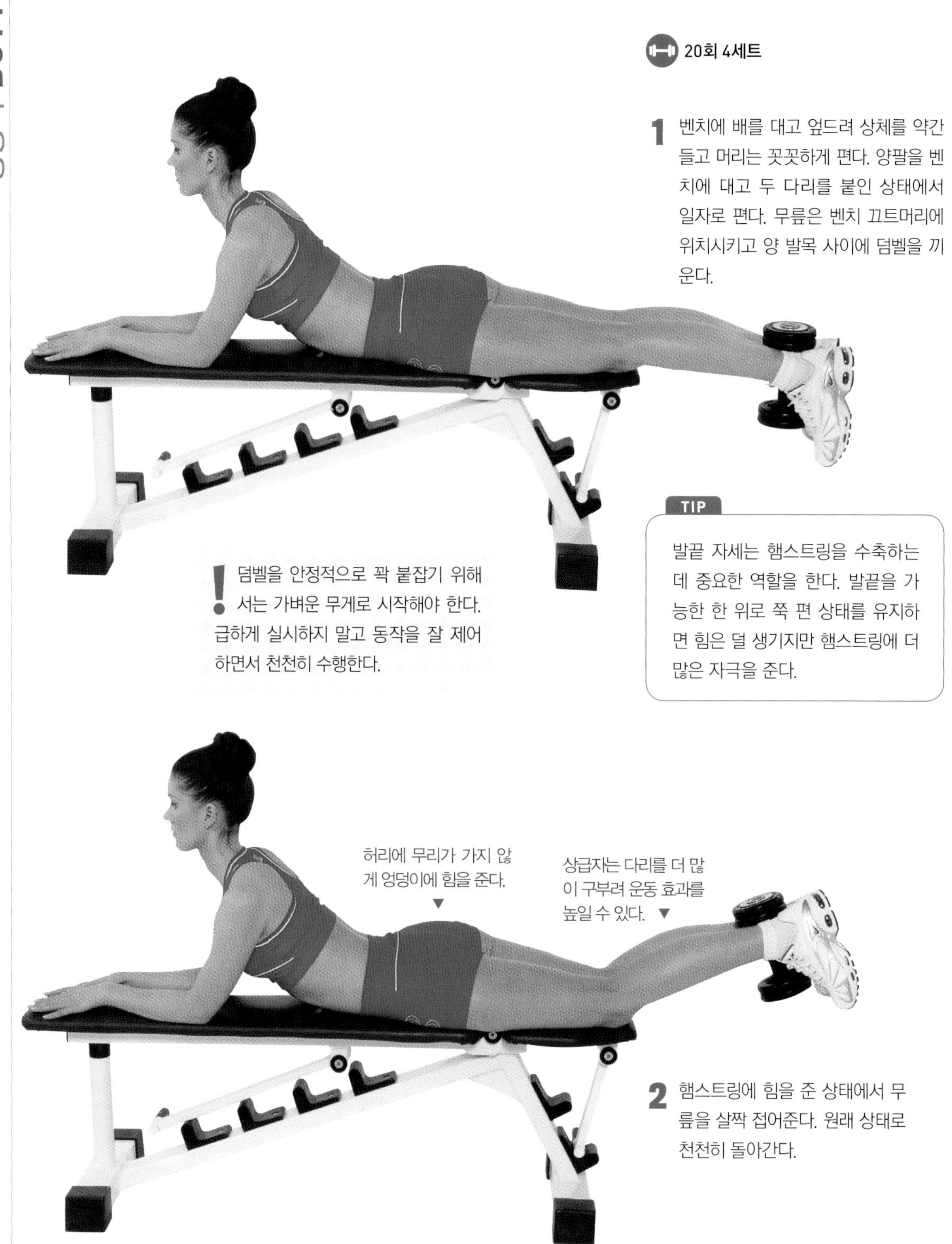

1 벤치에 배를 대고 엎드려 상체를 약간 들고 머리는 꼿꼿하게 편다. 양팔을 벤치에 대고 두 다리를 붙인 상태에서 일자로 편다. 무릎은 벤치 끄트머리에 위치시키고 양 발목 사이에 덤벨을 끼운다.

! 덤벨을 안정적으로 꽉 붙잡기 위해서는 가벼운 무게로 시작해야 한다. 급하게 실시하지 말고 동작을 잘 제어하면서 천천히 수행한다.

TIP

발끝 자세는 햄스트링을 수축하는 데 중요한 역할을 한다. 발끝을 가능한 한 위로 쭉 편 상태를 유지하면 힘은 덜 생기지만 햄스트링에 더 많은 자극을 준다.

2 햄스트링에 힘을 준 상태에서 무릎을 살짝 접어준다. 원래 상태로 천천히 돌아간다.

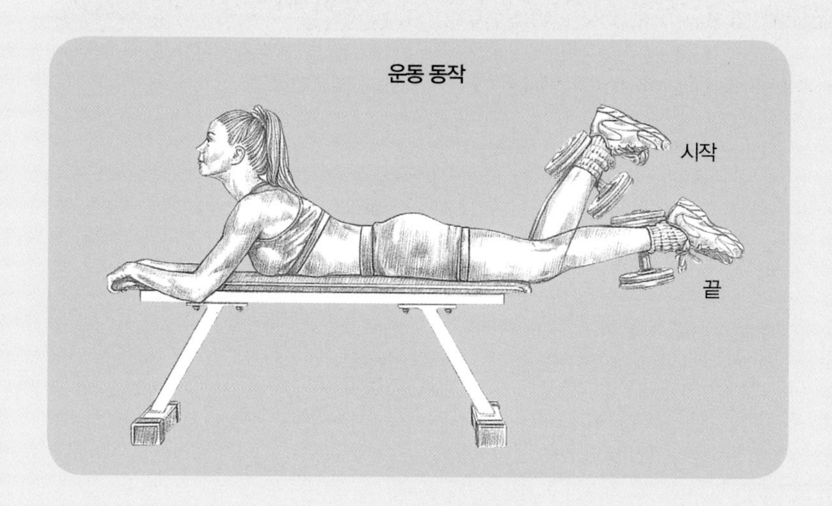
운동 동작
시작
끝

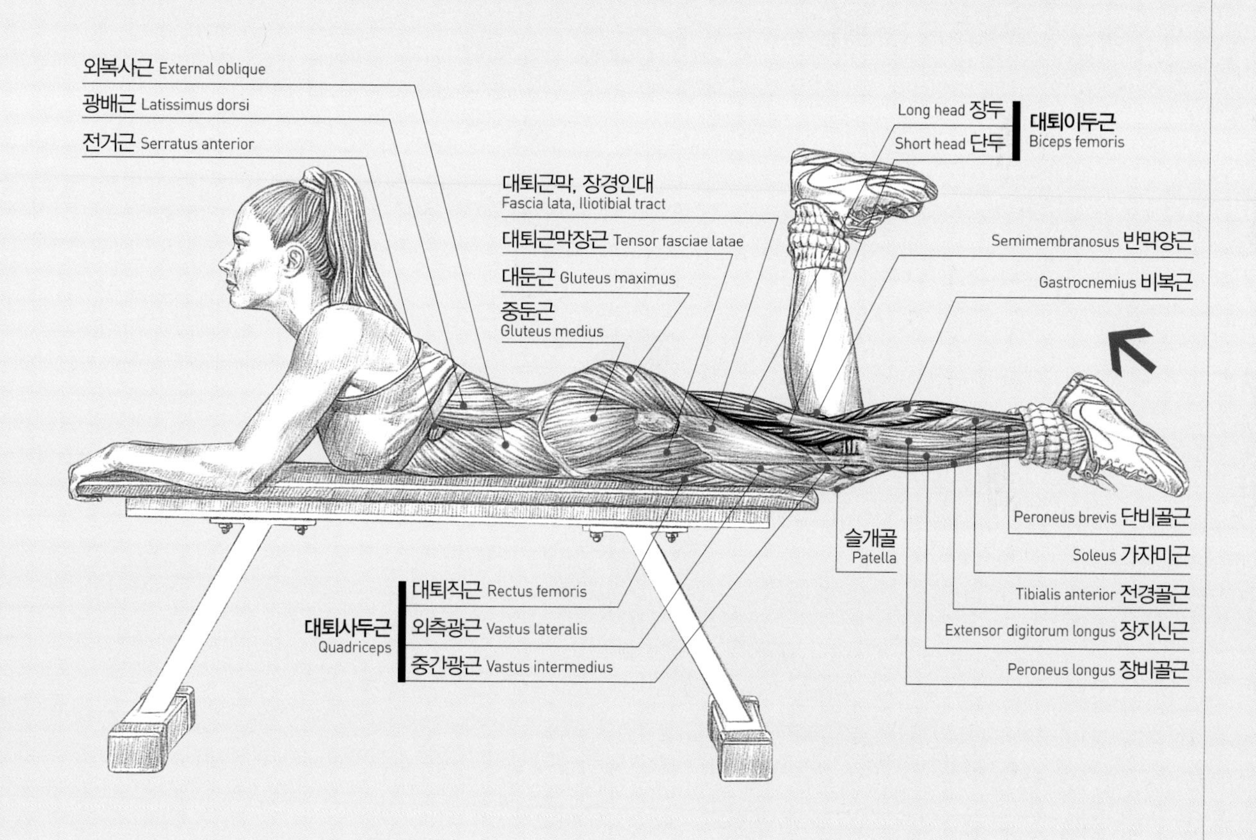
외복사근 External oblique
광배근 Latissimus dorsi
전거근 Serratus anterior
대퇴근막, 장경인대
Fascia lata, Iliotibial tract
대퇴근막장근 Tensor fasciae latae
대둔근 Gluteus maximus
중둔근
Gluteus medius
Long head 장두
Short head 단두
대퇴이두근
Biceps femoris
Semimembranosus 반막양근
Gastrocnemius 비복근
슬개골
Patella
Peroneus brevis 단비골근
Soleus 가자미근
Tibialis anterior 전경골근
Extensor digitorum longus 장지신근
Peroneus longus 장비골근
대퇴직근 Rectus femoris
외측광근 Vastus lateralis
중간광근 Vastus intermedius
대퇴사두근
Quadriceps

11 스탠딩 힙 익스텐션

둔근 운동. 엉덩이와 허벅지 근육을 강화하는 데 좋은, 간단하지만 유용한 운동이다.

머리를 몸의 방향에 맞춰 든다.
양팔을 수평으로 들면 균형을 잡는 데 도움이 된다.

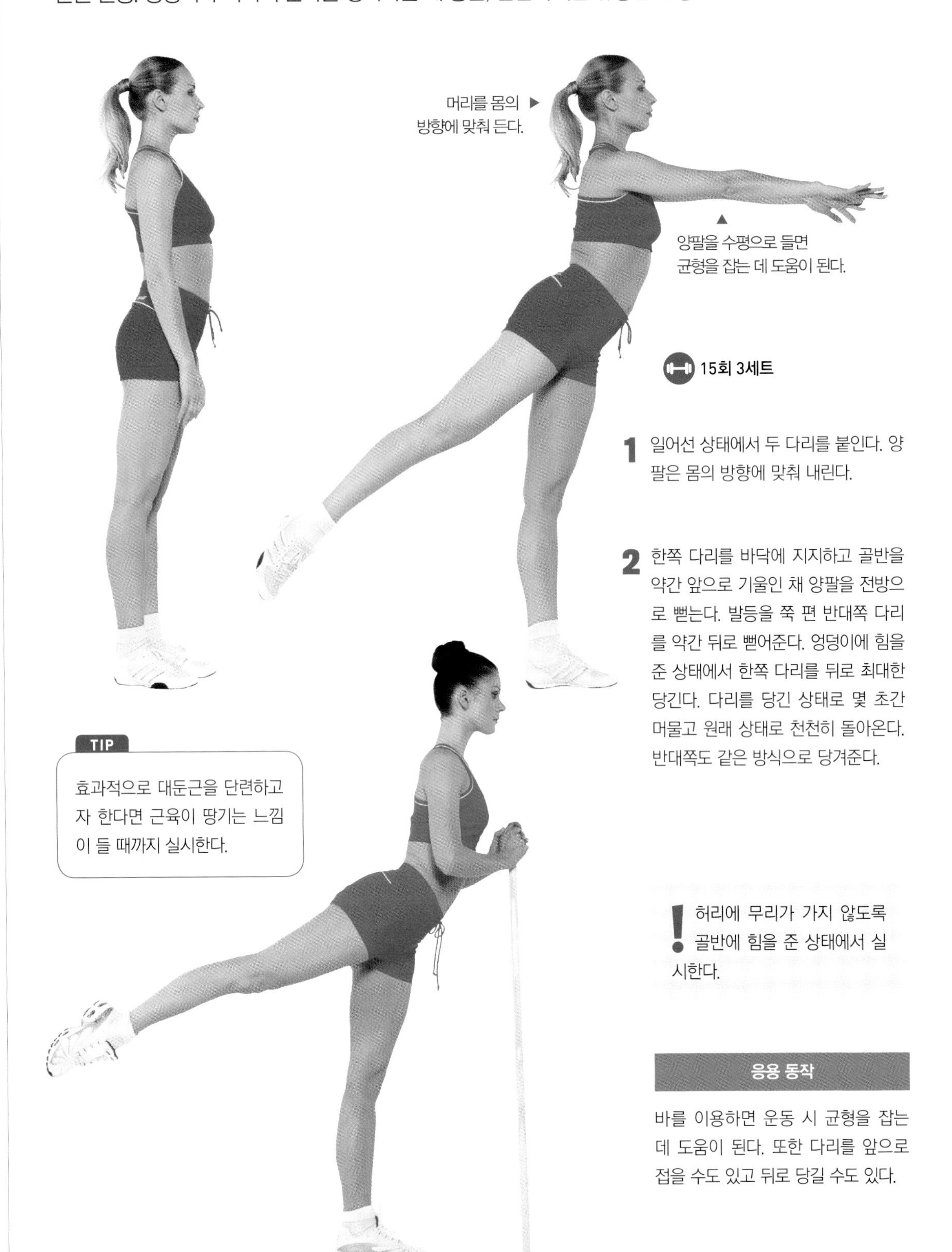

15회 3세트

1 일어선 상태에서 두 다리를 붙인다. 양팔은 몸의 방향에 맞춰 내린다.

2 한쪽 다리를 바닥에 지지하고 골반을 약간 앞으로 기울인 채 양팔을 전방으로 뻗는다. 발등을 쭉 편 반대쪽 다리를 약간 뒤로 뻗어준다. 엉덩이에 힘을 준 상태에서 한쪽 다리를 뒤로 최대한 당긴다. 다리를 당긴 상태로 몇 초간 머물고 원래 상태로 천천히 돌아온다. 반대쪽도 같은 방식으로 당겨준다.

TIP

효과적으로 대둔근을 단련하고자 한다면 근육이 땅기는 느낌이 들 때까지 실시한다.

! 허리에 무리가 가지 않도록 골반에 힘을 준 상태에서 실시한다.

응용 동작

바를 이용하면 운동 시 균형을 잡는 데 도움이 된다. 또한 다리를 앞으로 접을 수도 있고 뒤로 당길 수도 있다.

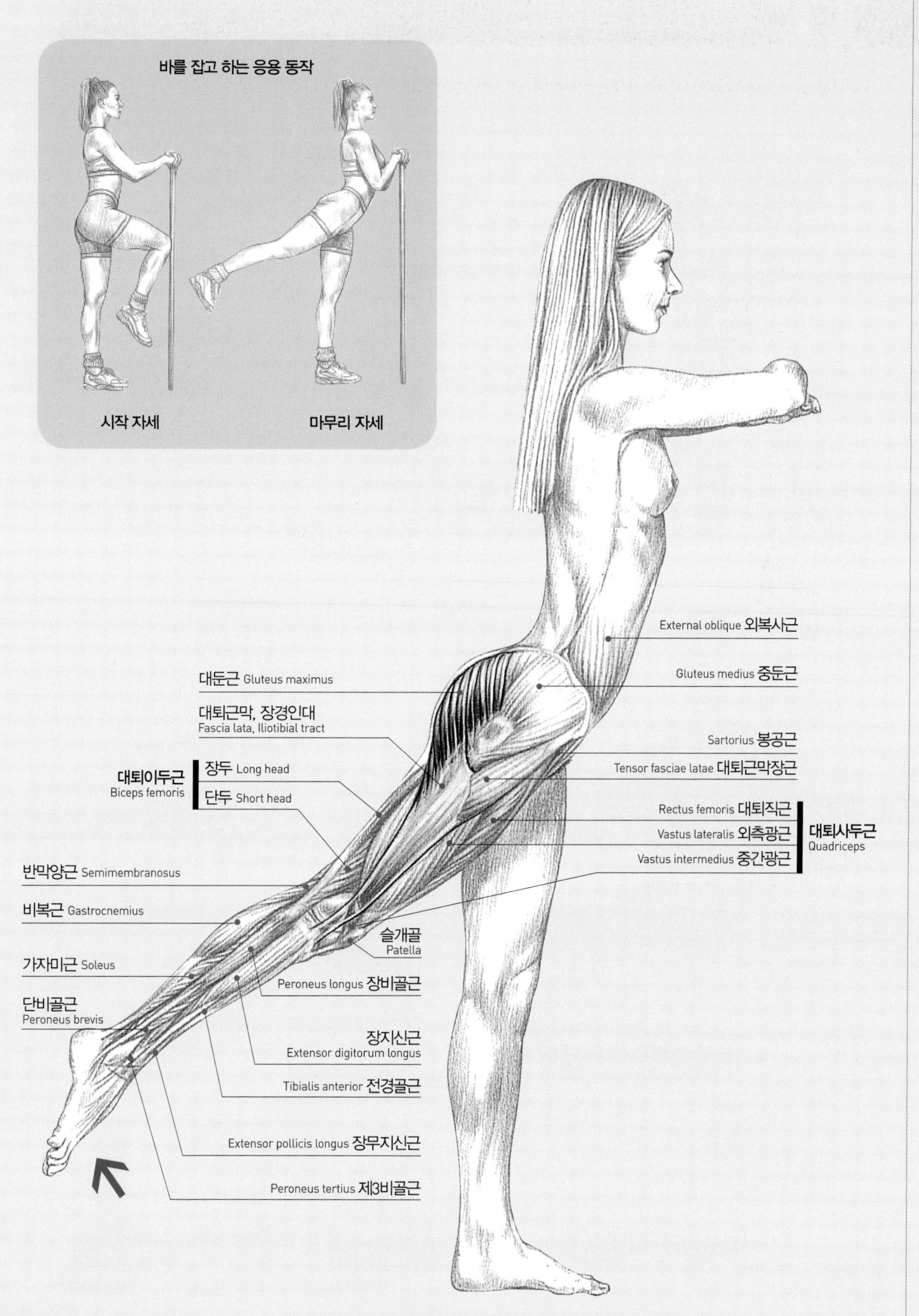
바를 잡고 하는 응용 동작
시작 자세
마무리 자세
External oblique 외복사근
Gluteus medius 중둔근
대둔근 Gluteus maximus
대퇴근막, 장경인대
Fascia lata, Iliotibial tract
Sartorius 봉공근
Tensor fasciae latae 대퇴근막장근
대퇴이두근
Biceps femoris
장두 Long head
단두 Short head
Rectus femoris 대퇴직근
Vastus lateralis 외측광근
Vastus intermedius 중간광근
대퇴사두근
Quadriceps
반막양근 Semimembranosus
비복근 Gastrocnemius
슬개골
Patella
가자미근 Soleus
Peroneus longus 장비골근
단비골근
Peroneus brevis
장지신근
Extensor digitorum longus
Tibialis anterior 전경골근
Extensor pollicis longus 장무지신근
Peroneus tertius 제3비골근

12 엉덩이 스트레칭

둔근 운동이다. 엉덩이와 허리 근육을 강화하고 유연하게 만들어 주는 스트레칭이다.

고개를 돌려
시선은 뒤쪽을
본다. ▶

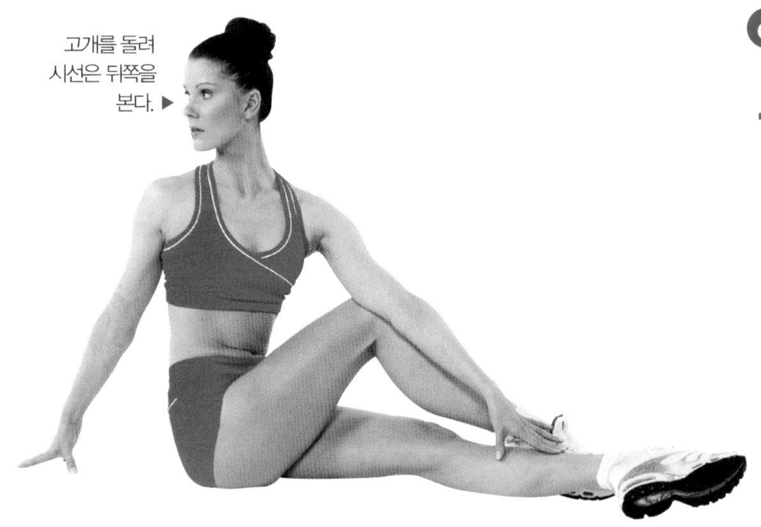

15~20초간 자세 유지

1 바닥에 앉은 상태에서 한쪽 다리는 쭉 펴고 반대쪽 다리는 접어서 편 다리 위로 교차한다. 접힌 다리의 반대쪽 팔과 함께 상체를 돌린다. 한쪽 손은 안정감을 높이기 위해 엉덩이 뒤에 위치시켜 지면을 짚는다. 다른 쪽 팔은 팔꿈치를 무릎 바깥쪽에 대고 지탱한다. 고개를 어깨 너머까지 돌린 후에 천천히 호흡하면서 이 자세를 몇 초간 유지한다. 반대쪽도 같은 방식으로 실시한다.

무릎을 가슴까지
들어 올린다. ▼

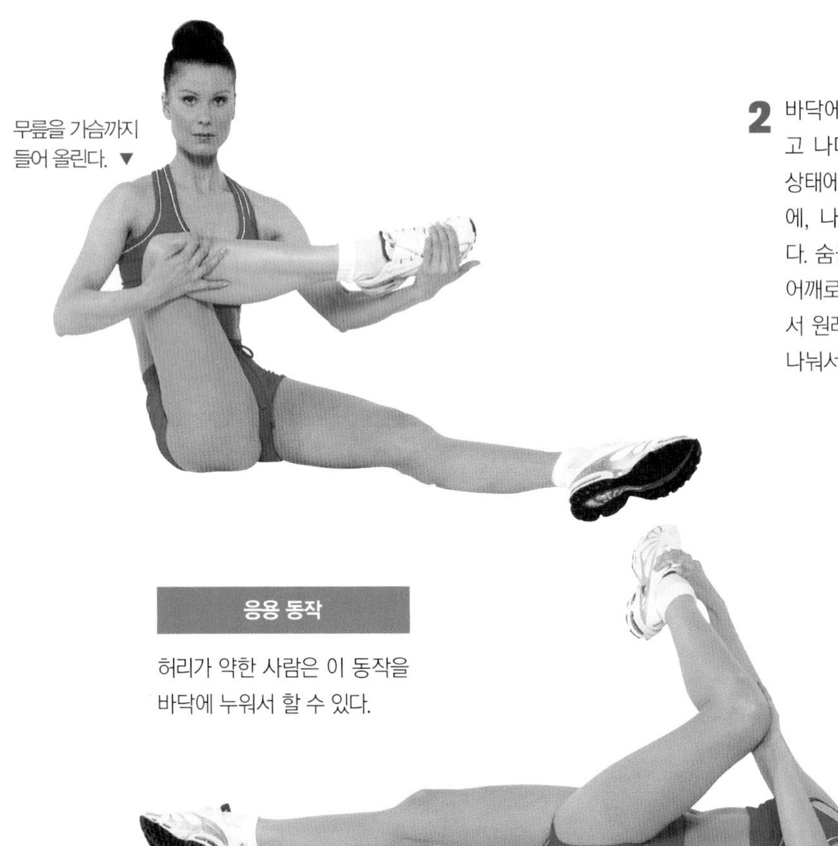

2 바닥에 앉아 한쪽 다리는 쭉 펴고 나머지 다리는 배 위로 접은 상태에서 한 손은 무릎의 바깥쪽에, 나머지 손은 발에 위치시킨다. 숨을 들이쉬면서 발을 반대쪽 어깨로 들어 올린다. 숨을 내쉬면서 원래 자세로 돌아간다. 세트를 나눠서 여러 번 실시한다.

응용 동작

허리가 약한 사람은 이 동작을 바닥에 누워서 할 수 있다.

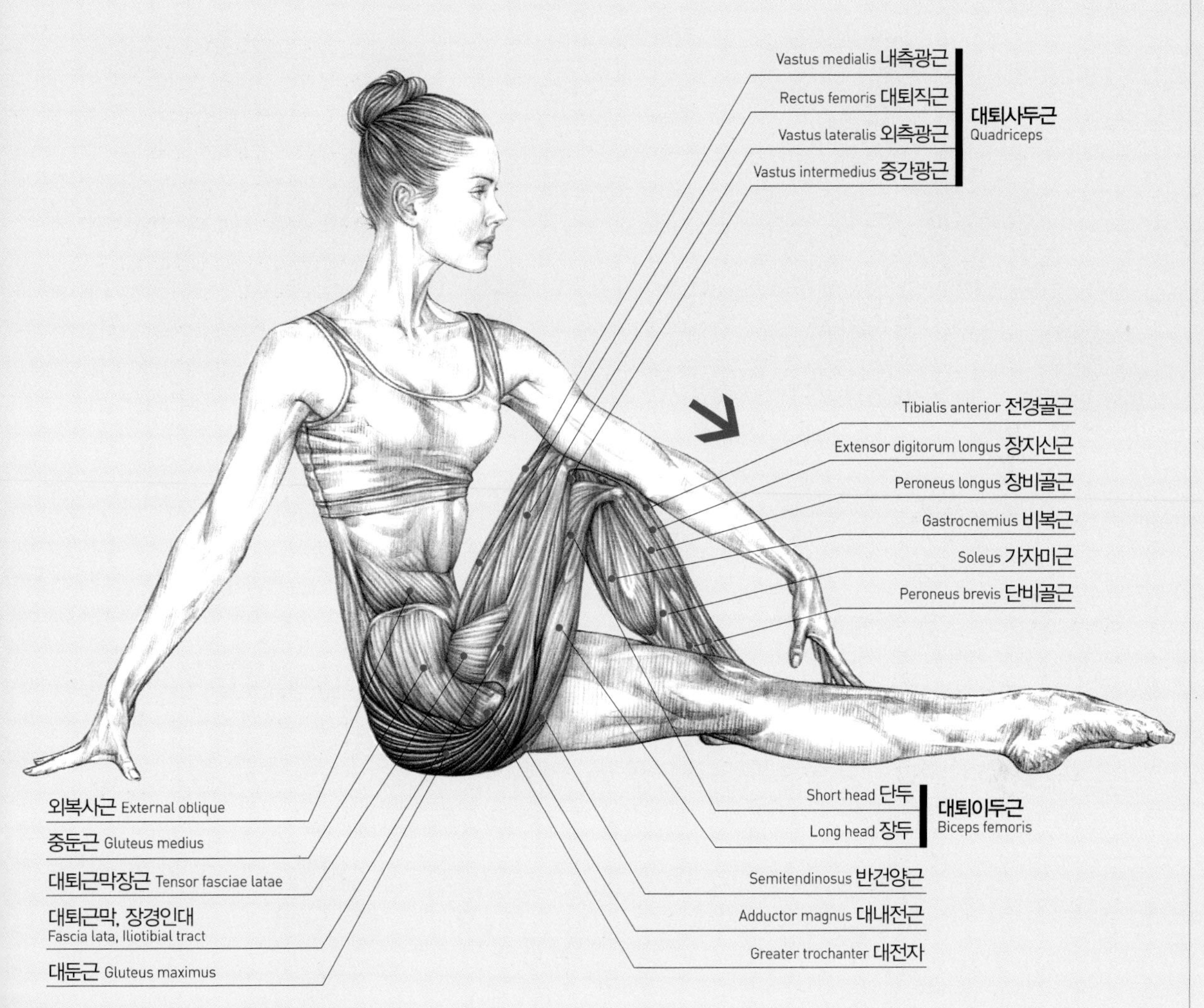
Vastus medialis 내측광근
Rectus femoris 대퇴직근
Vastus lateralis 외측광근
Vastus intermedius 중간광근
대퇴사두근 Quadriceps
Tibialis anterior 전경골근
Extensor digitorum longus 장지신근
Peroneus longus 장비골근
Gastrocnemius 비복근
Soleus 가자미근
Peroneus brevis 단비골근
Short head 단두
Long head 장두
대퇴이두근 Biceps femoris
Semitendinosus 반건양근
Adductor magnus 대내전근
Greater trochanter 대전자
외복사근 External oblique
중둔근 Gluteus medius
대퇴근막장근 Tensor fasciae latae
대퇴근막, 장경인대 Fascia lata, Iliotibial tract
대둔근 Gluteus maximus

13 햄스트링 스트레칭 1

다리를 쭉 펴주는 동작이다. 준비 운동을 할 때 많이 하는 동작으로, 특히 다리 뒷부분을 스트레칭하는 데 도움이 된다.

20~30초간 자세 유지

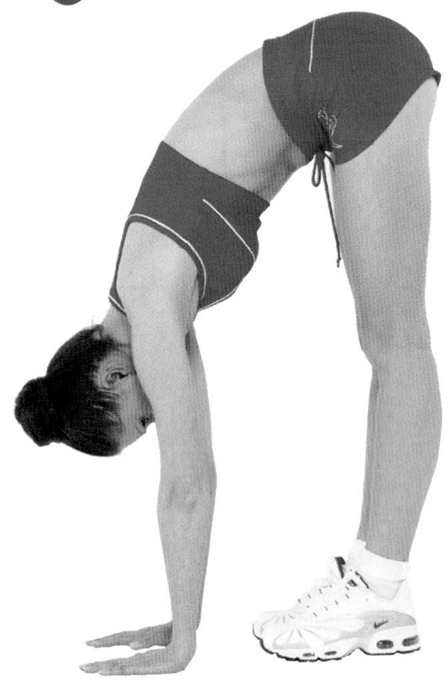

TIP

모든 스트레칭을 할 때에는 천천히 일정하게 호흡하는 것이 중요하다.

양손으로 발목을 잡는다. 유연성이 부족할 경우 종아리를 잡는다. ▶

1 일어서서 두 다리를 붙인 상태에서 상체를 앞으로 구부리고 양손 바닥을 발 앞쪽 바닥에 댄다. 목을 펼 수 있도록 머리에 힘을 뺀다.

! 동작은 무리하게 실시하지 않는다.

응용 동작

응용 **1** 양손으로 발목을 잡고 같은 방식으로 실시한다.

응용 **2** 바닥에 앉아 두 다리를 뻗고 상체를 앞으로 기울인다. 머리는 앞을 향하게 하고 각자의 유연성에 맞게 양손으로 발끝이나 종아리를 잡는다. 이 자세를 몇 초간 유지하되 천천히 호흡하면서 실시한다. 보다 강도 높은 스트레칭을 하려면 가슴이 허벅지에 닿도록 상체를 앞으로 기울인다. 유연성이 부족한 경우 발꿈치를 바닥에서 들어 올려 종아리 근육을 늘여준다.

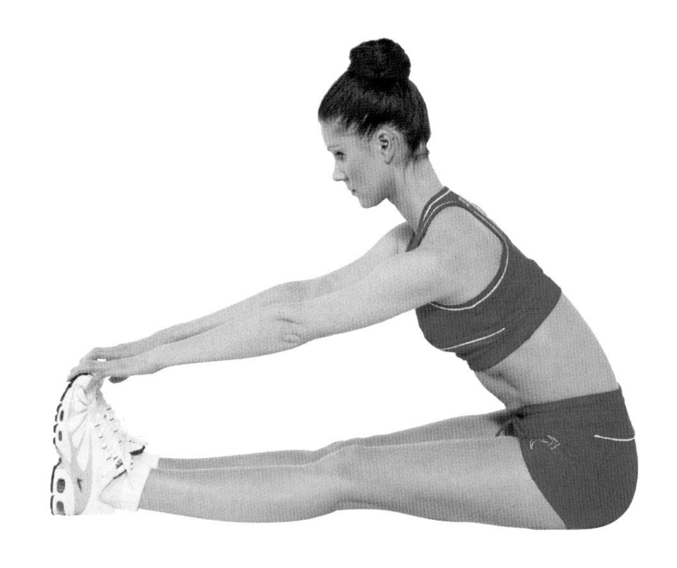

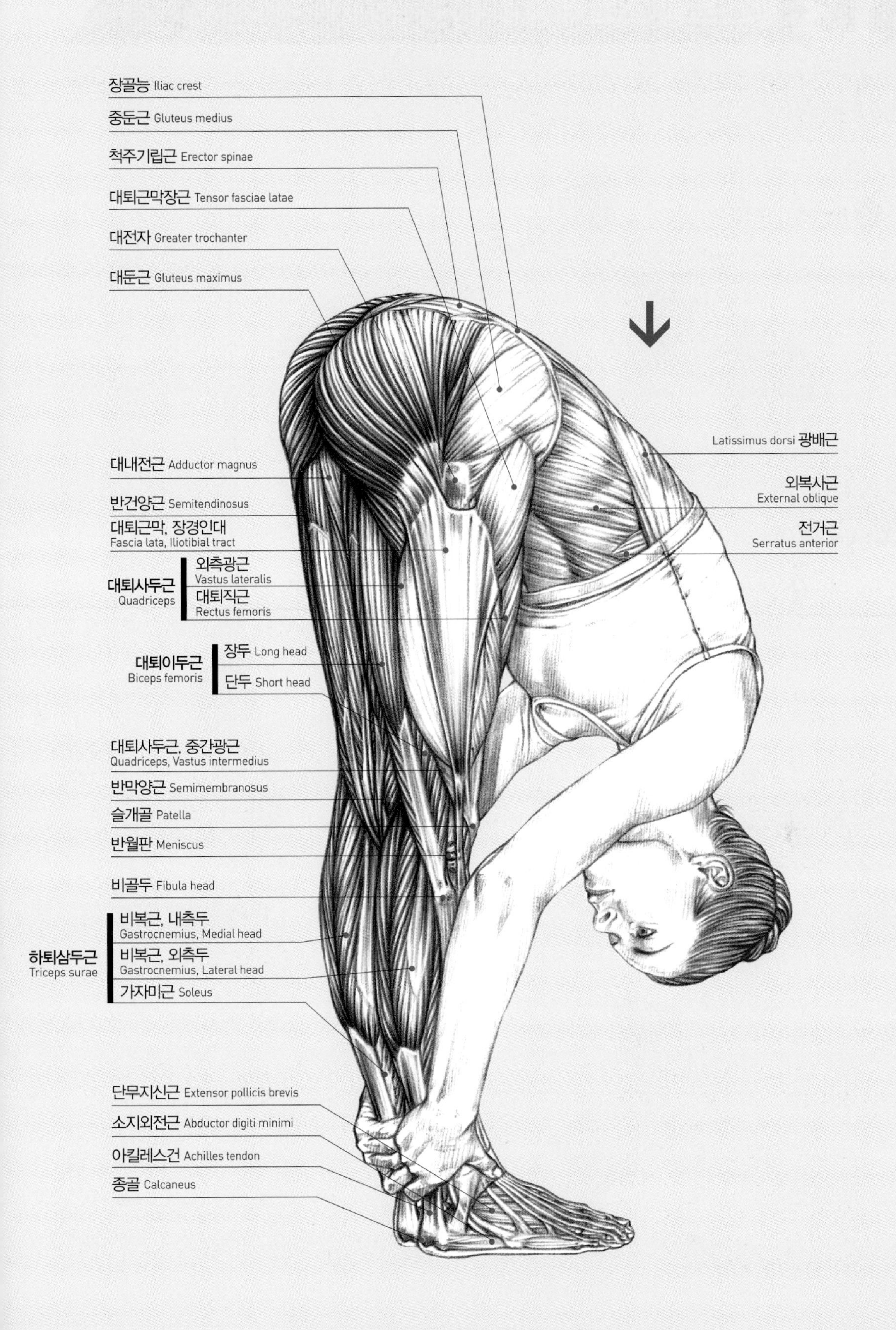
장골능 Iliac crest
중둔근 Gluteus medius
척주기립근 Erector spinae
대퇴근막장근 Tensor fasciae latae
대전자 Greater trochanter
대둔근 Gluteus maximus
대내전근 Adductor magnus
반건양근 Semitendinosus
대퇴근막, 장경인대
Fascia lata, Iliotibial tract
대퇴사두근
Quadriceps
외측광근
Vastus lateralis
대퇴직근
Rectus femoris
대퇴이두근
Biceps femoris
장두 Long head
단두 Short head
대퇴사두근, 중간광근
Quadriceps, Vastus intermedius
반막양근 Semimembranosus
슬개골 Patella
반월판 Meniscus
비골두 Fibula head
하퇴삼두근
Triceps surae
비복근, 내측두
Gastrocnemius, Medial head
비복근, 외측두
Gastrocnemius, Lateral head
가자미근 Soleus
단무지신근 Extensor pollicis brevis
소지외전근 Abductor digiti minimi
아킬레스건 Achilles tendon
종골 Calcaneus
Latissimus dorsi 광배근
외복사근
External oblique
전거근
Serratus anterior

14 햄스트링 스트레칭 2

햄스트링 및 둔근 운동이다. 준비 운동 시에 많이 하는 운동으로 적당한 강도로 다리 근육을 만드는 데 도움이 된다.

20~30초간 자세 유지

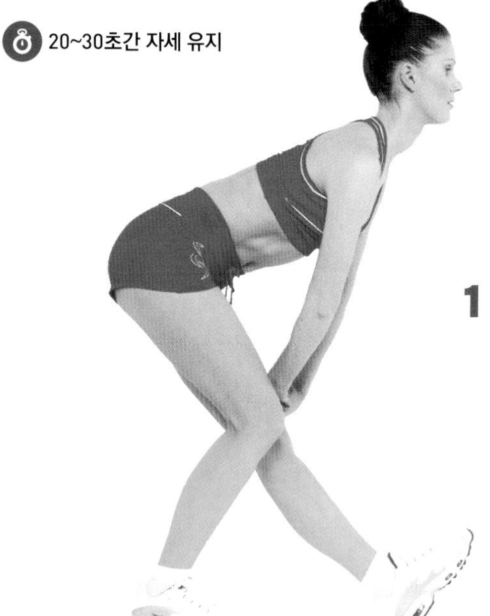

TIP

본인의 운동 능력과 느껴지는 통증에 맞춰 단계적으로 실시한다.

1 일어서서 한쪽 다리를 접은 상태에서 상체는 앞으로 기울이고 등을 꼿꼿하게 편다. 발끝을 몸 쪽으로 당기면서 반대쪽 다리를 앞으로 뻗어주고 두 손을 허벅지에 위치시킨다. 시선은 정면에 두고 이 상태를 유지하며 몇 초간 숨을 쉰다. 반대쪽도 같은 방식으로 실시한다.

등을 구부리지 않는다. ▼

2 한쪽 다리의 무릎을 바닥에 대고 다른 쪽 다리는 발끝을 몸 쪽으로 당기면서 앞으로 뻗는다. 상체를 앞으로 기울이고 팔을 뻗어 손바닥을 지면에 댄다. 머리는 몸의 방향에 맞춰 위치시킨다. 이 상태를 유지하면서 몇 초간 숨을 쉰다.

◀ 상급자는 양팔을 앞으로 뻗어 등을 스트레칭할 수 있다.

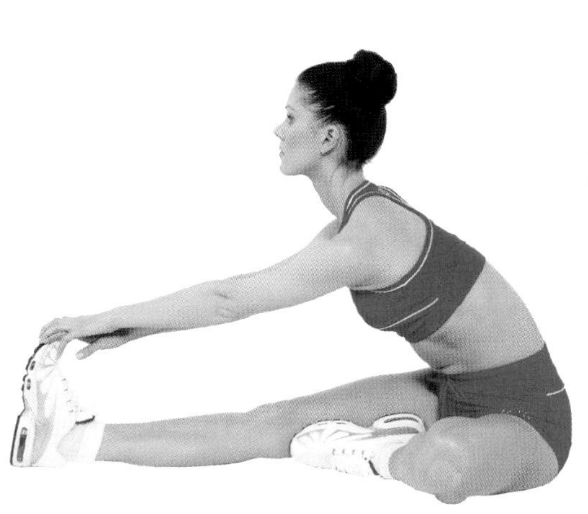

3 바닥에 앉아서 한쪽 다리를 펴고 나머지 다리는 접어준다. 접은 다리의 발바닥을 편 다리 안쪽에 위치시킨다. 가슴을 앞으로 밀면서 상체를 구부리고 손으로 편 다리의 발끝을 잡는다. 천천히 호흡하면서 이 자세를 몇 초간 유지해 허벅지 뒷부분과 등 아랫부분을 스트레칭한다. 원래 자세로 돌아온 후 같은 방식으로 반대쪽도 실시한다.

4 한쪽 다리는 바닥에 대고 양손을 무릎에 올린 상태에서 반대쪽 다리를 앞으로 뻗는다. 허리 근육을 스트레칭하기 위해 골반을 최대한 앞으로 당긴다. 스트레칭을 하면서 천천히 호흡한다.

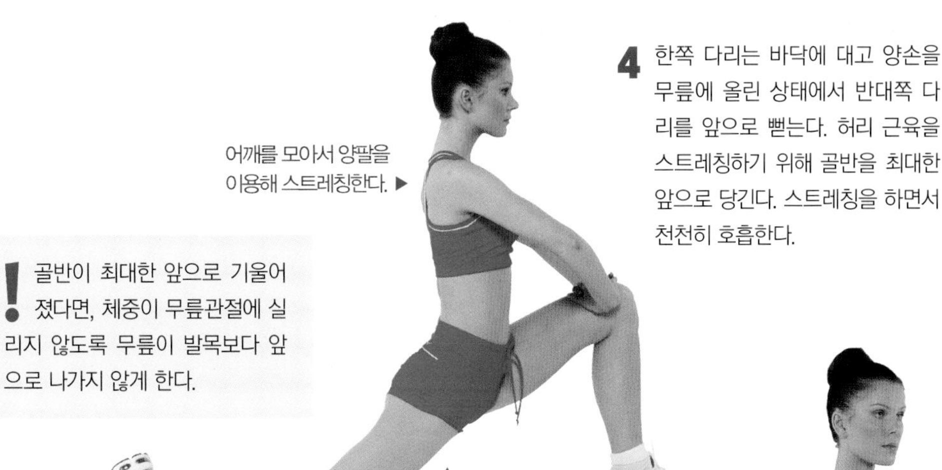

어깨를 모아서 양팔을 이용해 스트레칭한다. ▶

▲ 허리와 햄스트링을 자극한다.

> **!** 골반이 최대한 앞으로 기울어졌다면, 체중이 무릎관절에 실리지 않도록 무릎이 발목보다 앞으로 나가지 않게 한다.

5 바닥에 등을 대고 한쪽 다리는 바닥에 대고 반대쪽 다리는 상체 쪽으로 올린다. 올린 다리를 편 상태로 양손으로 발목을 잡는다. 스트레칭을 하면서 천천히 호흡한다. 자세를 몇 초간 유지한 후에 반대쪽 다리도 같은 방식으로 실시한다. 상급자는 양손으로 발목 대신 발을 잡는다.

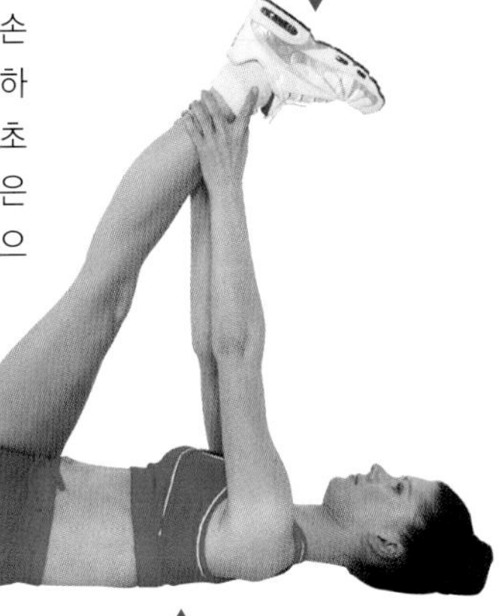

발을 몸의 방향에 맞춘다. ▼

▲ 등을 바닥에 대고 양손으로 발목을 잡는다.

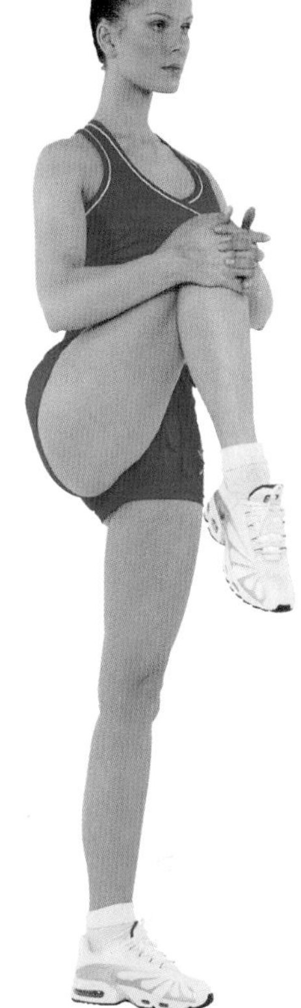

6 일어선 상태에서 상체를 꼿꼿하게 펴고 한쪽 다리는 바닥을 지탱한 후 반대쪽 다리는 가슴 쪽으로 구부린다. 양손으로 구부린 다리의 무릎을 잡는다. 천천히 호흡하면서 무릎이 최대한 가슴에 닿도록 당긴다. 이 자세를 20~30초간 유지한 후 다리를 천천히 내려놓는다. 같은 방식으로 반대쪽 다리를 스트레칭한다.

응용 동작

바닥에 등을 대고 누워 무릎을 가슴 쪽으로 올리면서 한쪽 다리를 구부린다. 양손으로 무릎을 잡고 이 자세를 몇 초간 유지한다. 스트레칭을 할 때 천천히 호흡한다.

1 스쿼트

하체 운동의 가장 기본이 되는 최고의 운동이다. 엉덩이, 허벅지 전체, 종아리 부위 등 다양한 근육을 단련시키고, 심혈관 운동은 물론 가슴 근육 운동에도 도움이 된다.

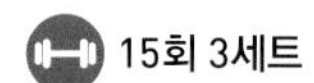 15회 3세트

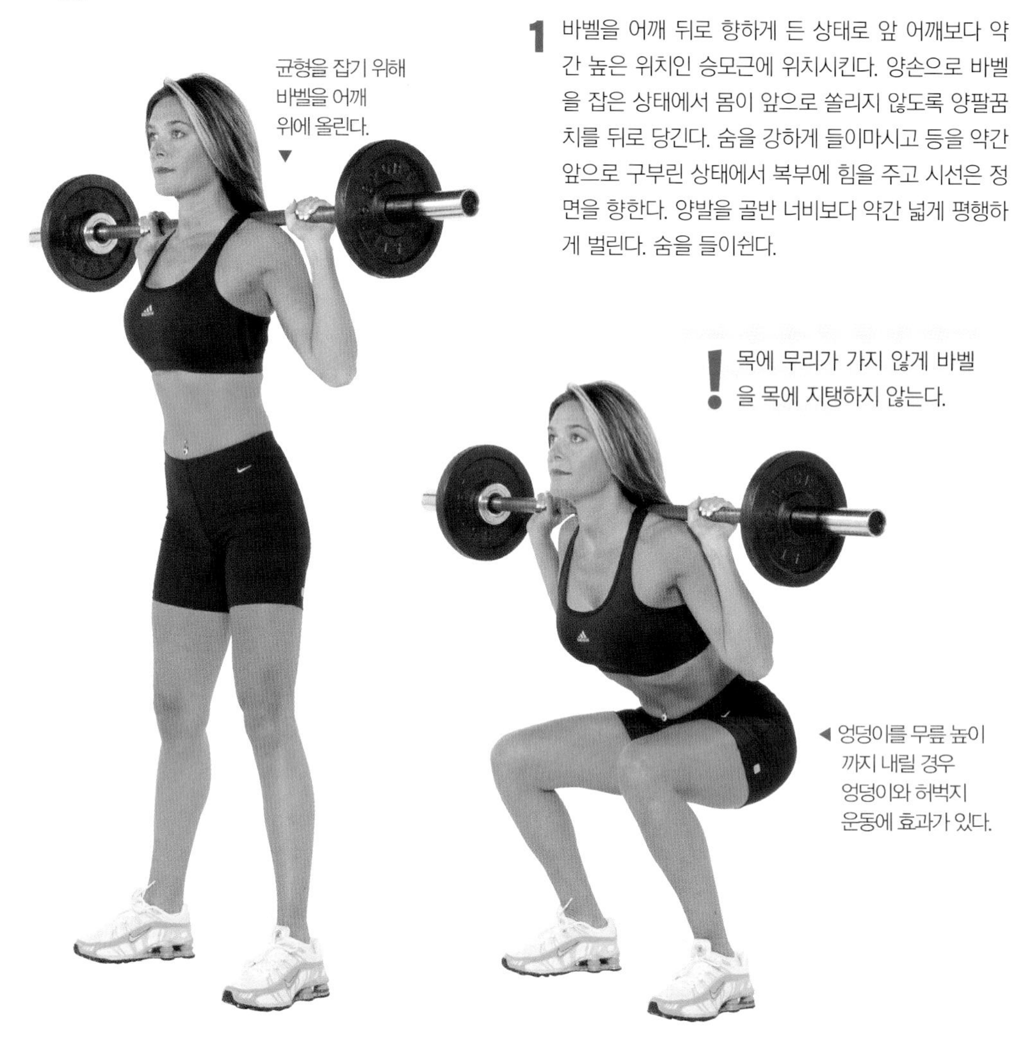

1 바벨을 어깨 뒤로 향하게 든 상태로 앞 어깨보다 약간 높은 위치인 승모근에 위치시킨다. 양손으로 바벨을 잡은 상태에서 몸이 앞으로 쏠리지 않도록 양팔꿈치를 뒤로 당긴다. 숨을 강하게 들이마시고 등을 약간 앞으로 구부린 상태에서 복부에 힘을 주고 시선은 정면을 향한다. 양발을 골반 너비보다 약간 넓게 평행하게 벌린다. 숨을 들이쉰다.

! 목에 무리가 가지 않게 바벨을 목에 지탱하지 않는다.

2 등을 앞으로 기울이고 다리를 직각으로 접으면서 내려간다. 내려갈 때 척추가 굽어져 등과 골반에 무리가 가지 않게 유의한다. 대퇴골이 지면과 수평이 되었다면 다리를 천천히 펴면서 원래 자세로 돌아온다. 근육에 충분한 산소를 공급하기 위해 내려가면서 천천히 숨을 들이쉬고, 근육에 자극을 주기 위해 올라오면서는 숨을 내쉰다.

TIP

스쿼트는 주로 대퇴사두근, 둔근, 내전근, 척주기립근, 복근, 햄스트링을 단련하는 데 도움이 된다.

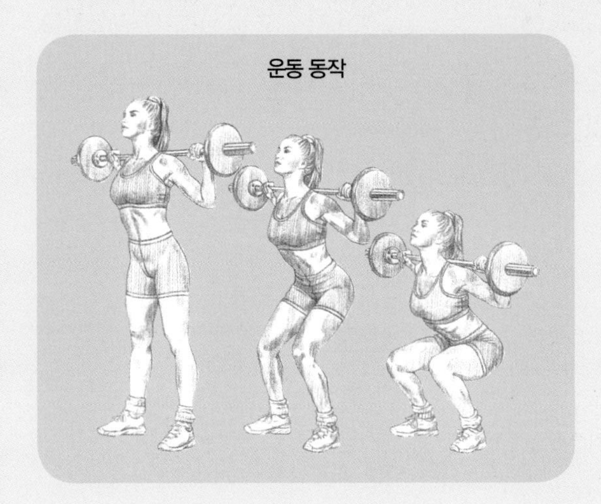
운동 동작

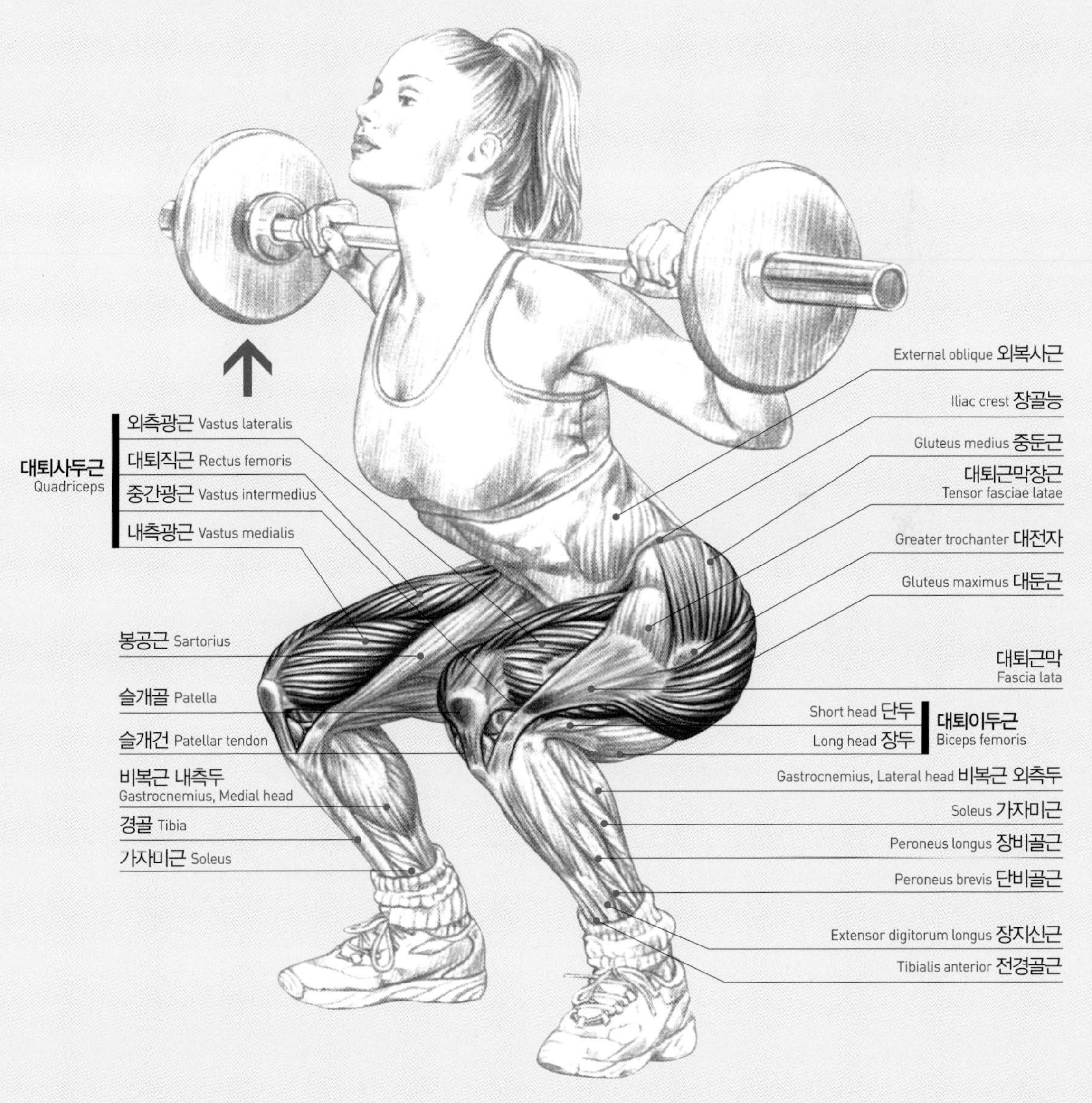
대퇴사두근
Quadriceps
외측광근 Vastus lateralis
대퇴직근 Rectus femoris
중간광근 Vastus intermedius
내측광근 Vastus medialis
봉공근 Sartorius
슬개골 Patella
슬개건 Patellar tendon
비복근 내측두
Gastrocnemius, Medial head
경골 Tibia
가자미근 Soleus
External oblique 외복사근
Iliac crest 장골능
Gluteus medius 중둔근
대퇴근막장근
Tensor fasciae latae
Greater trochanter 대전자
Gluteus maximus 대둔근
대퇴근막
Fascia lata
Short head 단두
Long head 장두
대퇴이두근
Biceps femoris
Gastrocnemius, Lateral head 비복근 외측두
Soleus 가자미근
Peroneus longus 장비골근
Peroneus brevis 단비골근
Extensor digitorum longus 장지신근
Tibialis anterior 전경골근

2 프런트 스쿼트

대퇴사두근과 둔근 운동이다. 또한 햄스트링, 복근, 척추기립근 단련에도 유용하다. 대퇴사두근에 큰 부하를 가하면서도 다른 스쿼트 동작을 할 때보다 힘이 덜 든다는 장점이 있다.

본인에게 적합한 중량의
▼ 바벨을 들어 올린다.
양팔꿈치는 가능한
한 최대로 올린다. ▶
◀ 상체를 가능한 한
최대로 편다.
허벅지는 지면과
수평이 되게 한다. ▶

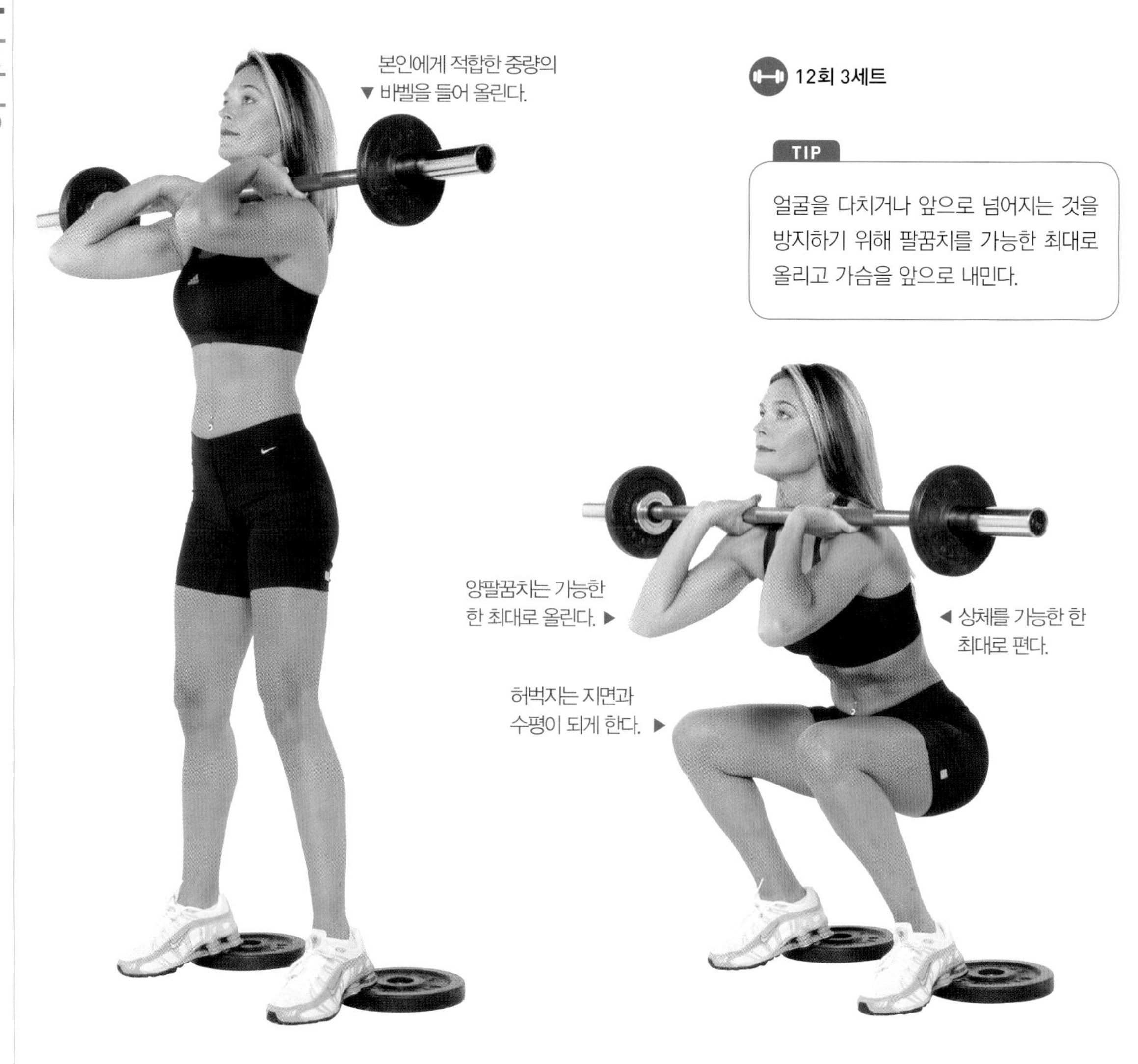

12회 3세트

TIP

얼굴을 다치거나 앞으로 넘어지는 것을 방지하기 위해 팔꿈치를 가능한 최대로 올리고 가슴을 앞으로 내민다.

1 일어서서 두 다리를 벌린 상태에서 양 발뒤꿈치를 지지대 위에 올린다. 본인에게 적합한 중량의 바벨을 어깨 앞에 든다. 바벨을 손바닥이 위를 향하게 잡아 팔꿈치를 어깨 높이까지 올리고 머리는 몸의 방향에 맞춘다. 몸 앞에 위치한 바벨이 상체를 곧게 펴도록 만들어서 대퇴사두근을 단련시키는 효과가 있다.

2 상체를 앞으로 살짝 기울이고 숨을 들이쉬면서 허벅지를 무릎 높이까지 내린다. 허벅지에 힘을 준 상태에서 숨을 내쉬면서 천천히 올라온다.

! 무릎관절에 무리가 가지 않도록 허벅지의 높이를 과도하게 낮추지 않는다.

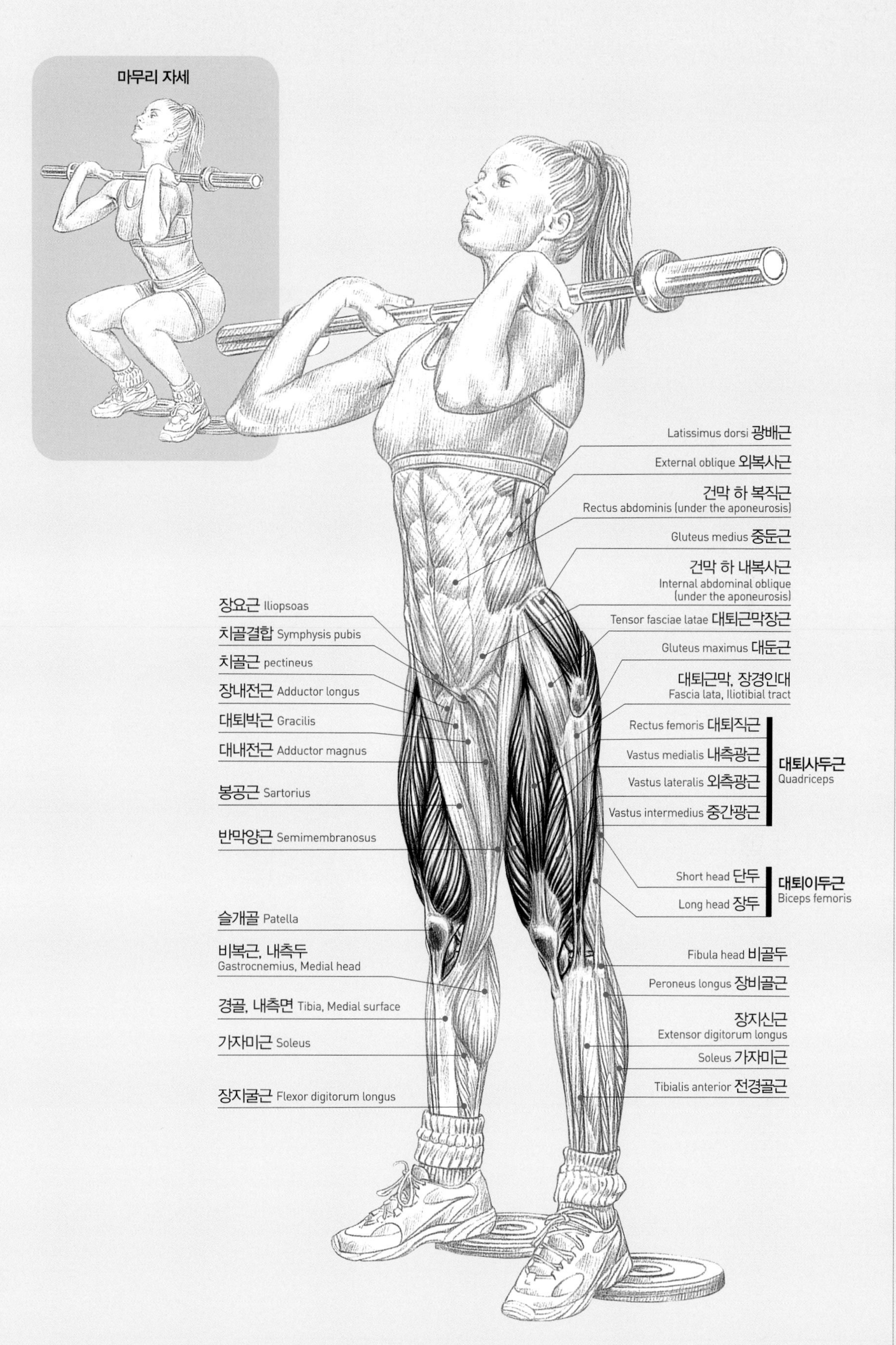

마무리 자세
Latissimus dorsi 광배근
External oblique 외복사근
건막 하 복직근
Rectus abdominis (under the aponeurosis)
Gluteus medius 중둔근
건막 하 내복사근
Internal abdominal oblique
(under the aponeurosis)
Tensor fasciae latae 대퇴근막장근
Gluteus maximus 대둔근
대퇴근막, 장경인대
Fascia lata, Iliotibial tract
Rectus femoris 대퇴직근
Vastus medialis 내측광근
Vastus lateralis 외측광근
Vastus intermedius 중간광근
대퇴사두근
Quadriceps
Short head 단두
Long head 장두
대퇴이두근
Biceps femoris
Fibula head 비골두
Peroneus longus 장비골근
장지신근
Extensor digitorum longus
Soleus 가자미근
Tibialis anterior 전경골근
장요근 Iliopsoas
치골결합 Symphysis pubis
치골근 pectineus
장내전근 Adductor longus
대퇴박근 Gracilis
대내전근 Adductor magnus
봉공근 Sartorius
반막양근 Semimembranosus
슬개골 Patella
비복근, 내측두
Gastrocnemius, Medial head
경골, 내측면 Tibia, Medial surface
가자미근 Soleus
장지굴근 Flexor digitorum longus

3 덤벨 스쿼트

덤벨을 사용한 둔근과 대퇴사두근 운동이다. 엉덩이, 허벅지, 팔을 자극하며 대퇴사두근과 둔근의 근력을 향상시키는 효과가 있다.

15회 3세트

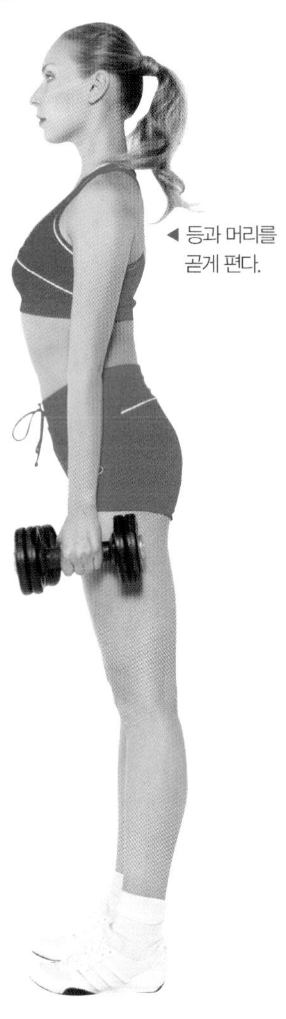

TIP

관절에 무리가 가지 않도록 덤벨의 높이를 올라가고 내려가는 다리의 높낮이에 맞춘다.

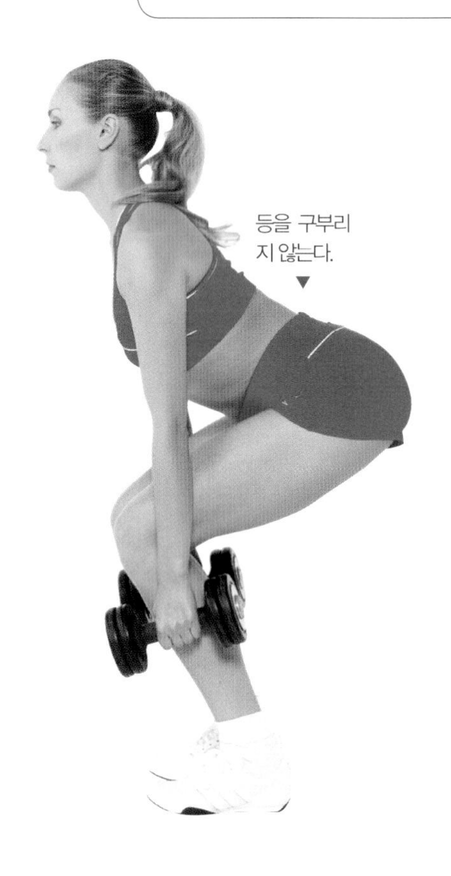

1 균형을 맞추기 위해 골반 너비만큼 양발을 벌리고 양손에 각각 덤벨을 든다.

2 상체를 앞으로 기울이면서 무릎을 접고 동시에 허벅지를 지면과 수평이 되게 뒤로 밀어준다. 승모근의 무리를 줄이고 등에 자극을 주기 위해 허벅지에 힘을 준 상태에서 상체를 들어 올리면서 원래 자세로 돌아온다.

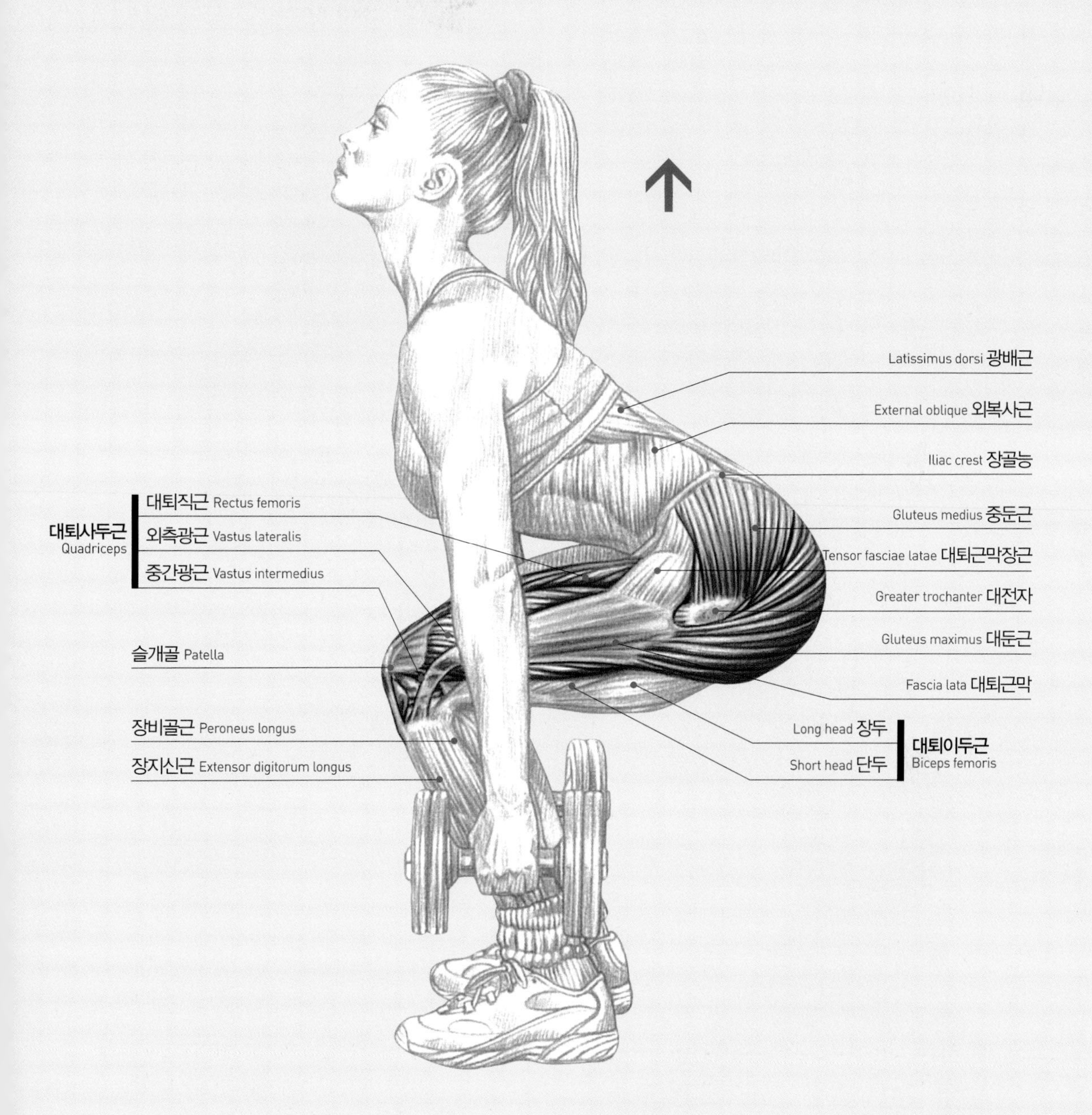

Latissimus dorsi 광배근
External oblique 외복사근
Iliac crest 장골능
Gluteus medius 중둔근
Tensor fasciae latae 대퇴근막장근
Greater trochanter 대전자
Gluteus maximus 대둔근
Fascia lata 대퇴근막
Long head 장두
Short head 단두
대퇴이두근
Biceps femoris
대퇴사두근
Quadriceps
대퇴직근 Rectus femoris
외측광근 Vastus lateralis
중간광근 Vastus intermedius
슬개골 Patella
장비골근 Peroneus longus
장지신근 Extensor digitorum longus

4 덤벨 사이드 런지

엉덩이와 대퇴사두근 운동. 엉덩이와 안쪽 허벅지에 자극을 준다.

15회 3세트

TIP

발목에 무리가 가지 않도록 두 발을 바닥에 단단히 고정하고, 지나치게 허리를 아치형을 만들기 위해 당기지 말고 가슴을 앞으로 기울인다.

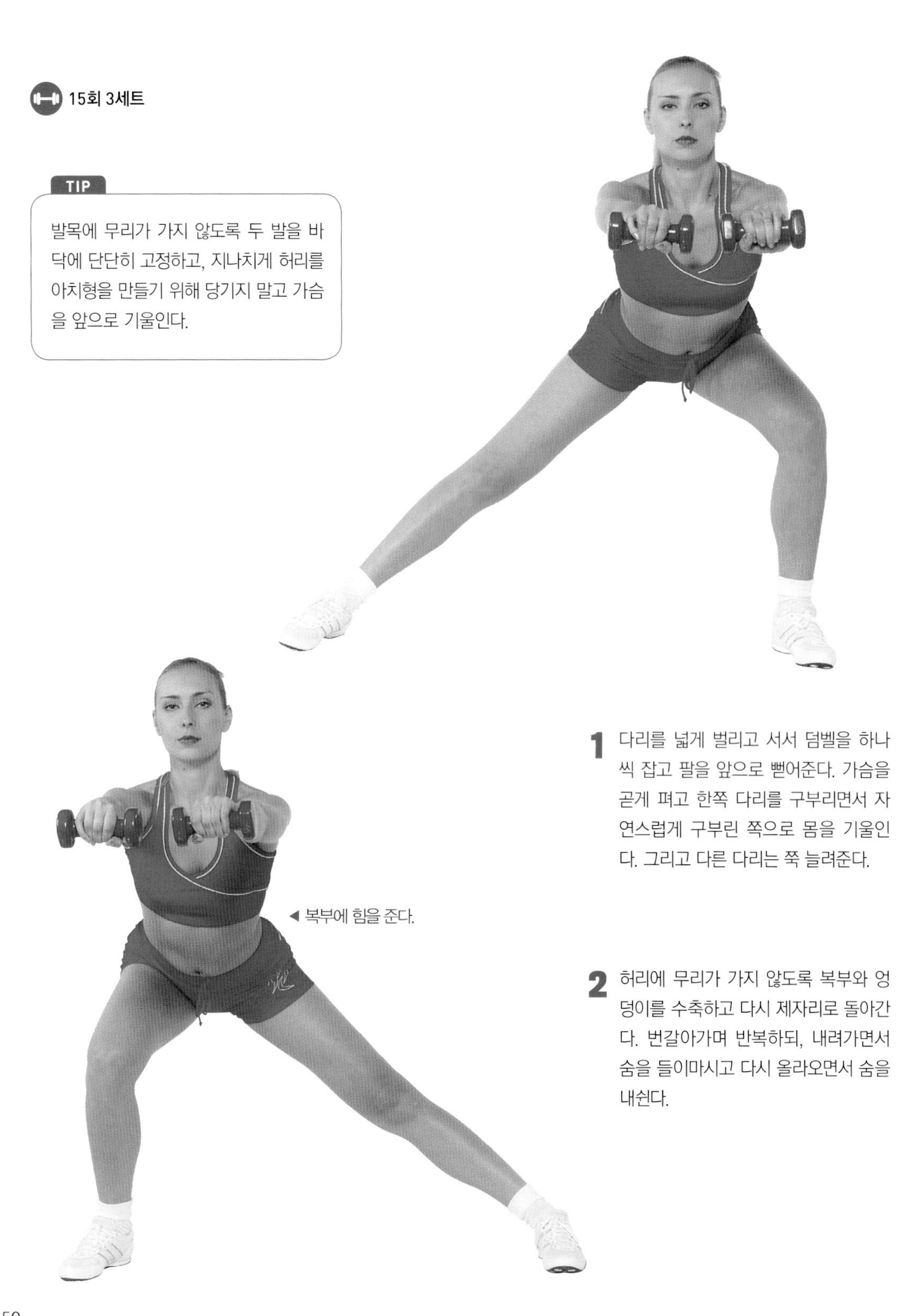

◀ 복부에 힘을 준다.

1 다리를 넓게 벌리고 서서 덤벨을 하나씩 잡고 팔을 앞으로 뻗어준다. 가슴을 곧게 펴고 한쪽 다리를 구부리면서 자연스럽게 구부린 쪽으로 몸을 기울인다. 그리고 다른 다리는 쭉 늘려준다.

2 허리에 무리가 가지 않도록 복부와 엉덩이를 수축하고 다시 제자리로 돌아간다. 번갈아가며 반복하되, 내려가면서 숨을 들이마시고 다시 올라오면서 숨을 내쉰다.

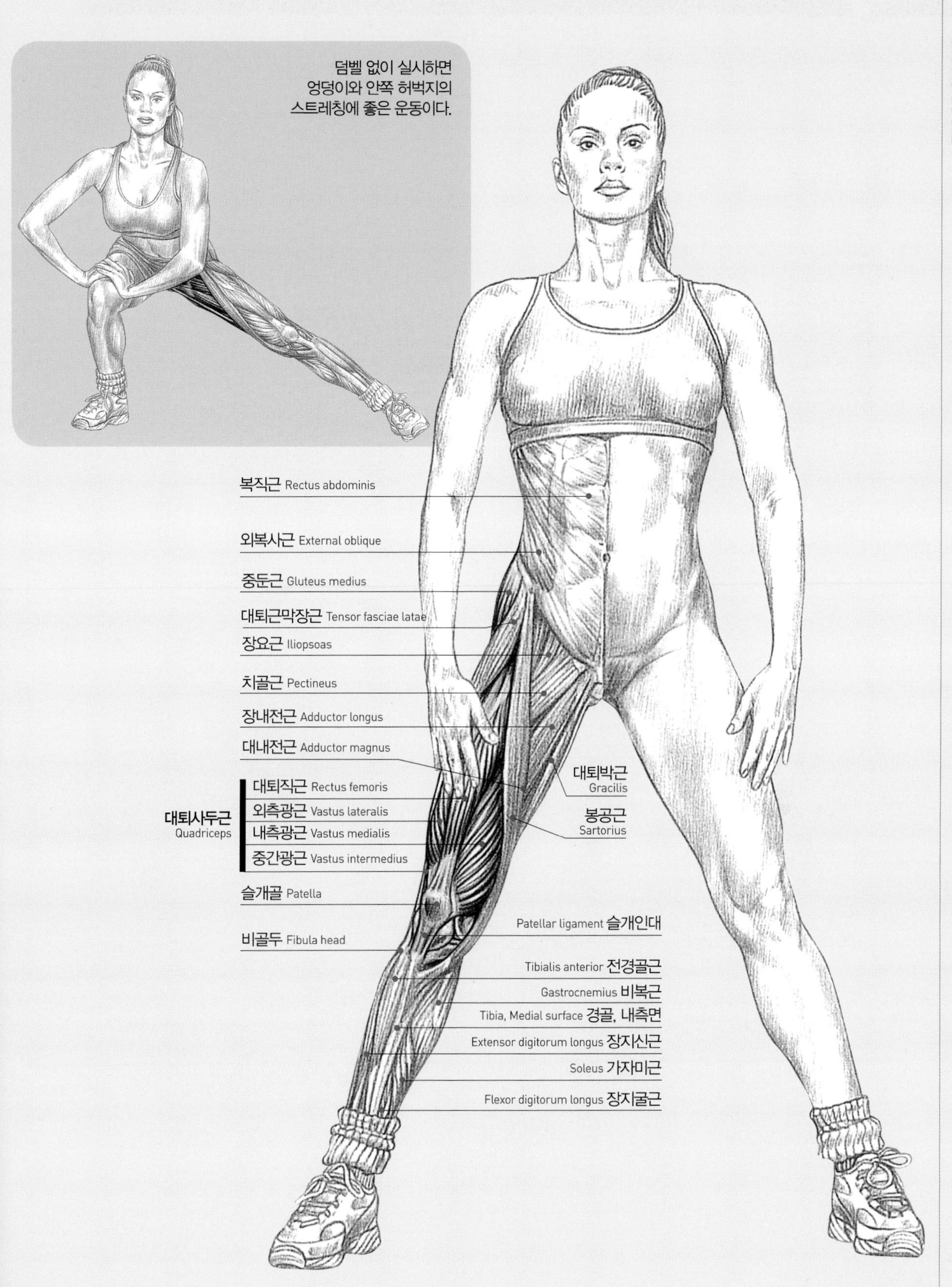

덤벨 없이 실시하면
엉덩이와 안쪽 허벅지의
스트레칭에 좋은 운동이다.
복직근 Rectus abdominis
외복사근 External oblique
중둔근 Gluteus medius
대퇴근막장근 Tensor fasciae latae
장요근 Iliopsoas
치골근 Pectineus
장내전근 Adductor longus
대내전근 Adductor magnus
대퇴박근
Gracilis
대퇴사두근
Quadriceps
대퇴직근 Rectus femoris
외측광근 Vastus lateralis
내측광근 Vastus medialis
중간광근 Vastus intermedius
봉공근
Sartorius
슬개골 Patella
비골두 Fibula head
Patellar ligament 슬개인대
Tibialis anterior 전경골근
Gastrocnemius 비복근
Tibia, Medial surface 경골, 내측면
Extensor digitorum longus 장지신근
Soleus 가자미근
Flexor digitorum longus 장지굴근

5 바벨 와이드 스쿼트

일반 스쿼트와 같은 방식으로 운동하되 다리를 넓게 벌려준다. 발끝이 바깥쪽을 향하도록 하면 대퇴부 안쪽을 강하게 자극할 수 있다.

20회 3세트

허리의 부담을 줄이기 ▶
위해 둔부와 복부를
수축한다.
▲
둔부를 허벅지
아래로 내린다.

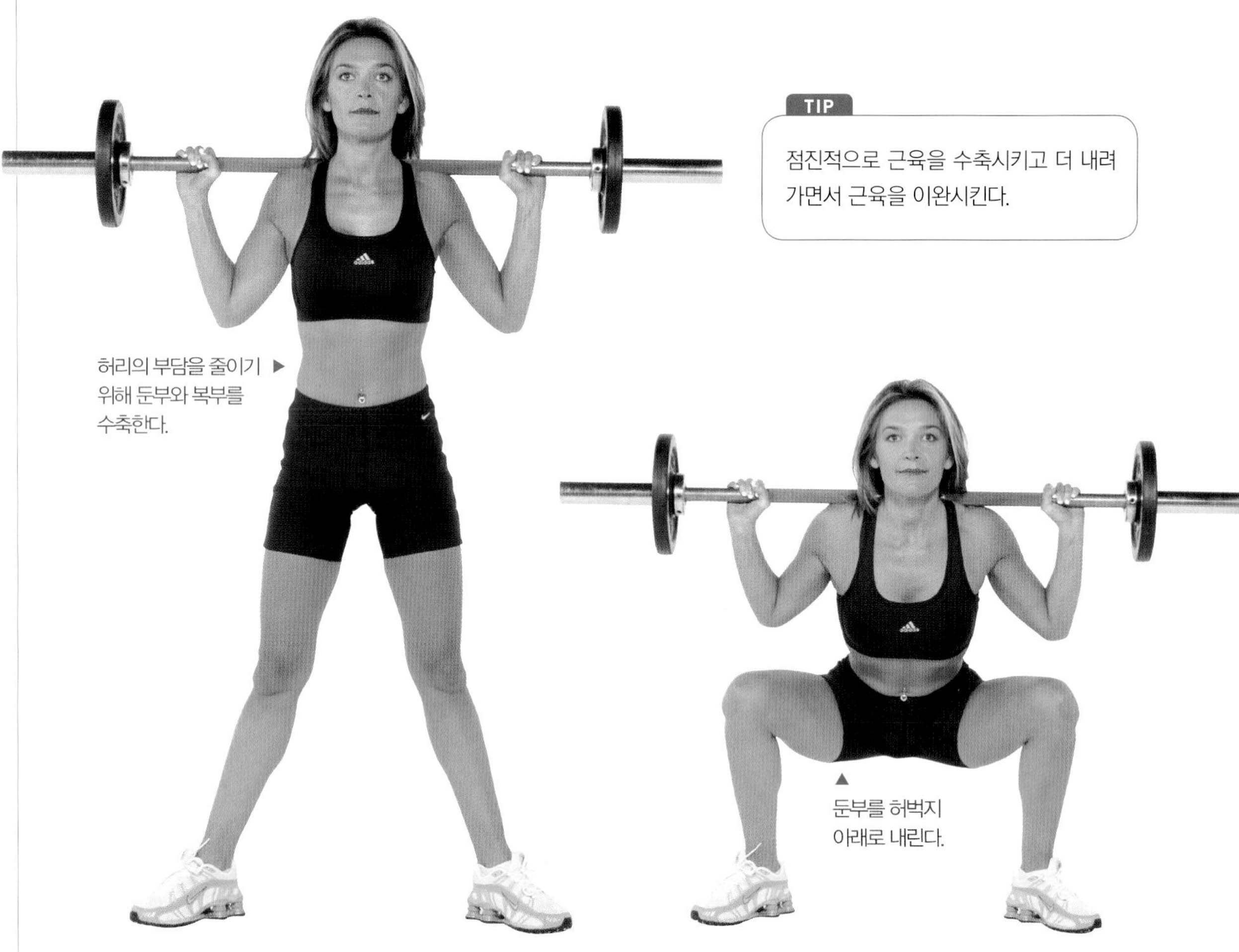

TIP

점진적으로 근육을 수축시키고 더 내려가면서 근육을 이완시킨다.

1 양다리를 벌리고 발을 바깥쪽으로 하고 선 채로 바를 어깨에 올린다. 이때 중량은 본인 수준에 맞게 정한다.

2 다리를 직각으로 구부리면서 아래로 내려간다. 골반을 앞으로 구부리면 부상을 방지할 수 있다. 숨을 들이마시면서 천천히 내려간다. 허리 통증을 완화하기 위해 허벅지와 복근을 수축하며 숨을 내쉰다.

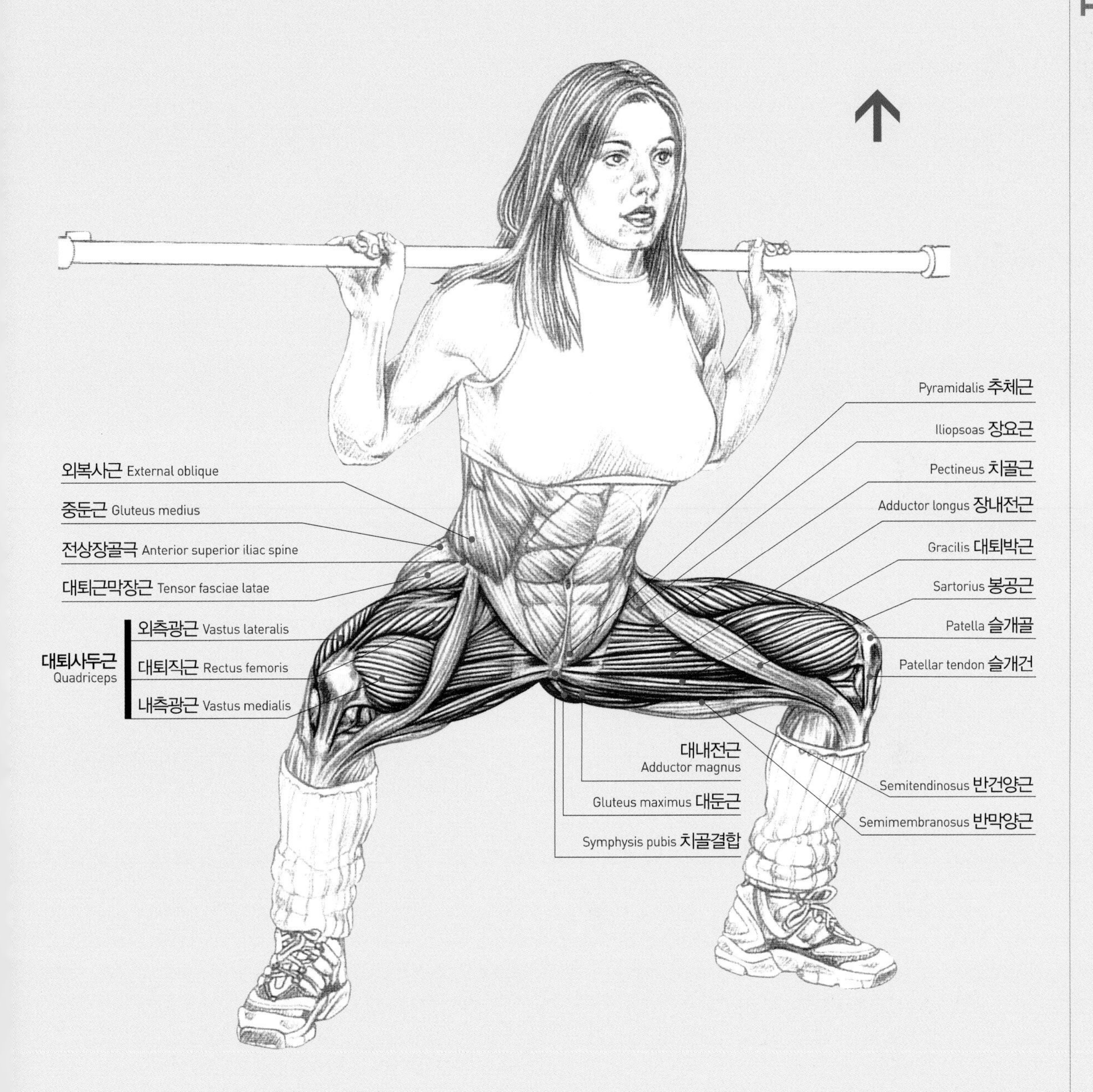
외복사근 External oblique
중둔근 Gluteus medius
전상장골극 Anterior superior iliac spine
대퇴근막장근 Tensor fasciae latae
대퇴사두근
Quadriceps
외측광근 Vastus lateralis
대퇴직근 Rectus femoris
내측광근 Vastus medialis
Pyramidalis 추체근
Iliopsoas 장요근
Pectineus 치골근
Adductor longus 장내전근
Gracilis 대퇴박근
Sartorius 봉공근
Patella 슬개골
Patellar tendon 슬개건
대내전근
Adductor magnus
Gluteus maximus 대둔근
Symphysis pubis 치골결합
Semitendinosus 반건양근
Semimembranosus 반막양근

6 스티프 레그드 데드리프트

다리, 어깨, 허리의 근육 운동. 효과적인 전신 운동으로 승모근, 대둔근, 대퇴사두근에도 자극을 준다. 탄력 있는 뒷모습을 만들고 싶은 여성에게 추천하는 운동이다.

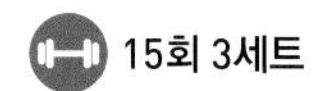
15회 3세트

TIP

어떤 움직임이든, 무거운 것을 들은 즉시 호흡을 멈추는 것이 중요하다.

복부를 조여준다.
허리를 바르게 유지한다.

등을 약간 아치형으로 만든다.
복부와 허리 근육을 유지한다.

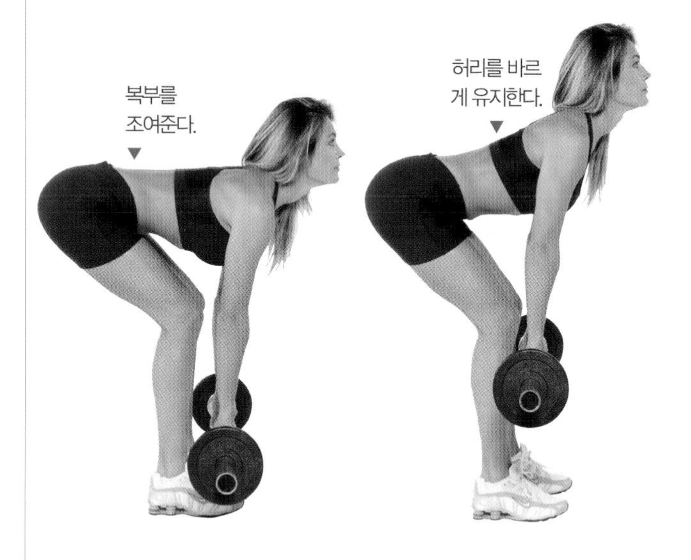

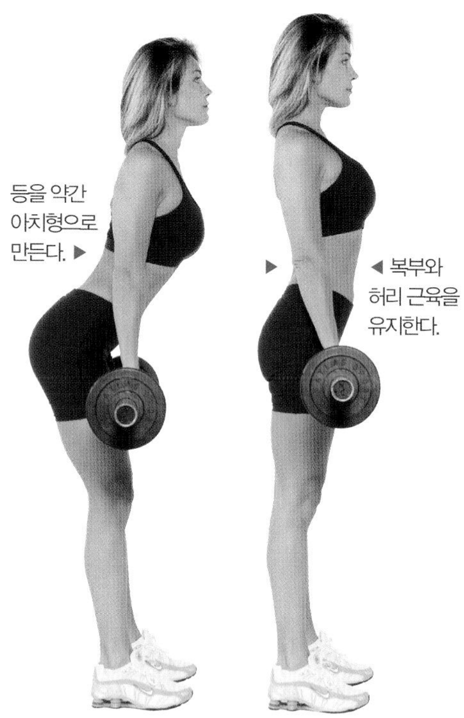

1 바를 잡은 팔은 수평으로 쭉 펴고 어깨 너비보다 약간 더 넓게 잡는다. 허리는 아치형으로 구부리고 다리는 가능한 한 곧게 편다. 이 자세는 발목의 유연성과 각 개인의 유연성에 따라 달라진다.

! 동작을 하는 동안 등을 아치형으로 만드는 것이 중요하다.

2 호흡을 들이마신 후 숨을 멈추고 복부에 힘을 준 상태로 정강이를 따라 바벨을 들어 올린다.

3 바의 높이가 무릎까지 오면 하체를 펴주고 가슴은 정면을 바라보게 하며 숨을 내쉰다.

4 몸이 펴진 상태로 약 2초간 유지한다. 몸을 앞으로 숙이고 시작 자세로 돌아갈 때에는 복부는 조여주고 허리는 그대로 유지한다.

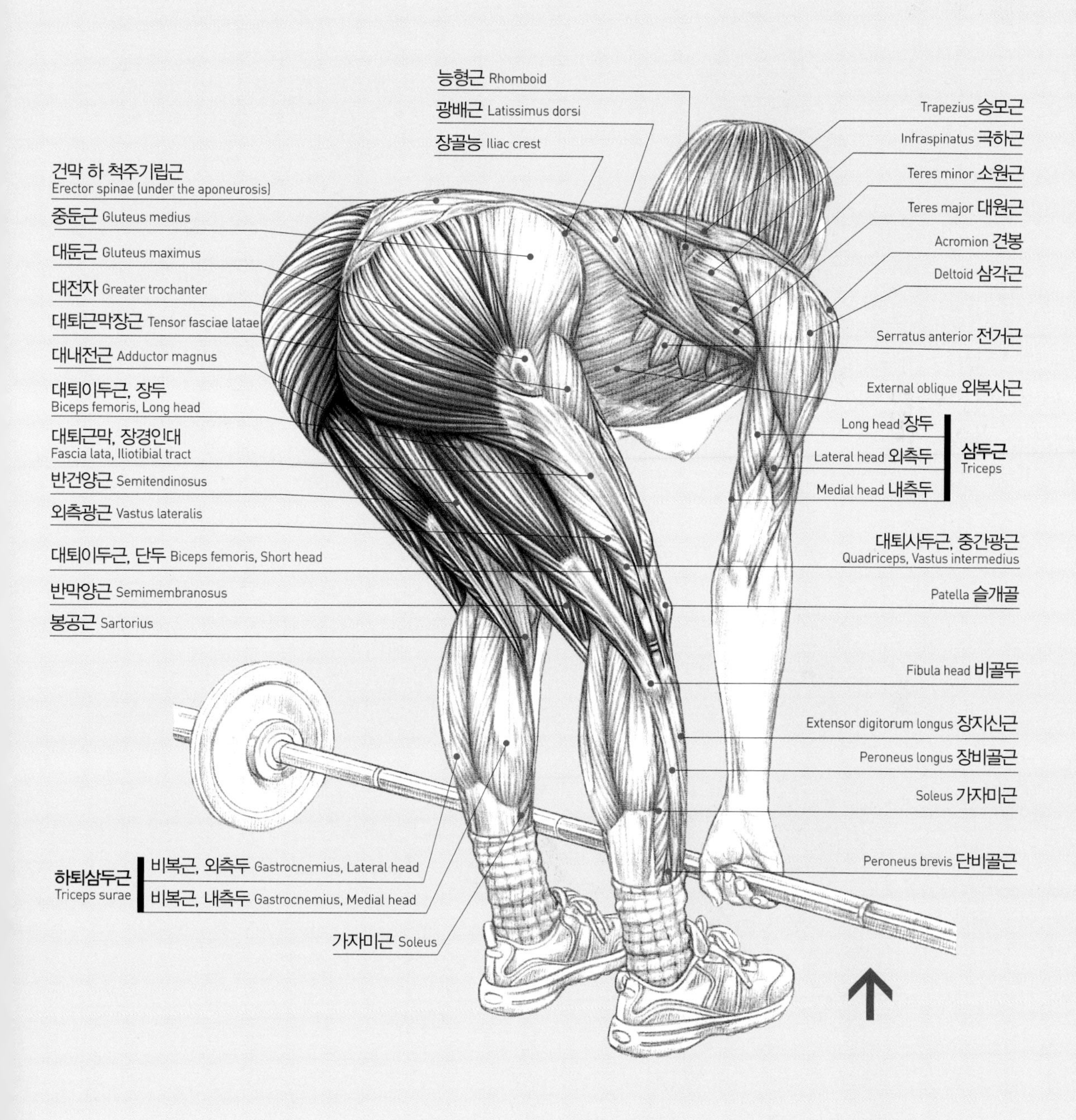
능형근 Rhomboid
광배근 Latissimus dorsi
장골능 Iliac crest
건막 하 척주기립근
Erector spinae (under the aponeurosis)
중둔근 Gluteus medius
대둔근 Gluteus maximus
대전자 Greater trochanter
대퇴근막장근 Tensor fasciae latae
대내전근 Adductor magnus
대퇴이두근, 장두
Biceps femoris, Long head
대퇴근막, 장경인대
Fascia lata, Iliotibial tract
반건양근 Semitendinosus
외측광근 Vastus lateralis
대퇴이두근, 단두 Biceps femoris, Short head
반막양근 Semimembranosus
봉공근 Sartorius
하퇴삼두근
Triceps surae
비복근, 외측두 Gastrocnemius, Lateral head
비복근, 내측두 Gastrocnemius, Medial head
가자미근 Soleus
Trapezius 승모근
Infraspinatus 극하근
Teres minor 소원근
Teres major 대원근
Acromion 견봉
Deltoid 삼각근
Serratus anterior 전거근
External oblique 외복사근
Long head 장두
Lateral head 외측두
Medial head 내측두
삼두근
Triceps
대퇴사두근, 중간광근
Quadriceps, Vastus intermedius
Patella 슬개골
Fibula head 비골두
Extensor digitorum longus 장지신근
Peroneus longus 장비골근
Soleus 가자미근
Peroneus brevis 단비골근

7 스모 데드리프트

대퇴사두근과 내전근을 자극할 수 있다. 전형적인 데드리프트와는 달리 대퇴부 안쪽과 내전근 전체가 사용된다. 시작 자세에서 허리가 덜 구부러지기 때문에 상대적으로 등에 무리가 덜 가는 운동이다.

20회 3세트

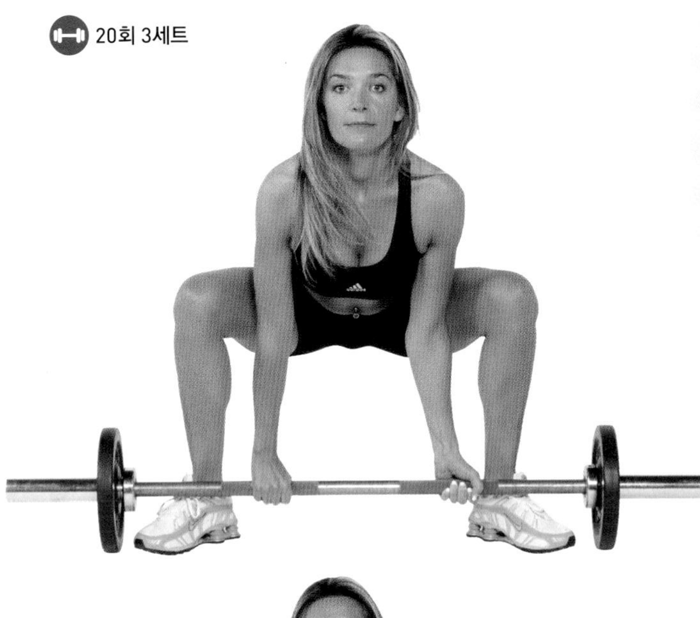

! 동작을 시작할 때, 정강이를 따라 미끄러지듯이 바를 올리는 것이 중요하다. 여러 세트(최대 10회)를 실시하며, 가벼운 연습으로 허벅지와 엉덩이를 움직여 요추 부위를 강화시키는 데 탁월하다.

1 다리를 넓게 벌리고 발끝은 바깥쪽을 향하게 하여 바 앞에 선다. 숨을 들이마시며 대퇴부가 바닥과 수평이 될 때까지 다리를 구부린다. 팔은 어깨너비보다 넓게 벌려 한 손은 안쪽으로, 다른 한 손은 바깥쪽으로 바를 잡는다.

어깨는 뒤로
당긴다. ▶
복부를
조여준다. ▶
무릎을 중심으로
바깥쪽으로 발을
돌린다. ▶

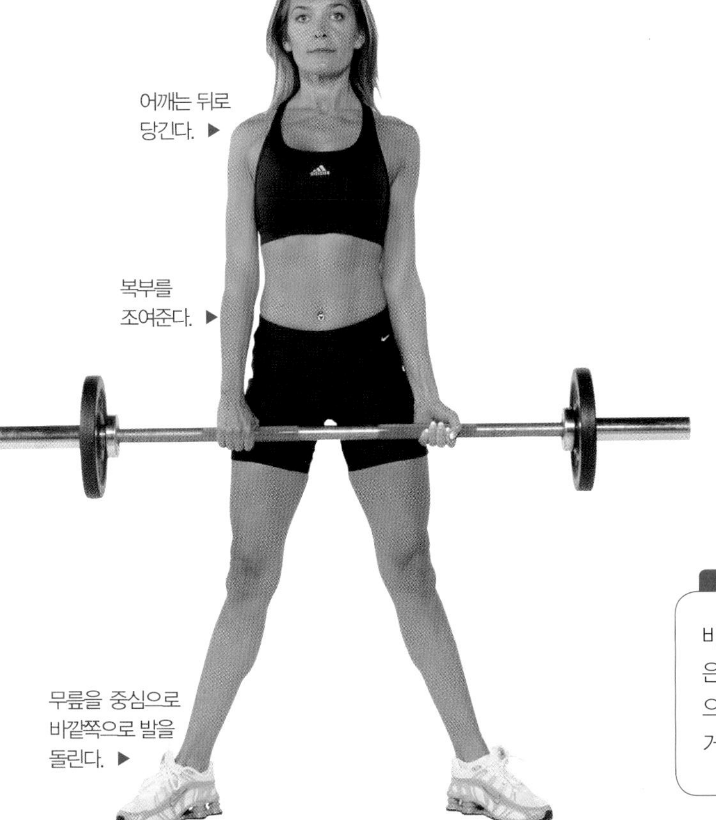

2 숨을 멈추고 복부에 힘을 준다. 등이 자연스럽게 구부러진 상태에서 다리를 펴기 시작해 상체가 수직이 되고 어깨가 뒤로 가게 한다. 다리를 쭉 뻗어 가슴과 수직 자세를 취하고 동작이 완성되면 숨을 내쉰다. 운동 중에 호흡을 하고 호흡을 멈춘 후 바닥에 바를 내려놓는다.

TIP

바를 잡을 때 한 손은 손등이 위로, 다른 손은 손등이 아래로 가도록 서로 반대되게 잡으면, 바가 움직이는 것을 방지하면서 더 무거운 중량을 들어 올릴 수 있다.

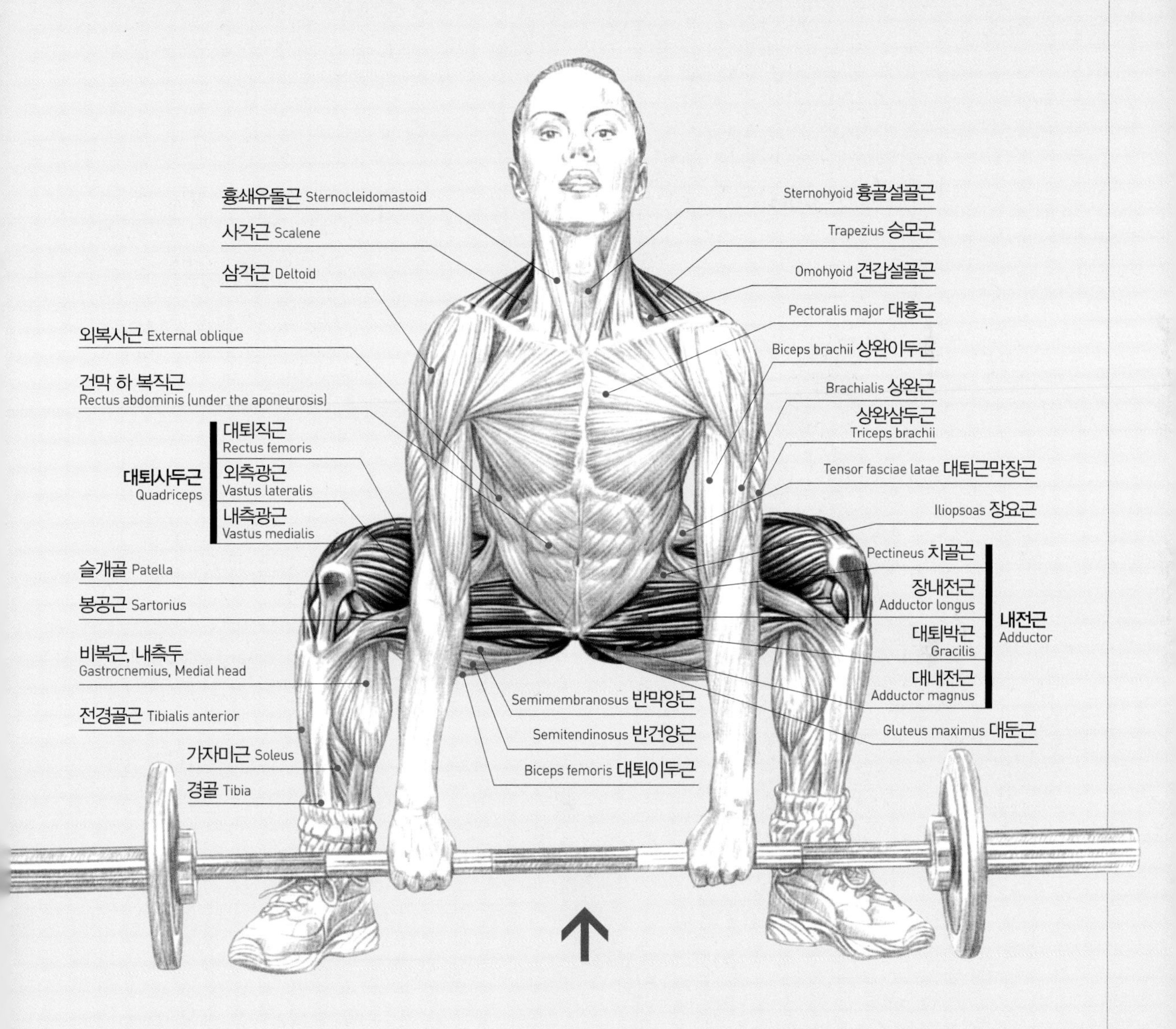
흉쇄유돌근 Sternocleidomastoid
사각근 Scalene
삼각근 Deltoid
외복사근 External oblique
건막 하 복직근
Rectus abdominis (under the aponeurosis)
대퇴직근
Rectus femoris
대퇴사두근
Quadriceps
외측광근
Vastus lateralis
내측광근
Vastus medialis
슬개골 Patella
봉공근 Sartorius
비복근, 내측두
Gastrocnemius, Medial head
전경골근 Tibialis anterior
가자미근 Soleus
경골 Tibia
Sternohyoid 흉골설골근
Trapezius 승모근
Omohyoid 견갑설골근
Pectoralis major 대흉근
Biceps brachii 상완이두근
Brachialis 상완근
상완삼두근
Triceps brachii
Tensor fasciae latae 대퇴근막장근
Iliopsoas 장요근
Pectineus 치골근
장내전근
Adductor longus
내전근
Adductor
대퇴박근
Gracilis
대내전근
Adductor magnus
Gluteus maximus 대둔근
Semimembranosus 반막양근
Semitendinosus 반건양근
Biceps femoris 대퇴이두근

8 허벅지 스트레칭

대퇴사두근과 내전근 운동. 앞쪽과 안쪽 허벅지 라인을 아름답게 하기 위한 간단하면서도 가장 효과적인 스트레칭이다.

TIP

한쪽 손으로 벽과 같은 지지대를 잡으면 더 안정적인 자세로 스트레칭할 수 있다.

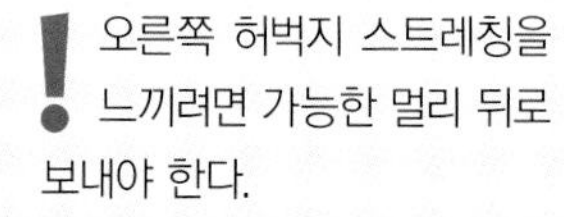

! 오른쪽 허벅지 스트레칭을 느끼려면 가능한 멀리 뒤로 보내야 한다.

발뒤꿈치를 엉덩이 쪽으로 더 가까이 당기면서 발을 위로 당긴다. ▶

20~30초간 자세 유지

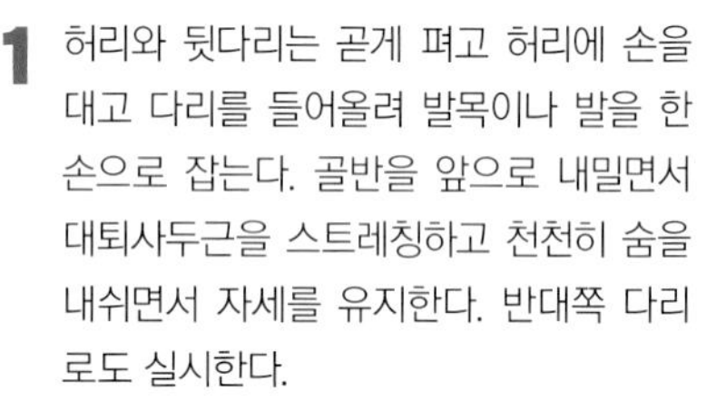

1 허리와 뒷다리는 곧게 펴고 허리에 손을 대고 다리를 들어올려 발목이나 발을 한 손으로 잡는다. 골반을 앞으로 내밀면서 대퇴사두근을 스트레칭하고 천천히 숨을 내쉬면서 자세를 유지한다. 반대쪽 다리로도 실시한다.

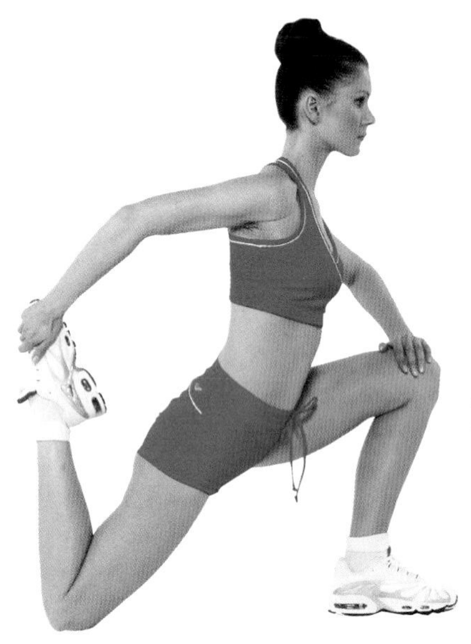

2 다른 손으로 발을 잡고 서서히 엉덩이 쪽으로 발뒤꿈치를 가져온다. 깊이 숨을 쉬면서 잠시 자세를 유지한다. 반대쪽 다리로도 진행한다.

3 바닥에 앉아 다리를 양쪽으로 펴고, 가슴을 앞으로 내밀고 팔꿈치를 바닥에 대고 앉아 있는 자세를 유지한다. 복부를 늘리고 엉덩이 근육을 스트레칭한다.

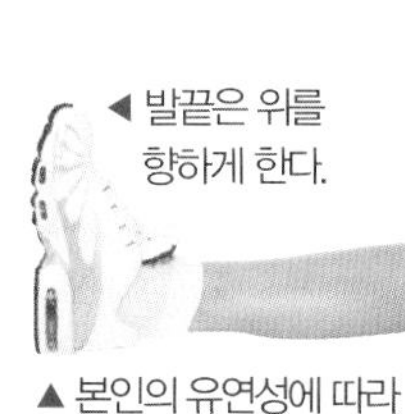

◀ 발끝은 위를 향하게 한다.

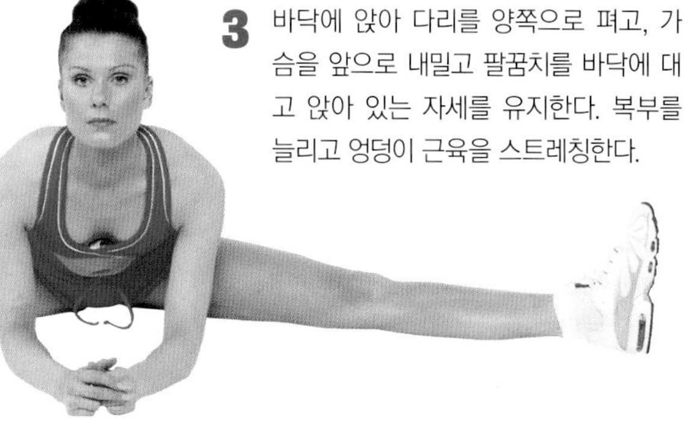

▲ 본인의 유연성에 따라 다리를 벌려준다.

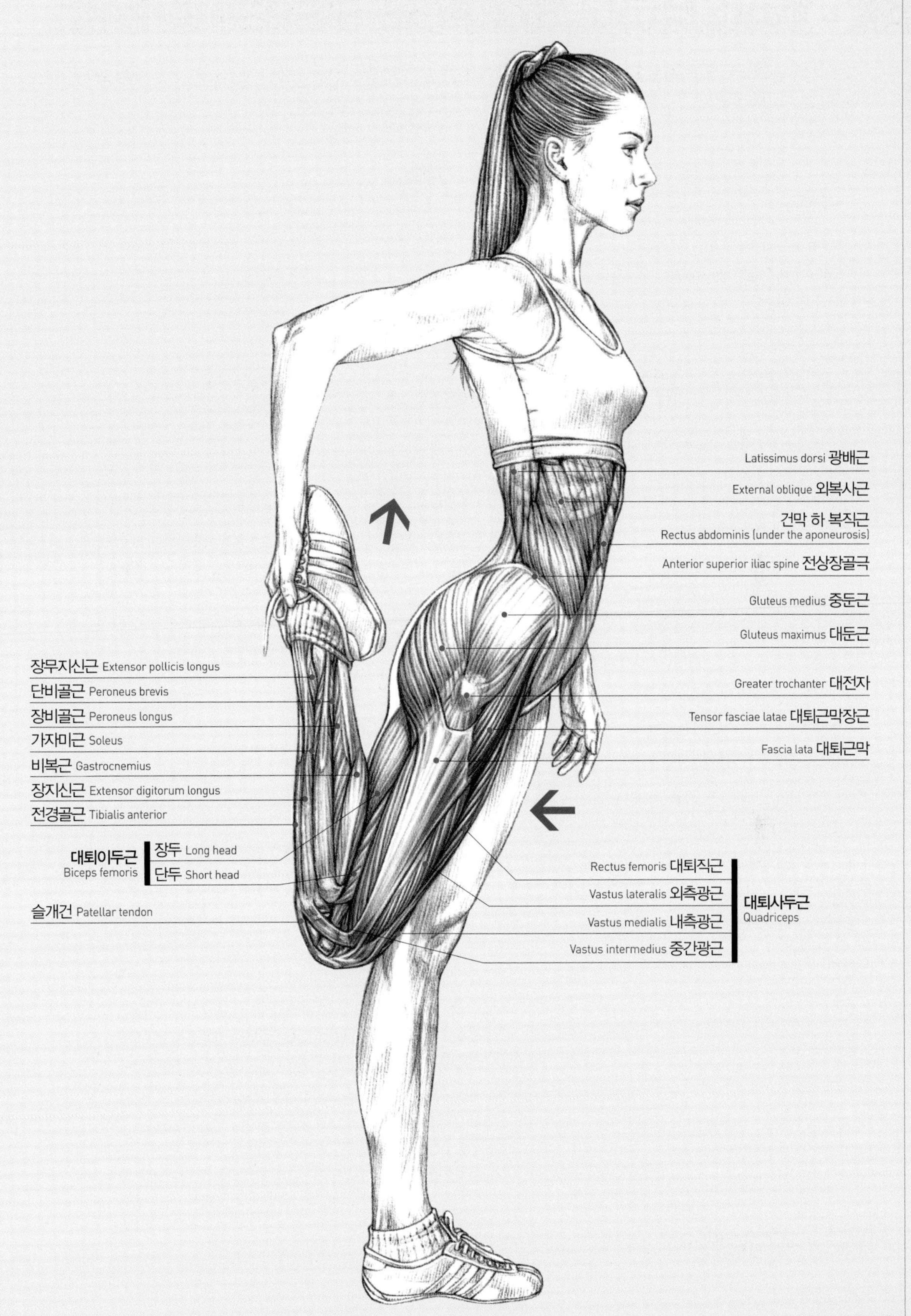
Latissimus dorsi 광배근
External oblique 외복사근
건막 하 복직근
Rectus abdominis (under the aponeurosis)
Anterior superior iliac spine 전상장골극
Gluteus medius 중둔근
Gluteus maximus 대둔근
Greater trochanter 대전자
Tensor fasciae latae 대퇴근막장근
Fascia lata 대퇴근막
장무지신근 Extensor pollicis longus
단비골근 Peroneus brevis
장비골근 Peroneus longus
가자미근 Soleus
비복근 Gastrocnemius
장지신근 Extensor digitorum longus
전경골근 Tibialis anterior
대퇴이두근
Biceps femoris
장두 Long head
단두 Short head
슬개건 Patellar tendon
Rectus femoris 대퇴직근
Vastus lateralis 외측광근
Vastus medialis 내측광근
Vastus intermedius 중간광근
대퇴사두근
Quadriceps

아나토미
여성 피트니스

1판 6쇄 | 2024년 9월 9일
지 은 이 | 장 피에르 클레망소·프레데릭 데라비에
감 수 | 정구중
옮 긴 이 | 정구중·오수민
발 행 인 | 김인태
발 행 처 | 삼호미디어
등 록 | 1993년 10월 12일 제21-494호
주 소 | 서울특별시 서초구 강남대로 545-21 거림빌딩 4층
www.samhomedia.com
전 화 | (02)544-9456
팩 스 | (02)512-3593

ISBN 978-89-7849-584-4 (13510)